中德合作双元制老年护理专业人才培养精品教材

老年基础护理技术

主　编　金　莉　郭　强

副主编　苏　晗　孟　磊　张　健

编　者　(按姓氏笔画排序)

王秀琴　盘锦职业技术学院

白　柳　盘锦职业技术学院

苏　晗　盘锦职业技术学院

肖靖琼　盘锦职业技术学院

张　健　盘锦职业技术学院

金　莉　盘锦职业技术学院

郑敏娜　盘锦职业技术学院

孟　磊　盘锦职业技术学院

郭　强　盘锦职业技术学院

唐　杨　盘锦职业技术学院

华中科技大学出版社

http://www.hustp.com

中国·武汉

内容提要

本书是中德合作双元制老年护理专业人才培养精品教材。

本书以老年患者的全程护理为主线设置6个模块，围绕老年患者的门诊护理、入院护理、生活护理、用药护理、危重老年人护理、出院护理设置课程内容，以达到教材与老年护理实际工作零距离的对接。本书试题内容和题型符合护士执业资格考试大纲要求。

本书适合护理等相关专业使用。

图书在版编目(CIP)数据

老年基础护理技术/金莉，郭强主编．—武汉：华中科技大学出版社，2021.1（2025.1重印）
ISBN 978-7-5680-0471-8

Ⅰ．①老…　Ⅱ．①金…　②郭…　Ⅲ．①老年人-护理学　Ⅳ．①R473.59

中国版本图书馆CIP数据核字(2020)第264610号

老年基础护理技术　　金　莉　郭　强　主编
Laonian Jichu Huli Jishu

策划编辑：居　颖
责任编辑：孙基寿
封面设计：廖亚萍
责任校对：刘　竣
责任监印：徐　露
出版发行：华中科技大学出版社(中国·武汉)　　电话：(027)81321913
武汉市东湖新技术开发区华工科技园　　邮编：430223
录　　排：华中科技大学惠友文印中心
印　　刷：广东虎彩云印刷有限公司
开　　本：889mm×1194mm　1/16
印　　张：18.25
字　　数：576千字
版　　次：2025年1月第1版第5次印刷
定　　价：59.80元

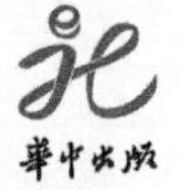

前言

Preface

目前，中国已经进入老龄化社会。老年人口的快速增加，特别是80岁以上的高龄老人和失能老人增长速度加快，对老年人的生活照料、康复护理、医疗保健、精神文化等需求日益凸显，养老问题日趋严峻。社会对老年服务人才的需求将越来越大，对老年护理职业教育也提出了更高要求。

盘锦职业技术学院医疗护理分院护理专业（老年方向）是双元制试点办学专业之一，本专业参照德国模式开发了老年护理方向的人才培养方案，目的在于应对人口老龄化问题，培养尊老、敬老、专业知识扎实、护理技能强的老年高级护理专业人才。老年护理专业课采用全新的理实一体化教学模式，在学习护理专业知识的基础上，增加老年护理方向的专业知识、技能的学习，本书就是在此背景下编写的。

本书的编写结合高职高专护理人才培养目标和老年护理人才培养目标的双重标准，为了适应新的培养模式和新的教学模式，编者多次走访各大医院和养老机构，与一线护理专家、养老专家沟通，听取高职教育教学专家和养老护理专家的建议，并参加了辽宁省骨干教师老年照护培训和国家老年照护职业技能等级证书试点项目教学与考评培训。最终确立了"以老年患者为中心，以临床护理岗位工作任务为依据，以护理工作过程为导向"的教材建设基本思想，充分发挥学生的主体地位，让学生完全参与，而不只是听和看，更注重培养学生的职业能力。本书也贴近护士执业资格考试要求，教材内容与最新护士执业资格考试大纲内容有效衔接，提高学生获取执业资格证书的能力，有利于学生就业，充分体现了高职护理专业"双证书"人才培养的需求。

本书以老年患者的全程护理为主线，设置6个模块，围绕老年患者的门诊护理、入院护理、生活护理、用药护理、危重老年人护理、出院护理设置课程内容，以达到教材与临床实际工作零距离的对接。每个模块又设置若干个学习任务，共分解为20个学习任务。每个模块设置知识导图，使任务一目了然。每个任务根据导入语、学习目标、情景导入、分析及实施和任务测试来进行编写，其中："导入语"引导学生进入任务学习状态；"学习目标"让学生明确学习任务，以便抓住学习要点；"情景导入"选取老年患者典型案例，激发学生的学习兴趣，带着问题学习；参照德国专家培训内容编制的学习情景教学示例，起到抛砖引玉的作用，供教师参考；"任务测试"中的试题内容和题型符合护士执业资格考试大纲要求，评价学生学习效果，提升学生考试适应能力。

另外，本书重视对学生技能操作的培养，"操作技术"部分的内容参照最新护理操作规范，并将全国护理技能大赛模式纳入其中。每一项技能操作分为操作前、操作中、操作后三部分，操作前包括评估和准备（护士准备、用物准备、患者准备），操作中详细讲解了技能实施要点和注意事项，操作后包括整理、记录和评价，不仅培养学生的技能，更强调重视患者的心理护理，强化人文关怀。学生通过学习每个模块，可提高实践动手能力、沟通协调能力，以及为患者或老人解决实际问题的能力，为以后走上工作岗位打下坚实的基础。

由于编者水平有限，时间仓促，书中错漏在所难免，恳切希望广大读者指正。

编　者

目　录

MULU

模块4 老年人用药护理技术

模块5 危重老年人护理技术

模块6 老年人出院护理技术

模块1

老年人门诊护理技术

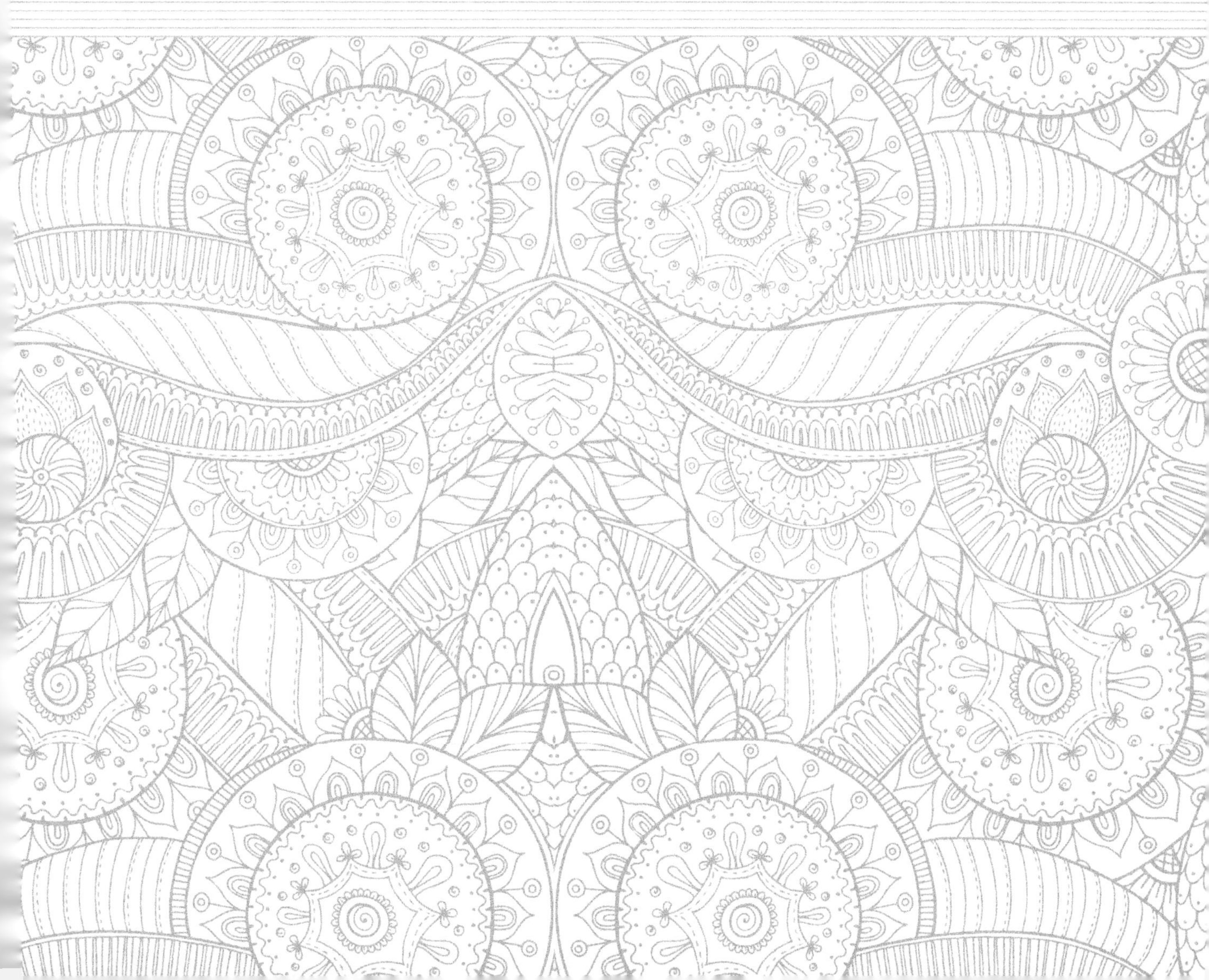

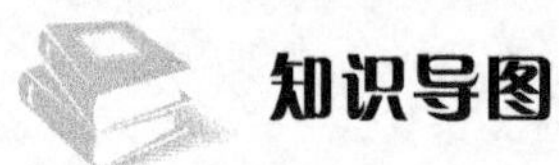

知识导图

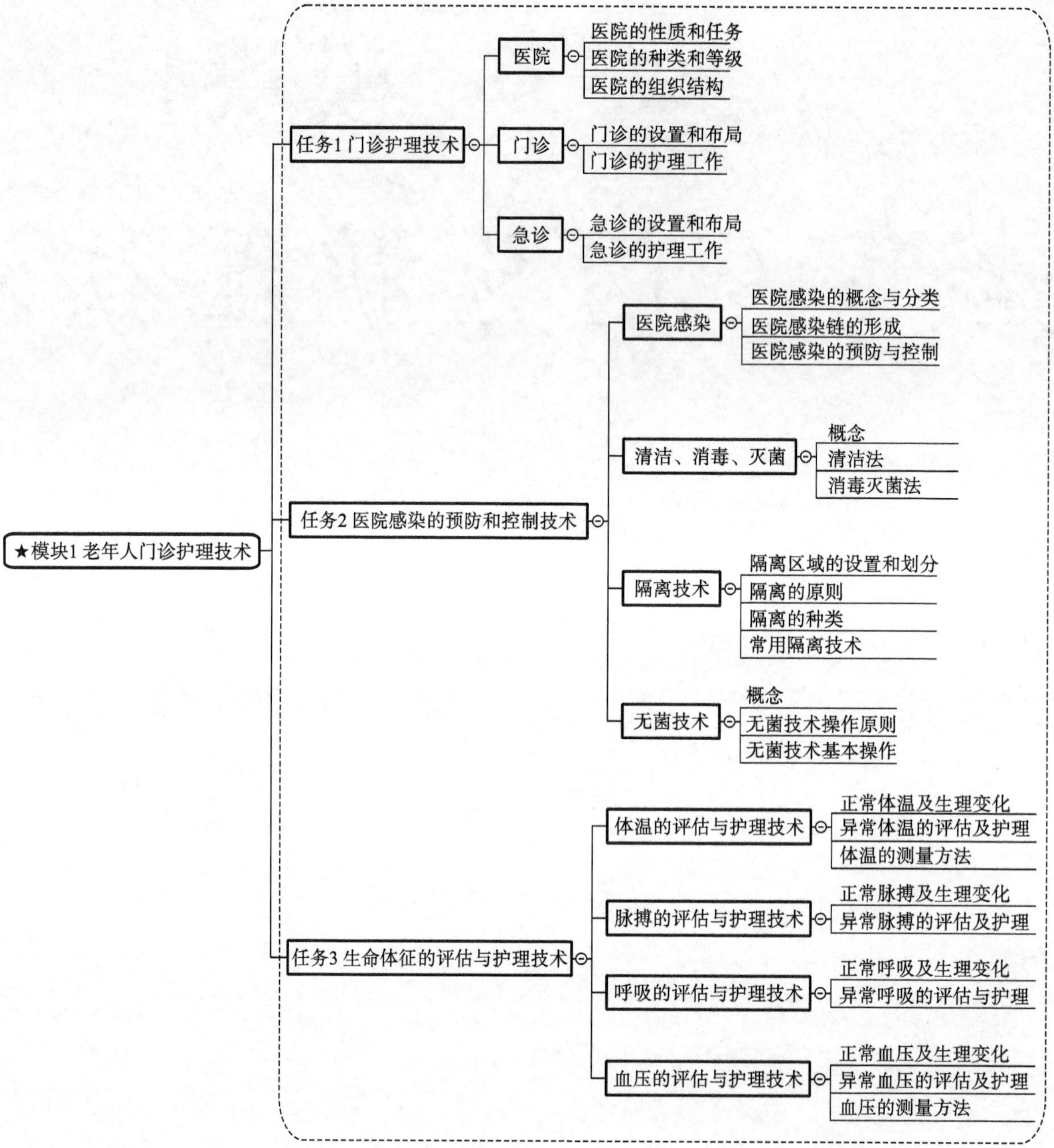

★模块1 老年人门诊护理技术

- 任务1 门诊护理技术
  - 医院
    - 医院的性质和任务
    - 医院的种类和等级
    - 医院的组织结构
  - 门诊
    - 门诊的设置和布局
    - 门诊的护理工作
  - 急诊
    - 急诊的设置和布局
    - 急诊的护理工作
- 任务2 医院感染的预防和控制技术
  - 医院感染
    - 医院感染的概念与分类
    - 医院感染链的形成
    - 医院感染的预防与控制
  - 清洁、消毒、灭菌
    - 概念
    - 清洁法
    - 消毒灭菌法
  - 隔离技术
    - 隔离区域的设置和划分
    - 隔离的原则
    - 隔离的种类
    - 常用隔离技术
  - 无菌技术
    - 概念
    - 无菌技术操作原则
    - 无菌技术基本操作
- 任务3 生命体征的评估与护理技术
  - 体温的评估与护理技术
    - 正常体温及生理变化
    - 异常体温的评估及护理
    - 体温的测量方法
  - 脉搏的评估与护理技术
    - 正常脉搏及生理变化
    - 异常脉搏的评估及护理
  - 呼吸的评估与护理技术
    - 正常呼吸及生理变化
    - 异常呼吸的评估与护理
  - 血压的评估与护理技术
    - 正常血压及生理变化
    - 异常血压的评估及护理
    - 血压的测量方法

任务1　门诊护理技术

导入语

随着社会的进步，人们对健康越来越关注，生病了会去医院治疗，没有生病会去医院进行健康体检，医院在我们的生活中并不陌生。医院是对广大人民群众的健康问题或健康需要提供协助或服务，担负着预防、诊断及治疗疾病、促进康复、维护健康的任务。医院是健康服务系统重要的组成部分，医院提供的服务对人口健康有着重要的影响。门诊是医院面向社会的窗口，是医院医疗工作的第一线，是医院直接为人民群众进行诊断、治疗、护理和预防保健的场所。因此，门诊的医疗护理工作会直接影响人民群众对医院的认识和评价。

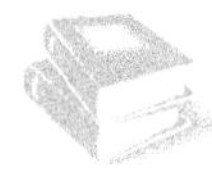

学习目标

知识目标	1. 了解医院的任务、门诊和急诊工作的特点和目的 2. 熟悉医院的分类和等级，熟悉门诊和急诊的设置和布局 3. 掌握门诊和急诊的护理工作流程和内容
技能目标	能够对门诊、急诊患者进行正确的接待和护理
素质目标	热爱护理事业，具备浓厚的专业兴趣、高昂的工作热情、强烈的工作责任心、良好的职业态度

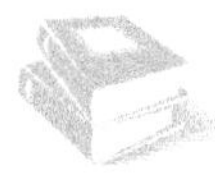

情景导入

王爷爷，78岁，既往身体硬朗，偶有身体不舒服时只在家附近诊所治疗，从来没有去过医院。今日晨起腹部疼痛，到诊所就诊时医生建议去医院诊治。王爷爷由老伴陪同到医院的门诊大厅，老两口不识字，面对陌生的环境，一时不知道怎么办。此时因疼痛加上着急，王爷爷面色苍白，大汗淋漓。

分析及实施

医　　院

医院是对群众或特定人群进行防病治病的场所，具备一定数量的病床设施、相应的医务人员和必要的设备，通过医务人员的集体协作，达到对住院或门诊、急诊患者实施科学和正确的诊疗护理为主要目的的卫生事业机构。医院的主要任务是对公众的健康问题或健康需要提供协助或服务，担负着预防、诊断及治疗疾病、促进康复、维护健康的任务。

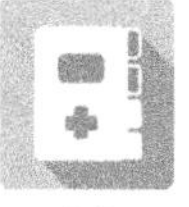

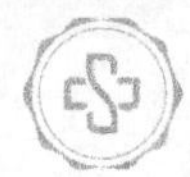

一、医院的性质和任务

（一）医院的性质

我国主管部门颁布的《全国医院工作条例》指出：医院是社会主义的卫生事业单位，其使命是防病治病，保障人民健康；医院必须贯彻国家的卫生工作方针，遵守政府法令，为社会主义现代化建设服务。这是我国医院的基本性质。医院的服务对象是广大的人民群众，特别是患病的人群，医院应始终围绕人民的健康开展工作。

（二）医院的任务

《全国医院工作条例》指出，医院的任务是以医疗为中心，在提高医疗质量的基础上，保证教学和科研任务的完成，并不断提高教学质量和科研水平。同时做好预防宣传工作，指导基层医院和计划生育的技术工作。

1. 医疗 医院的基本功能是医疗工作或救治伤病。医疗工作以诊疗和护理量大业务为主体，与医疗技术部门密切配合，形成一个医疗整体为患者服务。

2. 教学 不同专业的医学教育都包括学校教育和临床实践两个阶段。医院要为各专业学生提供实践场所，包括护士、医生、营养师、实验工作者和其他医疗技术人员。医院也是卫生专业人员接受医学继续教育的场所。

3. 科学 医院是医学科学发展的重要基地，医院在科学研究中的重要作用是：为科学工作者提供科学研究和临床实践的场地；在临床研究方面，配合医学院校和政府研究组的科研工作。

4. 预防保健和社区卫生服务 医院是民众卫生保健的中心，除医疗服务外，不同层次的医院还需进行预防保健服务、社区和家庭卫生保健服务，为基层医院提供计划生育指导、健康教育和咨询、疾病普查，倡导健康生活方式，增强人们的健康意识，以延长人们的寿命和提高生活质量。

（三）医院的工作特点

1. 综合性、整体性强 医院的所有工作必须围绕患者进行。医院应保证患者的安全，满足其基本需要，强调医疗质量和效果，保持患者的生理和心理功能等。同时，医院还必须注重职业道德和医务人员的医疗技术，强调各部门的团结协作，包括医疗部门、护理部门、医疗技术部门和其他部门。

2. 科学性和技术性强 医院的所有医疗卫生保健工作都是以医学科学技术为基础。现代生物—心理—社会医学模式的观点认为，人是一个复杂的系统，应接受整体医疗护理，因此要求医护工作者不仅要有丰富的基础知识和娴熟的医疗服务技术，还应具备团结协作精神和良好的职业行为和态度，医院重视人才培养和技术建设，注意设备的装备、更新和管理，以保证医疗工作的科学性和技术性。

3. 随机性大规范性强 由于疾病种类繁多、病情变化大、意外事故和灾难的突发性和难预料性，医院常常会派遣医护人员去处理这些意外突发事件，所以医院工作的随机性较大。另一方面，医疗服务关系到人们的生命安全，医院必须要有严格的医疗规章制度、岗位责任制度，严格遵循相关的医疗护理工作程序和技术操作要求规范，达到医疗质量标准的要求。

4. 时间性和连续性 时间就是生命，医疗救治必须争分夺秒，以挽救患者的生命；医生和护士必须连续观察病情变化，特别是在急救和紧急救治过程中，因此医院工作是常年日夜不间断的，医院要顺应这个特点安排工作时间。

5. 社会性和群众性 医院是一个复杂的开放系统，医院工作必须满足社会广泛的医疗需要，包括整个社会、家庭、公众和个体。医务人员要发扬救死扶伤的人道主义精神。然而医院工作又受到社会条件的限制，需要全社会的支持，如社会经济的发展、公众的参与、大众的理解等。总之，医院工作的核心是救治生命，服务社会。

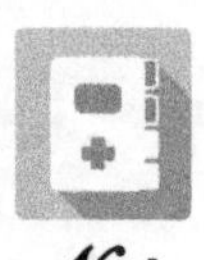

Note

6. 脑力劳动和体力劳动相结合的复杂性劳动 医院工作是复杂的创造性劳动，不仅需要医务人员进行脑力劳动，如学习医学知识和制定治疗护理计划等，还要求医护人员从事体力劳动，如做手术、移动卧床患者等。医院要调动医务人员的积极性、主动性和创造性，要不断提高医务人员的综合能力。

二、医院的种类和等级

（一）医院的种类

根据不同的分类方法，可将医院划分为不同的类型。

1. 按收治范围划分 可分为综合性医院和专科医院。

（1）综合性医院 收治各类疾病的患者，根据规模设有一定数量的病床。医院具有各专科和医技科室，如内科、外科、妇产科、儿科、耳鼻喉科、皮肤科等专科及检验、药剂、影像等医技科室；并配备相应人员和设备，对患者具有综合治疗和护理能力。通过医务人员的协作会诊，着重解决患者的危、重、急、难等健康问题。

（2）专科医院 为诊治专科疾病并提供医疗保健服务的医院，如妇幼保健院、口腔医院、心血管病医院、传染病院、职业病防治院、胸科医院、肿瘤医院等。设置专科医院是医学科技发达的象征，有利于发挥医疗技术和设备的优势，集中人力、物力，开展专科疾病的预防、治疗和护理。

2. 按特定任务划分 可分为军队医院、企业医院、医学院校附属医院。

3. 按地区划分 可分为城市医院（如市医院、区医院、街道医院等）、农村医院（如县医院、乡医院、镇医院等）。

4. 按所有制划分 可分为全民所有制医院、集体所有制医院、个体所有制医院、中外合资医院。

5. 按经营目的划分 可分为非营利性医院、营利性医院。

（1）非营利性医院 为社会公众福利利益而设立和运营的医疗机构。不以营利为目的、政府举办的非营利性医院，主要提供基本医疗服务和政府下达的其他任务。我国大部分医院仍属非营利性医疗机构。

（2）营利性医院 医疗服务所得收益可用于投资者经济回报的医疗机构。这类医院经报卫生行政部门核准后，根据市场需求，可自主确定医疗服务项目，依法自主经营。

（二）医院的分级

我国从1989年开始，实现医院分级管理制度。医院分级管理就是按照医院的功能和相应规模、技术建设、管理及服务综合水平，将其划分为一定级别和等次的标准化管理。在相关医院管理方案中，医院被分为三级（一、二、三级）、十等（每级分甲、乙、丙等，三级医院增设特等）。

一级医院是直接为一定社区提供医疗卫生服务的基层医院，主要指农村乡、镇卫生院和城市街道卫生院，是提供社区初级保健服务的主要机构。主要任务是直接对人群提供一级预防保健，并进行多发病、常见病的管理，对疑难重症做好正确转诊，协助高层次医院搞好住院前后的卫生服务。

二级医院是跨几个社区提供医疗卫生服务的医院，是地区性医疗预防的技术中心，主要指一般市、县医院及直辖市的区级医院和相当规模的厂矿、企事业单位的职工医院。主要功能是提供医疗护理、预防保健和康复服务，参与指导对高危人群的检测，接受一级医院转诊，对一级医院进行业务指导，进行一定程度的教学和科研。

三级医院是跨地区、省、市及向全国范围提供医疗卫生服务的医院，是具有全面医疗、护理、教学、科研能力的医疗预防技术中心，主要指国家、省、市直属的市级大医院及医学院校的附属医院。主要功能是提供全面连续的医疗护理、预防保健、康复服务和高水平的专科医疗服务，解决危重疑难病症，接受二级医院转诊，对下级医院进行指导和培训，并承担教学、科研任务。

三、医院的组织结构

（一）医院的构成

根据我国医院的组织结构模式，医院大致由三大系统构成，分别为医疗部门、医疗辅助部门和行政后勤部门。

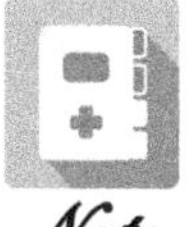

1. 医疗部门 医疗部门是医院的主体，又称临床部门，包括内科、外科、妇产科、儿科、眼科、耳鼻喉

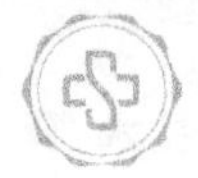

科、口腔科、皮肤科、中医科、感染科、急诊科、门诊部等科室。

2. 医疗辅助部门 医疗辅助部门又称医疗技术部门，帮助临床部门诊断、治疗和照护患者，主要科室包括药剂科、临床检验科、内镜检查室、影像诊断科、麻醉科、病理科、营养科、供应室等。

3. 行政后勤部门 行政后勤部门为临床科室和医疗辅助科室服务，包括医院办公室、医务科、护理部、科研和教学科、保卫科、设备和物资供应科、信息科、财务科、综合服务办公室等。

（二）医院的人员构成

医院的人员构成可分为四类：卫生技术人员、工程技术人员、行政管理人员和后勤保障人员。卫生技术人员是医院医疗护理服务的承担者，是医院的主要工作者，包括医生、护士、药剂人员、医疗技术人员、康复技术人员。工程技术人员负责医院相关设备和医疗仪器的管理和维修，保证医疗护理的顺利进行。行政管理人员负责医院各部门的正常运转，处理各部门的相关问题，促进医院工作的开展，如院长、护理部主任、人事管理人员等。后勤保障人员包括物资供应人员、医院环境的维护人员、财会人员、图书病案管理人员等，其主要职责是保证临床医疗护理工作的顺利进行。

门　诊

门诊部是医院面向社会的窗口，是医院医疗工作的第一线，是医院直接为人民群众进行诊断、治疗、护理和预防保健的场所。因此，门诊的医疗护理工作会直接影响广大人民群众对医院的认识和评价。

一、门诊的设置和布局

1. 门诊的特点 医院门诊工作有人员拥挤、病种繁多、交叉感染的可能性大、季节性强、随机性大、服务时间短等特点。

2. 目的及原则 门诊环境应以方便患者为目的，合理设置和布局各部门，并设置醒目的部门标志和路标，以突出“公共卫生、以人为本、患者至上”的服务理念为原则，使患者感到亲切和舒适，对医院产生信任感，并愿意配合医院工作。医院应创造良好的门诊环境，做到美化、绿化、安静和整洁。

3. 门诊的设置和布局

(1) 门诊大厅设立总服务台、导医处，开展以患者为中心的各种导医服务工作。

(2) 配备多媒体查询触摸屏及电子显示屏，使各种医疗服务项目清晰、透明，及时向患者提供咨询、查询等医疗服务信息。

(3) 各种标志和路牌醒目，就诊程序简便、快捷，使患者感到亲切、宽松，对医院有信任感，使医院易于得到患者合作。

(4) 门诊部设有挂号室、收费室、化验室、药房、综合治疗室、诊断室、候诊室等。诊断室应配有诊断床、床前安置屏风、诊断桌和流水洗手池。在诊断桌上放置体检用具、化验检查申请单、处方等。

(5) 综合治疗室内应配有急救物品和设备，如氧气、电动吸引器、急救药品等。

(6) 各科候诊室宽敞、整洁、安静、布局装饰应突出专科特色；候诊椅充足、美观、舒适；为候诊患者提供电视、书刊和饮水等服务。

二、门诊的护理工作

门诊护士的工作包括预诊分诊、安排候诊与就诊、健康教育、治疗、消毒隔离和健康体检及预防接种等。

1. 预诊分诊 预诊工作应由经验丰富的护士承担，接待患者应热情主动，在进行简要的护理评估后，做出初步判断，给予合理分诊，并指导患者挂号，及时就诊。若发现传染病或者疑似传染病患者，应立即分诊患者到隔离门诊就诊，并做好消毒隔离和疫情报告工作。

2. 安排候诊与就诊 患者挂号后到相应候诊室依次等候就诊，负责安排候诊和就诊工作的护士的主要职责如下。

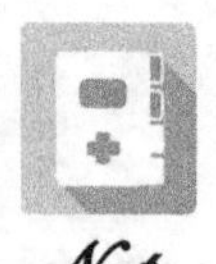

Note

(1) 开诊前准备好所有器械用物，并做好检查，保证其处于良好状态以备用。维持良好的诊疗环境和候诊环境。

(2) 分理初诊和复诊的病例，并收集整理各种检查和化验报告。

(3) 根据病情测量患者的体温、脉搏、呼吸、血压并记录在门诊病历上。

(4) 根据挂号的先后顺序安排患者就诊，必要时帮助医生进行诊断和检查工作。

(5) 观察候诊患者的病情变化，遇到患者有发热、剧痛、呼吸困难、出血或休克等表现，应立即安排患者就诊或送入急诊科处理。对病情较重或年老体弱，可适当调整顺序提前就医。

3. 健康教育 利用患者候诊时间开展健康教育，可运用多种媒介为候诊患者提供有关疾病和健康的信息，包括口头宣传、图画、宣传栏、小册子、电视或视听媒介、耐心热情地回答患者的问题等。

4. 治疗 根据医嘱执行治疗，如注射、换药、导尿、灌肠、穿刺等，严格执行操作规程，确保治疗安全、有效。

5. 消毒隔离 门诊部人群流量大，患者集中，易发生交叉感染。因此，要认真做好门诊的消毒工作，并安排传染病患者或疑似传染病患者到隔离门诊就诊，并做好疫情报告。

6. 健康体检及预防接种 护士经过培训后可直接参与各类保健门诊的咨询和诊疗工作，开展健康体检、疾病普查、预防接种等，以满足人民群众的需求。

急　　诊

急诊科是医院诊治急症患者、抢救生命的第一线，一般实行24小时开放服务，对危重患者和意外事件、灾害事件中的重症伤者，需要立即组织人力、物力，按照抢救程序进行救治。急诊科护士应有良好的素质，具备各种急诊抢救知识和经验，技术熟练、动作敏捷，积极配合医生及时抢救患者。

一、急诊科的设置和布局

1. 设置 急诊科一般设有预检处、抢救室、各科诊疗室、治疗室、观察室、输液室、扩创室，有条件的还可设手术室、监护室等。此外，还应配有药剂科、化验室、X线室、心电图室、挂号室及收款室等，以形成一个相对独立的单位。

2. 布局 急诊科应设置在医院邻近大街的醒目处，要有专用的绿色通道和宽敞的出入口，标志清晰，路标指向明确，夜间有明显的灯光；室内环境安静整洁、空气流通、温度适宜、光线明亮、通道宽敞，要以方便急诊患者就诊为目的，以缩短就诊时间、简便手续、提高救治效率为原则。

二、急诊的护理工作

1. 预检分诊 患者被送到急诊科，应有专人负责接诊。预检分诊护士要掌握急诊就诊标准，做到一问、二看、三检查、四分诊，并做好“三遇”处理：①遇有危重患者立即通知值班医生及抢救室护士；②遇意外灾害事件应立即报告有关部门组织抢救；③遇有法律纠纷、刑事案件、交通事故等，应迅速与医院保卫部门或直接与公安部门取得联系，并请家属或陪送者留下。

2. 抢救工作

(1) 物品准备　一切抢救设备和物品做到“五定”，即定数量品种、定点安置、定人保管、定期消毒灭菌和定期检查维修。挽救患者生命的关键是做好各种急救药品、物品与抢救设备的准备，护士需熟悉所有抢救物品的性能和使用方法，并能排除一般性故障，使急救物品完好率达100%，以保证抢救工作的顺利进行。

①一般物品：主要有血压计、听诊器、压舌板、开口器、舌钳、手电筒、止血带、输液架、输氧管、吸痰管、洗胃管等。

②无菌物品：主要有各种容量的一次性注射器、输液器、输血器、无菌手套及无菌敷料；各种切开包、气管插管包、各种穿刺包、缝合包、导尿包等。

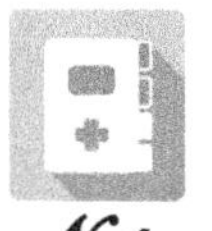

③抢救器械：必须备有抢救各种急重症患者的基本设备，如中心供氧或氧气筒、中心负压吸引装置或电动吸引器；呼吸机、心电监护仪、心脏起搏器、除颤器、超声波诊断仪、洗胃机、输液泵、微量注射泵；有条件的可备移动式X线机、手术床、多功能抢救床等。

④抢救药品：各种中枢神经兴奋药、镇静药、镇痛药；抗休克药、抗心力衰竭药、抗心律失常药、抗过敏药及各种止血药；解毒药、平喘药；纠正水、电质紊乱及酸碱平衡失调药，各种输液常用溶液；激素、抗生素类药和局部麻醉药等。

⑤通信设备：主要有自动传呼系统、电话、对讲机等。

（2）配合抢救：

①实施抢救措施：在医生未到达之前，护士应根据病情做出初步判断，并给予紧急处理，如给氧、吸痰、止血、配血、建立静脉输液通道、进行人工呼吸、胸外心脏按压等；当医生到达后，立即汇报处理情况，积极配合抢救，正确执行医嘱，密切观察病情变化，监测循环、呼吸情况，及时为医生提供有关信息和资料。

②严格执行查对制度：在抢救过程中，凡口头医嘱，护士必须向医生复述一遍，双方确认无误后方可执行。抢救完毕后，请医生及时补写医嘱和处方。各种急救药品的空安瓿需经两人核对后方可弃去。输液空瓶和输血空袋等应集中放置，以便进行统计和查对。

③做好抢救记录：及时记录抢救过程，急救记录应及时、准确、完整、清晰。必须注明时间，包括患者和医生到达的时间、抢救措施落实时间，如输液、吸氧、吸痰、人工呼吸等执行和停止时间；记录医嘱的内容、执行情况和病情动态变化。

3. 观察室护理工作 急诊科内设有观察室，备有一定数量的观察床。主要收治暂不能确诊或已明确诊断、病情危重但暂时住院困难者；或需短时间留院观察后可以返家者。留院观察时间一般为3～7日。护士应做好以下工作。

①登记、建案：对留院观察患者进行入室登记，建立病案，填写各项记录。

②巡视、观察：主动巡视患者，密切观察病情，正确执行医嘱，及时完成各种治疗与护理，做好心理护理。

③管理：管理患者和家属，做好入院、转诊等工作。

【任务测试】

1. 于奶奶，65岁，在门诊候诊时，突然感到腹痛难忍，出冷汗，四肢冰冷，呼吸急促。门诊护士应（　　）。

A. 让患者平卧候诊　B. 态度和蔼，劝其耐心等候　C. 安排提前就诊
D. 请医生加快诊疗　E. 给予镇静剂

2. 赵爷爷，65岁，因突发心脏骤停被送至医院急诊室进行抢救，抢救室一切抢救物品需做到“五定”，下列选项中不包括（　　）。

A. 定数量品种　B. 定点、定人保管　C. 定期消毒灭菌
D. 定期检查维修　E. 定时使用

3. 马爷爷，63岁，因车祸而致脾破裂，大量出血，被送至急诊室，在医生为到达之前，当班护士应立即（　　）。

A. 询问发生车祸的原因　B. 安抚患者，劝其耐心等候
C. 向保卫部门报告　D. 给予患者镇痛剂缓解疼痛
E. 给患者止血、测血压，建立静脉输液通路

4. 董奶奶，69岁，因溺水、心跳和呼吸骤停，送急诊室，护士不需要实施下列哪项措施？（　　）

A. 开放气道　B. 人工呼吸　C. 配血
D. 做好抢救记录　E. 胸外心脏按压

Note

5. 李奶奶，67岁，因突发心肌梗死被送至急诊室进行抢救。抢救室的一切急救物品的完好率需达到（　　）。

A. 90%　　B. 92%　　C. 96%　　D. 98%　　E. 100%

答案：1. C　2. E　3. E　4. C　5. E

（金　莉　唐　杨）

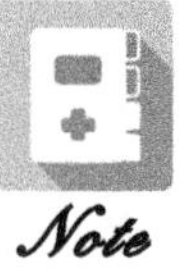

任务 2　医院感染的预防和控制技术

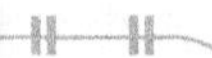

导入语

医院是各种患者集中的场所，由于病原微生物种类繁多，各种新医疗技术的开展，大量抗生素和免疫抑制剂的广泛应用等，导致医院感染不断增多。医院感染是医院管理中的一个重要课题，预防和控制医院感染已经受到各级卫生行政部门和医院的高度重视。世界卫生组织提出有效控制医院感染的关键措施为清洁、消毒、灭菌、无菌技术、合理使用抗生素、消毒与灭菌的效果监测。这些措施与护理工作密切相关，贯穿于护理活动的全过程。因此，护士必须掌握有关医院感染的知识，严格履行医院感染的管理规范，认真执行预防和控制医院感染的技术规范。

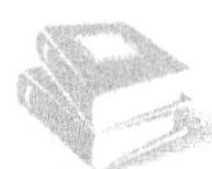

学习目标

知识目标	1. 了解感染链的形成、医院感染的预防和控制、隔离种类 2. 熟悉医院感染的概念、分类，常用消毒灭菌方法，隔离的概念和原则 3. 掌握无菌技术操作的原则、操作方法和注意事项，掌握穿脱隔离衣的方法和注意事项
技能目标	具有较强的无菌观念，能够规范熟练地完成无菌技术和隔离技术各项操作
素质目标	具有高度的责任心、细心，以一丝不苟的态度进行无菌技术操作

情景导入

李奶奶，65 岁，小学文化，因发热、全身不适伴疲乏、食欲不振、厌油、恶心呕吐、腹胀入院，体检：患者神志清楚，T 37.8 ℃、P 98 次/分、R 22 次/分、BP 138/90 mmHg，皮肤和巩膜黄染，尿色黄，无皮下出血点及蜘蛛痣、肝掌，肝肿大于剑突下 2 cm，右肋下 1 cm，有充实感，有压痛及叩击痛。肝功能检查：血清胆红素和转氨酶升高。诊断为“甲型肝炎”。李奶奶住院治疗期间，多年的小肠疝气复发，在硬膜外麻醉下行疝修补术，术后 2 天，伤口敷料干燥，愈合较好，第 5 天时李奶奶自我感觉不适、疼痛，护士换药时发现伤口有脓性分泌物，疑为细菌感染。

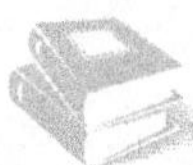

分析及实施

学习情境教学示例

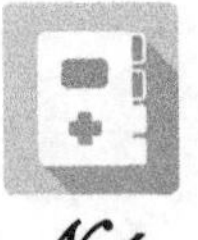

Note

医院是患者集中的场所，也是病原微生物集中的场所，医院感染一直以来是医院管理中的重要课题。情景中的李奶奶患有“甲型肝炎”，我们知道“甲型肝炎”是一种传染病，那我们如何护理好李奶奶，又要做好防护，避免自身感染，也避免传播给他人呢？李奶奶在住院期间因疝气复发做了手术，而出现伤口的感染，如何避免出现感染，减少患者不必要的痛苦呢，这正是我们所要学习的内容。

学习领域	老年人门诊护理技术	所需学时：____学时
学习情境	医院感染的预防与控制技术	所需学时：____学时

根据教学大纲应获得的能力

1. 学生能描述医院感染、无菌技术、隔离技术的概念
2. 学生能列举医院常用消毒、灭菌的方法
3. 学生能描述无菌技术和隔离技术操作的原则、注意事项
4. 学生能熟练正确地实施无菌技术操作和穿脱隔离衣操作
5. 学生能运用恰当的方法制作小视频“医院感染的预防与控制操作”
6. 树立学生的无菌观念

本学习情境的教学内容

医院感染的预防与控制技术

职业行动情境

李奶奶，65岁，小学文化，因发热、全身不适伴疲乏、食欲不振、厌油、恶心呕吐、腹胀入院，体检：患者神志清楚，T 37.8 ℃、P 98次/分、R 22次/分、BP 138/90 mmHg，皮肤和巩膜黄染，尿色黄，无皮下出血点及蜘蛛痣、肝掌，肝肿大剑突下2 cm，右肋下1 cm，有充实感，有压痛及叩击痛。肝功能检查：血清胆红素和转氨酶升高。诊断为“甲型肝炎”。李奶奶住院治疗期间，多年的小肠疝气复发，在硬膜外麻醉下行疝修补术，术后2天，伤口敷料干燥，愈合较好，第5天时李奶奶自我感觉不适、疼痛，护士换药时发现伤口有脓性分泌物，疑为细菌感染

	任务
组织/导向	1. 情境中的李奶奶为“甲型肝炎”，请用头脑风暴的方式搜集材料，说出在护理李奶奶时需要注意什么。 2. 李奶奶在行疝修补术后，伤口出现感染，请同学以“耳语二人小组”的方式思考下面问题：李奶奶为什么会出现感染？ 3. 请阅读关于行动情境的内容，之后为全班同学解释“医院感染”“无菌技术”“隔离技术”的概念
了解相关背景信息	1. 请在书上材料部分阅读有关医院感染的预防与控制技术内容，然后将学生分为8组，分别负责阅读以下内容。 (1) 一组：医院感染 (2) 二组：物理消毒灭菌法 (3) 三组：化学消毒灭菌法 (4) 四组：洗手与手消毒、无菌技术概念与操作原则 (5) 五组：无菌技术(一) (6) 六组：无菌技术(二) (7) 七组：隔离原则与隔离技术 (8) 八组：隔离种类
计划	以小组为单位就每个负责项目内容绘制一份思维导图，将所要讲解的内容做一份教案，有护理操作内容的，详细列出“操作目的”“用物准备”“操作步骤”“注意事项”。
决定	以小组为单位根据“计划”编写教案和制作思维导图，可请老师给予指导
执行/展示	1. 8组同学按照每组负责的项目内容进行讲解，演示 2. 每组结束讲解后，结合李奶奶的情况进行延伸讨论
监督	通过观察任务对每一项内容进行思考
评价/反思	在班级内进行讨论，通过小组自评、小组互评、教师点评三个环节进行评价和反思
系统化	如果李奶奶的老伴来探视，应如何与其沟通，做好预防医院感染相关知识的宣教

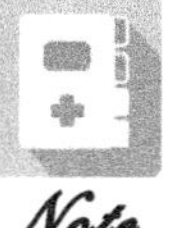

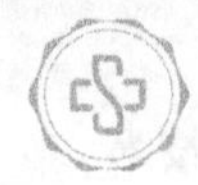

医院感染

一、医院感染的概念与分类

(一) 医院感染的概念

医院感染(nosocomial infections)又称医院获得性感染,是指住院患者在医院内获得的感染,包括在住院期间发生的感染和在医院内获得而出院后发生的感染;但不包括入院前已开始或入院时已处于潜伏期的感染。医院工作人员在医院内获得的感染也属医院感染。

(二) 医院感染的分类

医院感染按其感染源分为内源性感染和外源性感染。

1. 内源性感染 又称自身感染,是指患者遭受自身携带的病原体侵袭而引起的感染。寄居在患者体内的正常菌群或条件致病菌通常是不致病的,只有当人的免疫功能受损、健康状况不佳或正常菌群移位时才会发生感染。

2. 外源性感染 又称交叉感染,是指来自患者体外的病原体,通过直接或间接感染途径而引起感染。如患者和患者、患者和探视者、患者和医院工作人员之间的直接感染;或通过空气、水、物品之间的间接感染。

二、医院感染链的形成

医院感染的形成必须具备三个基本条件,分别为感染源、传播途径和易感宿主,当三者同时存在,并互相联系时,就构成了感染链,即可导致医院感染的发生。

(一) 感染源

感染源是指病原微生物生存、繁殖及排出的场所或宿主(人或动物),是导致感染的来源。在医院感染中,主要的感染源有如下几种。

1. 已感染的患者及病原携带者 已感染的患者是最重要的感染源,病原微生物从感染源体内排出较多,并且具有耐药性,而且容易在另一易感宿主体内定植。此外,病原携带者由于病原微生物不断生长繁殖并经常排出体外,也是另一主要的感染源,如患者、患者家属、陪护人员、探视者及医院工作人员等。

2. 患者自身正常菌群 患者身体的特定部位如胃肠道、皮肤、泌尿生殖道、呼吸道及口腔黏膜等寄居的人体正常菌群,在一定条件下可引起患者自身感染或向外界传播。

3. 动物感染源 各种动物都可能感染病原微生物而成为动物感染源,其中鼠类意义最大。鼠类在医院中密度较高,不仅是沙门氏菌的宿主,而且是鼠疫、流行性出血热等传染病的感染源。

4. 医院环境 医院的环境、垃圾、食物、设备、消毒不彻底的器械、血液制品、药物等容易受病原微生物的污染而成为感染源。

(二) 传播途径

传播途径是指微生物从感染源传到易感宿主的途径和方式,主要的传播途径如下。

1. 接触传播 病原微生物通过感染源与易感宿主之间直接或间接接触而进行的传播方式。

(1) 直接接触传播 感染源与易感宿主有身体上直接的接触,如母婴间疱疹病毒、沙眼衣原体、柯萨奇病毒等的传播感染。

(2) 间接接触传播 病原体通过媒介传递给易感宿主。最常见的传播媒介是医护人员的手,其次是各种插入性操作。

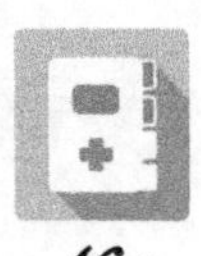

2. 空气传播 空气传播是以空气为媒介,病原微生物经悬浮在空气中的微粒随气流流动,造成感

染传播。空气传播有三种形式。

(1) 飞沫传播　从感染源排出的液滴较大，在空气中悬浮时间不长，若易感宿主在 1 m 内就可能发生感染。其本质是一种特殊形式的接触传播。

(2) 飞沫核传播　从感染源传出的飞沫，在降落前，表层水分蒸发，形成含有病原体的飞沫核，能长时间浮游，长距离传播。

(3) 菌尘传播　物体表面上的传染性物质干燥后形成带菌尘埃，通过吸入或菌尘降落于伤口，引起直接感染；或菌尘降落于室内物体表面，引起间接传播。

3. 饮水、饮食传播　食品中常带有各种条件致病菌，尤其是铜绿假单胞菌及肠杆菌，可在患者肠道定植，增加感染机会。病原体通过饮水、饮食传播常可导致医院感染暴发流行。

4. 注射、输液、输血传播　通过污染的药液、血液制品传播感染，如输液中的发热反应、输血导致的丙型肝炎等。

5. 生物媒介传播　动物或昆虫携带病原微生物作为人类传播的中间宿主，如蚊子传播疟疾、乙型脑炎等。

（三）易感宿主

易感宿主是指对感染性疾病缺乏免疫力而易感染的人。若将易感者作为一个总体，则称易感人群。医院是易感人群相对集中的地方，如患免疫系统疾病的患者、长期大量使用抗生素的患者、接受侵入性诊断治疗的患者、接受各种免疫抑制疗法的患者，以及休克、昏迷、术后、烧伤患者和新生儿等。

影响宿主易感性的因素如下：①年龄、性别、种族及遗传；②正常的防御功能不健全；③疾病与治疗情况；④营养状态；⑤生活状态；⑥精神面貌；⑦持续压力。

三、医院感染的预防与控制

医院感染已成为当今全球性医院人群的主要健康问题，控制医院感染是贯彻预防为主的方针，提高医疗护理质量的一项重要工作。

（一）建立三级监控体系

建立医院感染预防与控制管理机构，成立医院感染管理委员会，并在其领导下，建立由专职医生、护士为主体的医院内感染监控办公室及层次分明的三级护理管理体系（一级管理——病区护士长和兼职监控护士；二级管理——专科护士长；三级管理——护理部主任）。负责评估医院内感染发生的危险性，及时发现和处理问题。

（二）健全各项规章制度

1. 管理制度　如清洁卫生制度、消毒隔离制度以及感染管理报告制度等。

2. 监测制度　包括对灭菌效果、消毒剂使用效果、一次性医疗器材及门诊和急诊常用器械的监测；对感染高发科室，如手术室、供应室、分娩室、换药室、监护室（ICU）、血液透析室等消毒卫生状况的监测。

3. 消毒质控标准　应符合国家卫生行政部门所规定的“医院消毒卫生标准”。

（三）落实医院感染管理措施

改善医院结构和布局，设施应有利于消毒隔离。督促各级医护人员严格执行无菌技术和消毒隔离技术，并进行清洁、消毒、灭菌效果检测。切实做到控制感染源、切断传播途径、保护易感人群。严格掌握抗生素使用指征，根据药物过敏试验选择敏感抗生素，采取适当剂量、给药途径和疗程，做到合理使用抗生素。

（四）加强医院感染知识教育

应定期对全院工作人员进行预防与控制医院感染知识和技能的培训、考核，提高理论技术水平，增强预防和控制医院感染的自觉性，在各个环节上把好关。

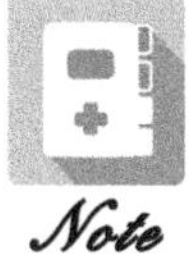

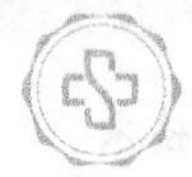

清洁、消毒、灭菌

清洁、消毒、灭菌是预防和控制医院感染的重要措施，而消毒灭菌的质量是评价医院服务的质量、管理水平、预防和控制医院感染能力的重要尺度，也是确保患者就医安全，保证医院生物环境安全的关键，因此护士必须熟练掌握正确的清洁、消毒、灭菌的方法。

一、概念

1. 清洁(cleaning) 指用物理方法清除物体表面的污垢、尘埃和有机物，其目的是去除和减少微生物，并非杀灭微生物。

2. 消毒(disinfection) 指用物理或化学方法清除或杀灭除芽胞以外的所有病原微生物，使其数量减少到无害程度的过程。

3. 灭菌(sterilization) 指用物理或化学方法杀灭全部微生物，包括致病的和非致病的微生物，以及细菌芽胞的过程。灭菌是个绝对的概念，灭菌后的物品或空间必须是完全无菌的。

二、清洁法

常用的清洁方法有水洗、机械去污和去污剂去污，适用于医院地面、墙壁、家具、医疗护理用品等物体表面的处理以及物品消毒、灭菌前的处理。

三、消毒灭菌法

消毒灭菌的方法有两大类：物理消毒灭菌法和化学消毒灭菌法。

（一）物理消毒灭菌法

物理消毒灭菌法是利用物理因素作用于病原微生物，将之清除或杀灭，常用的有热力消毒灭菌法、光照消毒法、电离辐射灭菌法、微波消毒灭菌法、过滤除菌等方法。

1. 热力消毒灭菌法 热力消毒灭菌法主要利用热力破坏微生物的蛋白质、核酸、细胞壁和细胞膜，从而导致其死亡，是应用最早、效果可靠、使用广的方法，分干热法和湿热法两类。前者由空气导热，传热较慢；后者由空气和水蒸气导热，传热快，穿透力强。

1）灭菌方法

（1）燃烧法 一种简单、迅速、彻底的灭菌方法(表 1-1)。

表 1-1 燃烧法

适用范围	操作方法	注意事项
污染的废弃物、病理标本、特殊感染(如破伤风、气性坏疽、铜绿假单胞菌感染)的敷料的处理；微生物实验室接种环的消毒灭菌；某些金属器械、搪瓷类物品急用时也可用燃烧法；培养用的试管或烧瓶在开启和关闭瓶口时使用	无保留价值的污染物品可用焚烧法，将物品直接点燃或在焚烧炉内焚毁；金属器械可在火焰上烧灼 20 秒；搪瓷类容器可倒入少量 95%以上的酒精，慢慢转动容器，使酒精分布均匀，然后点火燃烧直至熄灭；培养用的试管或烧瓶，在开启和关闭塞子时，将管(瓶)口和塞子在火焰上来回旋转 2～3 次	①注意安全，操作时须远离易燃易爆物品，如氧气、汽油、乙醚等。②燃烧过程中不得添加酒精，以免引起火焰上窜而致灼伤或火灾。③锐利刀剪不宜用燃烧灭菌法，以免锋刀变钝

（2）干烤法 利用特制的烤箱进行灭菌，其热力传播和穿透主要依靠空气对流和介质传导，灭菌效果可靠(表 1-2)。

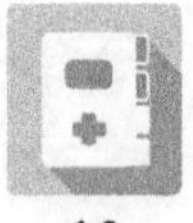

Note

表 1-2 干烤法

适用范围	操作方法	注意事项
适用于在高温下不变质、不损坏、不蒸发物品的灭菌，如油剂、粉剂、玻璃器皿及金属制品等，不适用于纤维织物、塑料等的灭菌	干烤灭菌所需的温度和时间，应根据被消毒灭菌物品的种类和烤箱的类型来确定。一般达到消毒效果调节箱温 120～140 ℃，时间 10～20 分钟；达到灭菌效果时的箱温 180 ℃，时间 20～30 分钟	①烤前物品应清洗干净，防止出现焦化；②物品包装不宜过大，烤箱内物品放入不宜过多，高度不要超过箱体的 2/3；③物品放置时勿与烤箱底部及四壁接触，物品之间应留有空隙；④灭菌中途不宜打开烤箱重新放入物品；⑤灭菌时间从标准温度时算起；⑥灭菌后要待箱内温度降至 40 ℃以下才能开启箱门，以防炸裂

（3）煮沸消毒法　一种湿热消毒法，将水煮沸至 100 ℃，保持 5～10 分钟，可杀灭细菌繁殖体，达到消毒效果。将碳酸氢钠加入水中，配成 1%～2%的浓度时，沸点可达到 105 ℃，除增强杀菌作用外，还有去污防锈作用（表 1-3）。

表 1-3 煮沸消毒法

适用范围	操作方法	注意事项
适用于耐湿、耐高温的物品，如金属、搪瓷、玻璃、橡胶类等的消毒	将物品刷洗干净，全部浸没在水中。然后加热煮沸，消毒时间从水沸后再算，如中途加入物品，则在第二次水沸后重新计时，消毒后及时取出物品，置于无菌容器内	①有轴节的器械或带盖的容器应将轴节或盖打开再放入水中；②物品不宜放置过多，大小相同的碗、盆均不能重叠，以确保物品各面与水接触；③空腔导管需先在管腔内灌满水；④玻璃类物品用纱布包裹好，冷水或温水放入；⑤橡胶类制品用纱布包好，待水沸后放入，3～5 分钟取出；⑥较小、较轻物品用纱布包裹，使其沉于水中；⑦水的沸点受气压影响，海拔越高气压越低，水的沸点也低，需适当延长消毒时间，一般海拔每增高 300 m，消毒时间延长 2 分钟；⑧消毒后应及时取出物品，置于无菌容器内，现用现煮

（4）压力蒸汽灭菌法　热力消毒灭菌中效果最好的一种方法，因其温度高、压力大、穿透力强，因而效果可靠，在临床上应用广泛（表 1-4）。

表 1-4 压力蒸汽灭菌法

适用范围	操作方法	注意事项
常用于耐高温、耐高压、耐潮湿的物品如各类器械、敷料、搪瓷、橡胶、玻璃制品及溶液等的灭菌	根据排放冷空气的方式和程度的不同，分为下排气式压力蒸汽灭菌和预真空压力蒸汽灭菌。①下排气式压力蒸汽灭菌是利用重力置换的原理，使热蒸汽在灭菌器中从上而下，将冷空气由下排气孔排出，全部由饱和蒸汽取代，利用蒸汽释放的潜热使物品达到灭菌。其工作参数为：压力 102.97～137.30 kPa，温度 121～126 ℃，时间 20～30 分钟。下排气式压力蒸汽灭菌器包括手提式压力蒸汽灭菌器和卧式压力蒸汽灭菌器。②预真空压力蒸汽灭菌器是利用机械抽真空的方法，使灭菌柜室内形成 2.0～2.7 kPa 的负压，蒸汽得以迅速穿透到物品内部进行灭菌。其工作参数为温度 132 ℃，压力 205.8 kPa，时间 5～10 分钟	①器械或物品灭菌前必须清洗干净并擦干或晾干；②包装不宜过大、过紧，体积不超过 30 cm×30 cm×25 cm，放置时各包之间留有空隙，以利于蒸汽进入，排气时蒸汽能迅速排出，保持物品干燥；③布类物品放于金属、搪瓷类物品之上，以免蒸汽遇冷凝成水珠，使包布受潮，影响灭菌效果；④盛装物品的容器如有孔或盖，应将容器孔或盖打开，以利于蒸汽进入，灭菌完毕，应关闭；⑤注意安全操作，操作人员要经过专业训练合格才能上岗；⑥随时观察压力及温度情况；⑦被灭菌物品干燥后才能取出备用；⑧定期监测灭菌效果

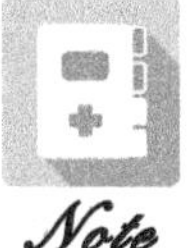

2）高压蒸汽灭菌效果的监测方法

（1）物理监测法　用150 ℃或200 ℃的留点温度计，使用前将温度计汞柱甩至50 ℃以下，放入包裹内，灭菌后，检视其读数是否达到灭菌温度。

（2）化学监测法　利用化学指示剂在一定温度与时间作用下颜色变化的特点，判断是否达到灭菌要求。常用的有化学指示胶带和化学指示卡。化学指示胶带上印有斜形白色指示线条图案，使用时将其粘贴在需灭菌物品的包装外面，在121 ℃、20分钟或130 ℃、4分钟后，胶带条纹图案由白色斜条变成黑色斜条（图1-1）。化学指示卡使用时将其放在灭菌物品包的中央部位，灭菌后观察其颜色和性状的变化来判断灭菌效果。

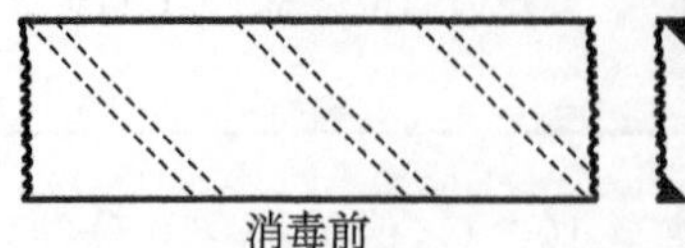
消毒前

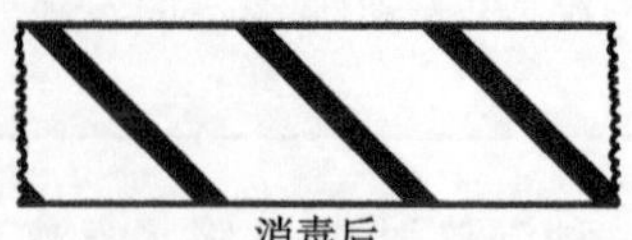
消毒后

图1-1　化学指示胶带

（3）生物监测法　最可靠的监测法，是利用耐热性较强的非致病性嗜热脂肪杆菌芽胞作为指示剂，将其制成每片含10个嗜热脂肪杆菌芽胞的菌纸片。使用时将10片菌片分别放在灭菌器四角及中央，待灭菌结束后，用无菌持物钳取出放在培养基内，在56 ℃温箱中培养48小时至1周，若全部菌片均无细菌生长则表示灭菌合格。

2. 光照消毒法　又称辐射消毒，主要利用紫外线的杀菌作用，使菌体蛋白质光解、变性而致细菌死亡。

（1）日光暴晒法　由于日光具有热、干燥的作用，还含有紫外线，有一定的杀菌力。常用于床垫、毛毯、衣服、书籍等物品的消毒。方法：将物品放在直射阳光下暴晒6小时，并定时翻动，使物品各面均能受到日光照射，达到消毒目的。

（2）紫外线灯管消毒法　紫外线属于电磁波辐射，根据波长可分为A波、B波、C波和真空紫外线，消毒使用的是C波紫外线，具体波长范围为200～275 nm，杀菌作用最强的波段为250～270 nm。其装置有悬吊式和移动式，常用紫外线灯管有15 W、20 W、30 W、40 W四种。

紫外线可杀灭多种微生物，包括杆菌、病毒、真菌、细菌繁殖体、芽胞等，其主要杀菌机制：①促使微生物的DNA失去转化能力而死亡；②破坏菌体蛋白质中的氨基酸，使菌体蛋白质光解变性；③降低菌体内氧化酶的活性；④使空气中的氧电离产生具有极强杀菌作用的臭氧。具体方法见表1-5。

表1-5　紫外线灯管消毒法

适用范围	操作方法	注意事项
适用于室内空气、物体表面、水的消毒	由于紫外线辐照能量低，穿透力弱，紫外线灯管消毒法主要用于空气消毒和物品消毒。①空气消毒：每10 m^2 安装30 W紫外线灯管一支，消毒前需做室内清洁（紫外线易被灰尘微粒吸收），关闭门窗，人员停止走动。有效距离不超过2 m，消毒时间为30～60分钟。②物品消毒：有效距离为25～60 cm，消毒时将物品摊开或挂起以减少遮挡，使其表面受到直接照射，消毒时间为20～30分钟	①持灯管清洁，至少每两周用酒精棉球擦拭灯管表面以除去灰尘和污垢。②紫外线对眼睛和皮肤有刺激作用，直接照射30秒就可引起眼炎或皮炎，照射过程中产生的臭氧对人体不利，故照射时人应离开房间，必要时给患者戴防护镜或纱布遮盖双眼，用被单遮盖肢体。③紫外线消毒的适宜温度为20～40 ℃，适宜湿度为40%～60%。④消毒时间须从灯亮5～7分钟后开始计时，关灯后，如需再开启，应间歇3～4分钟，照射后应开窗通风。⑤为保证消毒效果，应定时检测灯管照射强度，如灯管强度低于70 $\mu w/cm^2$ 时应更换，或记录使用时间，凡使用时间超过1000小时，需更换灯管。⑥定期进行空气培养，以监测消毒效果

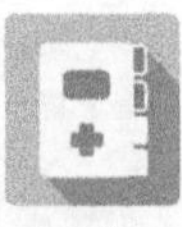
Note

（3）臭氧灭菌灯消毒法　灭菌灯内装有臭氧发生管，在电场作用下，将空气中的氧气转换成高纯臭氧，主要依靠其强大的氧化作用杀菌。主要用于空气消毒、医院污水、诊疗用水的消毒、物品表面消毒。臭氧对人有毒，空气消毒时，人员必须离开，待消毒结束后20～30分钟进入。

(4) 电离辐射灭菌法　应用γ射线或电子加速器发生的高能量电子束进行辐射灭菌。此种方法是在常温下进行，又称冷灭菌。适用于不耐热物品的灭菌，如金属、橡胶、塑料、高分子聚合物(一次性输液器、注射器等)、精密医疗器材、生物制品及节育用品等。

(二) 化学消毒灭菌法

利用液体或气体的化学药物抑制微生物的生长繁殖或杀灭微生物的方法，称为化学消毒灭菌法。其原理是药物渗透菌体内，使菌体蛋白质凝固变性，酶蛋白失去活性，抑制细菌代谢和生长，或破坏细菌细胞膜的结构，改变其通透性，使细胞破裂、溶解，从而达到消毒灭菌的作用。凡不适于物理消毒灭菌而耐潮湿的物品，如患者的皮肤、黏膜、排泄物、分泌物及金属锐器、光学仪器(胃镜、膀胱镜等)和某些塑料制品等的消毒均可采用此法。

1. 化学消毒灭菌剂的使用原则

(1) 根据物品的性能及不同微生物的特性，选择合适的消毒剂。

(2) 严格掌握消毒剂的有效浓度、消毒时间和使用方法。

(3) 需消毒的物品应洗净、擦干，浸泡时打开轴节，将物品浸没于溶液里。

(4) 消毒剂应定期更换，易挥发的应加盖并定期检测，及时调整浓度。

(5) 待消毒的物品必须洗净、擦干，完全浸没在消毒液中。

(6) 消毒液中不能放置纱布、棉花等物，因这类物品可吸附消毒剂，降低其消毒效力。

(7) 使用前需用无菌等渗盐水冲净，以免消毒剂刺激人体组织。

2. 常用化学消毒剂的使用方法

(1) 浸泡法　将物品洗净、擦干浸没于消毒液内，按标准的浓度和时间，达到消毒灭菌作用。

(2) 擦拭法　用标准浓度的消毒剂擦拭物品表面，如座椅、墙壁等，达到消毒作用。一般选用易溶于水、穿透性强、无显著刺激的消毒剂。

(3) 喷雾法　用喷雾器将化学消毒剂均匀喷洒在空气中和物品表面，在规定的浓度和时间内达到消毒作用。常用于地面、墙壁等的消毒。

(4) 熏蒸法　将消毒剂加热或加入氧化剂，使消毒剂呈气体，在标准浓度和时间内达到消毒灭菌作用。常用于室内空气消毒、不耐高温物品如血压计、听诊器以及传染病患者用过的票证等的消毒。常用的消毒剂及用法如下。①纯乳酸：常用于室内空气消毒，如手术室、换药室等。每100 m^3的空间用乳酸12 mL加等量水，加热熏蒸，密闭门窗30～120分钟，随后开窗通风换气。②食醋：5～10 mL/m^3加热水1～2倍，加热熏蒸至食醋蒸发完为止，密闭门窗30～120分钟后开窗通风换气。因食醋中的醋酸可改变细菌酸碱环境而有抑菌作用，用于流感、流脑病室的消毒。此外，尚可应用甲醛或过氧乙酸等进行熏蒸灭菌。

3. 化学消毒剂的分类　见表1-6。

表1-6　化学消毒剂的分类

分　类	定　义	消毒剂举例
灭菌剂	能杀灭一切微生物使其达到灭菌效果	戊二醛、过氧乙酸、环氧乙烷
高效消毒剂	杀灭一切细菌繁殖体(包括分枝杆菌)、病毒、真菌及其孢子，并对细菌芽胞有显著杀灭作用	过氧化氢、过氧乙酸、部分含氯类
中效消毒剂	杀灭细菌繁殖体、真菌、病毒等除细菌芽胞以外的其他微生物	酒精、碘伏、部分含氯类
低效消毒剂	只能杀灭细菌繁殖体、亲脂病毒和某些真菌	新洁尔灭、氯己定

4. 常用化学消毒剂　见表1-7。

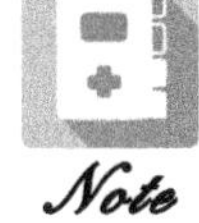

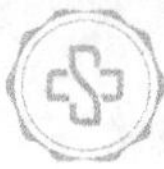

表 1-7　常用化学消毒剂

名称	效力	作用原理	使用范围	注意事项
碘酊	高效	使菌体蛋白质氧化、变性；能杀灭大部分细菌、真菌、芽胞和原虫	①2%溶液用于皮肤消毒，擦后待干，再用75%酒精脱碘。②2.5%溶液用于脐带断端的消毒，擦后待干，再用75%酒精脱碘	①对皮肤有较强的刺激性，不能用于黏膜的消毒。②对碘过敏者禁用。③对金属有腐蚀性，不可用于金属器械的消毒
戊二醛	高效	与菌体蛋白质反应，使之灭活；能杀灭细菌、真菌、病毒和芽胞	2%戊二醛溶液加入0.3%碳酸氢钠，成为2%碱性戊二醛，用于浸泡不耐高温的金属器械、医学仪器、内镜等；消毒需10～30分钟，灭菌需7～10小时	①浸泡金属类物品时，加入0.5%亚硝酸钠作为防锈剂。②灭菌后的物品，使用前用无菌蒸馏水冲洗。③内镜连续使用需间隔消毒10分钟，每天使用前后各消毒30分钟，消毒后用冷开水冲洗。④每周过滤1次，每2～3周更换消毒剂1次
过氧乙酸	高效	能产生新生态氧，将菌体蛋白质氧化，使细菌死亡；能杀灭细菌、真菌、芽胞和病毒	①0.2%溶液用于手的消毒，浸泡1～2分钟。②0.2%～0.5%溶液用于物体表面的消毒，或浸泡10分钟。③0.5%溶液用于餐具消毒，浸泡30～60分钟。④1%～2%溶液用于室内空气消毒，8 mL/m³，加热熏蒸，密闭门窗30～120分钟	①浓溶液有刺激性及腐蚀性，配制时要戴口罩和橡胶手套。②对金属有腐蚀性。③存于阴凉避光处，防高温（高温可引起爆炸）。④易氧化分解而降低杀菌力，需现配现用
环氧乙烷	高效	与菌体蛋白质结合，使酶代谢受阻而导致死亡；能杀灭细菌、真菌、病毒、立克次体和芽胞	①精密仪器、化纤、器械的消毒灭菌剂量为800～1200 mg/L，温度为54 ℃±2 ℃，相对湿度为60%±10%，时间为2.5～4小时。②少量物品可装入丁基橡胶袋中消毒；大量物品可放入环氧乙烷灭菌柜内，可自动调节温度、相对湿度和投药量进行消毒灭菌	①易燃易爆且有一定毒性，工作人员必须严格遵守操作程序。②存放在阴凉通风无火源处，严禁放入电冰箱。③储存温度不可超过40 ℃，以防爆炸。④灭菌后的物品，应清除环氧乙烷残留量后方可使用。⑤每次消毒时，应进行效果检测及评价
福尔马林（37%～40%的甲醛溶液）	高效	菌体蛋白质变性，酶失去活性；有广谱杀菌作用，能杀灭细菌、真菌、芽胞和病毒	用于物品消毒。①柜内熏蒸消毒法：备福尔马林消毒柜，取福尔马林40～60 mL/m³，加入高锰酸钾20～40 g，柜内熏蒸，密封6～12小时。②室内物品消毒法：取福尔马林2～10 mL，加水4～2 mL加热	①熏蒸穿透力弱，衣物应挂起消毒。②消毒效果易受温、湿度影响，要求室温在18 ℃以上，相对湿度在70%以上。③对人有一定毒性和刺激性，使用时注意防护

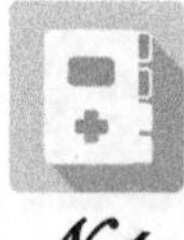

Note

续表

名称	效力	作用原理	使用范围	注意事项
含氯消毒剂（常用的有漂白粉、漂白粉精、氯胺T、二氯异氰脲酸钠等）	中高效	在水溶液中放出有效氯，破坏细菌酶的活性而致死亡；能杀灭各种致病菌、病毒和芽胞	①0.5%漂白粉溶液、0.5%～1%的氯胺溶液用于餐具、便具等的消毒，浸泡30分钟。②1%～3%漂白粉溶液、0.5%～3%的氯胺溶液喷洒或擦拭地面、墙壁及物品表面。③排泄物消毒：干粪5份加漂白粉1份搅拌，放置2小时；尿液100 mL加入漂白粉1 g放置1小时	①消毒剂保存在密闭容器内，置于阴凉、干燥、通风处，减少有效氯的丧失。②配制的溶液性质不稳定，应现用现配。③有腐蚀及漂白作用，不宜用于金属制品、有色衣服及油漆家具的消毒。④3天更换一次消毒液
酒精	中效	使菌体蛋白质凝固变性，但对肝炎病毒及芽胞无效	①以70%～75%溶液作为消毒剂，多用于消毒皮肤。②95%溶液可用于燃烧灭菌	①易挥发，需加盖保存，并定期检测，保持有效浓度。②有刺激性，不宜用于黏膜及创面的消毒。③易燃，应加盖置于阴凉、避光处
碘伏	中效	破坏细胞膜的通透性屏障，使蛋白质漏出或与细菌酶蛋白起碘化反应使之失活；能杀灭细菌、病毒等	①0.5%～1%有效碘溶液用于外科手术及注射部位皮肤消毒，涂擦2次。②0.1%有效碘溶液用于体温计消毒。③0.05%有效碘溶液用于黏膜、创面消毒	①碘伏稀释后稳定性差，宜现用现配。②避光密闭保存，放于阴凉处。③皮肤消毒后不用酒精脱碘
苯扎溴铵（新洁尔灭）	低效	阳离子表面活性剂，能吸附带阴电的细菌，破坏细胞膜，导致菌体自溶死亡，又可使菌体蛋白质变性而沉淀；对细菌繁殖体有杀灭作用，但不能杀灭结核杆菌、芽胞和亲水性病毒	①0.01%～0.05%溶液用于黏膜消毒。②0.1%～0.2%溶液用于皮肤消毒。③0.1%～0.2%溶液用于消毒金属器械消毒，浸泡15～30分钟（加入0.5%亚硝酸钠以防锈）	①对肥皂、碘、高锰酸钾等阴离子表面活性剂有拮抗作用。②有吸附作用，会降低药效，所以溶液内不可投入纱布、棉花等。③对铝制品有破坏作用，故不能用铝制品盛装。④目前已较少使用
氯己定（洗必泰）	低效	能破坏细胞膜的酶活性，使细胞的胞浆膜破裂；对细菌繁殖体有较强的杀菌作用	①0.02%溶液用于手的消毒，浸泡3分钟。②0.05%溶液用于创面消毒。③0.1%溶液用于物体表面的消毒	同苯扎溴铵（新洁尔灭）①②

隔离技术

任何一种传染病都具有传染性及流行性，将传染病患者安置在指定的地方，避免与健康人群接触，便于治疗和护理。同时便于污染物的消毒处理，缩小污染范围，达到以最小的人力、物力控制传染病流行，提高治愈率，保护易感人群的目的。

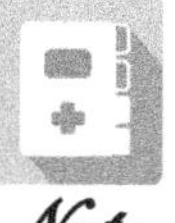

隔离(isolation)是将传染病患者或高度易感人群安置在指定的地方，暂时避免与周围人群接触，以

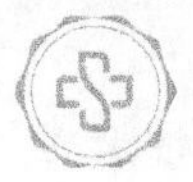

达到控制传染源，切断传播途径，保护易感人群的目的。对传染病患者采取的是传染源隔离，对易感人群采取的是保护性隔离。

一、隔离区域的设置和划分

（一）隔离区域的设置

1. 传染病区的设置要求 传染病区与普通病区应分开，并远离水源、食堂和其他公共场所，相邻病区楼房相隔大约30 m，侧面防护距离为10 m。传染病区应设有工作人员和患者分别进出的门。病区内配置必要的卫生、消毒设备。

2. 隔离单位的划分

（1）以患者为单位 每一位患者有单独的生活环境和用具，与其他患者及不同病种患者间进行隔离。

（2）以病种为单位 同一种传染病的患者，可安排在同一病室，与其他病种的传染病患者相隔离。凡未确诊、发生混合感染、有强烈的传染性及危重患者应住单独隔离室。

（二）隔离区域的划分

1. 清洁区 凡未被病原微生物污染的区域称为清洁区，如更衣室、值班室、配膳室及库房等。

隔离要求：患者及患者接触过的物品不得进入清洁区；工作人员接触患者后需刷手、脱去隔离衣及鞋方可进入清洁区。

2. 半污染区 有可能被病原微生物污染的区域称为半污染区，如化验室、走廊、消毒室等。

隔离要求：患者或穿着隔离衣的工作人员通过走廊时，不得接触墙壁、家具等物体；各类检验标本有一定的存放盘和架，检验完的标本及容器等应严格按照要求分别处理。

3. 污染区 凡和患者接触，被病原微生物污染的区域称为污染区，如病室、厕所、浴室等。

隔离要求：污染区的物品未经消毒处理，不得带到他处；工作人员进入污染区时，务必穿隔离衣、戴口罩、帽子，必要时换隔离鞋；离开前脱去隔离衣、鞋，并消毒双手。

二、隔离的原则

（一）一般消毒隔离

（1）病室门外和病床要悬挂隔离标志，门口备有消毒泡手用具、消毒脚垫和隔离衣悬挂架。

（2）工作人员进入隔离区应按规定戴帽子、口罩、穿隔离衣。穿隔离衣后，只能在规定范围内活动，不能进入清洁区，一切操作要严格执行隔离技术，每接触一位患者或污染物品后必须消毒双手。

（3）穿隔离衣前必须将所有物品备齐，各种操作和护理应集中进行，尽量减少穿脱隔离衣、洗刷手的次数。

（4）病室每日须进行空气消毒，可用紫外线灯照射或用消毒液喷洒消毒。每日晨间护理后，用消毒液擦拭病床及床旁桌椅。

（5）患者接触过的物品或落地的物品应视为污染，须经严格消毒后方可给他人使用；患者的衣物、信件、票证等须经熏蒸消毒处理后才能送出；患者的分泌物、呕吐物、排泄物须经消毒处理后方可排放；需送出病区处理的物品应置于污物袋内，袋外有明显标记。

（6）严格执行陪伴和探视制度，向患者及陪伴、探视者宣传、解释有关知识。

（7）做好患者的心理护理，满足患者的心理需要，减轻其因隔离而产生的孤独、恐惧和自卑等心理反应。

（8）传染性分泌物三次培养结果均为阴性或确已度过隔离期，医生开出医嘱后，方可解除隔离。

（二）终末消毒处理

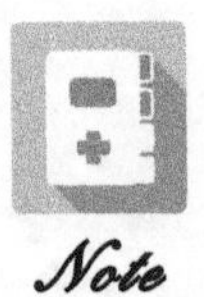

终末消毒处理是指对转科、出院或死亡的患者及其所住的病室、用物、医疗器械等进行的消毒处理。

Note

1. 患者的终末处理 患者转科或出院前应洗澡、更衣，个人用物需经消毒后带出。若患者死亡，尸体须用消毒液擦洗，并用消毒液浸过的棉球堵塞口、鼻、耳、阴道、肛门等孔道，伤口要更换敷料，最后用一次性尸单包裹尸体，送传染科太平间。

2. 患者病室的终末处理 封闭病室门窗，打开床旁桌、摊开被褥、竖起床垫，用消毒液熏蒸消毒；消毒后打开门窗，用消毒液擦洗家具；被服类包好，注明隔离标记送洗衣房消毒处理后再清洗；体温计用消毒液浸泡，血压计及听诊器送熏蒸箱消毒；床垫、棉被和枕芯还可用日光暴晒处理或用紫外线消毒（表1-8）。

表 1-8 传染病污染物品消毒方法

类 别	消 毒 方 法
病室房间	熏蒸、喷雾、紫外线灯照射
病室地面、墙壁、家具	消毒液擦拭、喷雾
医疗用的金属、橡胶、玻璃、搪瓷类物品	消毒液浸泡、煮沸、压力蒸汽消毒灭菌
血压计、听诊器、手电筒	甲醛熏蒸、环氧乙烷气体消毒、过氧乙酸擦拭
体温计	过氧乙酸溶液浸泡 30 分钟连续 2 次、碘伏浸泡 30 分钟
餐具、茶具、药杯	煮沸、消毒液浸泡、微波消毒、环氧乙烷气体消毒
信件、书报、票证及各种印刷品	环氧乙烷气体消毒、甲醛熏蒸
布类、衣物	环氧乙烷气体消毒、压力蒸汽灭菌、煮沸消毒、消毒液浸泡
枕芯、被褥、毛纺织品	日光暴晒 6 小时以上、环氧乙烷气体消毒
排泄物、分泌物	排泄物用漂白粉消毒、痰盛于蜡纸盒内焚烧
便器、痰盂	漂白粉澄清液浸泡、过氧乙酸溶液浸泡
剩余食物	煮沸 30 分钟后倒掉
垃圾	焚烧

三、隔离的种类

隔离种类按传播途径的不同分为以下几种，并按要求实行相应的隔离措施。

（一）严密隔离

适用于经飞沫、分泌物、排泄物直接或间接传播的烈性传染病，如鼠疫、霍乱、传染性非典型性肺炎等。主要的隔离措施如下。

(1) 患者应住单间病室，通向过道的门窗须关闭。室内用具力求简单并耐消毒，室外挂有醒目标志。禁止患者出病室，并禁止探视和陪护。

(2) 解除患者时必须戴好帽子、口罩，穿隔离衣、隔离鞋，必要时戴手套，消毒措施必须严格。

(3) 患者的分泌物、呕吐物和排泄物应严格消毒处理，污染敷料装袋标记后送焚烧处理。

(4) 室内空气及地面用消毒液喷洒或紫外线照射消毒，每日 1 次。

（二）呼吸道隔离

呼吸道隔离主要用于防止通过空气中的飞沫传播的感染性疾病，如肺结核、百日咳、流脑、流感等。主要的隔离措施如下。

(1) 同种病原菌感染的患者可同住一室，有条件时尽量使隔离病室远离其他病室。

(2) 通向过道的门窗须关闭，患者离开病室需戴口罩。

(3) 工作人员进入病室需戴口罩，并保持口罩干燥，必要时穿隔离衣。

(4) 患者使用专用痰杯，其口鼻分泌物需经消毒处理后方可丢弃。

(5) 病室内空气每日消毒 1 次，可用紫外线照射或过氧乙酸喷雾。

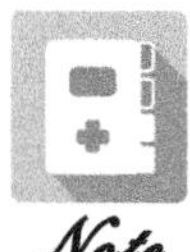

（三）肠道隔离

肠道隔离适用于由患者的排泄物直接或间接污染了食物或水源而引起的传播性疾病，如甲型肝炎、伤寒、细菌性痢疾等。肠道隔离可切断粪-口传播途径。主要的隔离措施如下。

（1）不同病种患者最好分室居住，如同居一室，须做好床边隔离，每张病床应加隔离标记，患者之间不可互相交换物品，以防交叉感染。

（2）接触不同病种患者时需分别穿隔离衣，接触污物时戴手套。

（3）病室应有防蝇设备，并做到无蟑螂、无鼠。

（4）患者的食具、便器各自专用，严格消毒，剩余食物及排泄物均应消毒处理后才能排放。

（5）被粪便污染的物品要随时装袋，做好标记后送消毒或焚烧处理。

（四）接触隔离

接触隔离适用于经体表或伤口直接或间接接触而感染的疾病，如破伤风、气性坏疽等。接触隔离的主要措施如下。

（1）患者住单间病室，不允许接触他人。

（2）接触患者时须戴帽子、口罩、手套，穿隔离衣；工作人员的手或皮肤有破损时应避免接触患者，必要时戴橡胶手套。

（3）凡患者接触过的一切物品，如被单、衣物、换药器械均应先灭菌，然后再进行清洁、消毒、灭菌。

（4）被患者污染的敷料应装袋，做好标记后送焚烧处理。

（五）血液-体液隔离

血液-体液隔离适用于预防直接或间接接触血液和体液传播的传染性疾病，如艾滋病、梅毒、乙型肝炎等。主要的隔离措施如下。

（1）同种病原体感染者可同室隔离，必要时单人隔离。

（2）若血液或体液可能污染工作服时需穿隔离衣，为防止血液或体液飞溅，应戴口罩及护目镜。

（3）接触血液和体液时应戴手套。

（4）注意洗手，若手被血液和体液污染或可能污染时，应立即用消毒液洗手，护理另一个患者前也应洗手。

（5）被血液和体液污染的物品，应装袋做好标记后送消毒或焚烧。

（6）严防被采血或注射针头等利器刺伤，患者用过的针头应放入防水、防刺破且有标记的容器内，直接送焚烧处理。

（7）被血液和体液污染的室内表面物品，立即用消毒液擦拭或喷雾消毒。

（六）昆虫隔离

昆虫隔离适用于以昆虫为媒介而传播的疾病，如疟疾、乙型脑炎、流行性出血热、斑疹伤寒等。根据昆虫种类确定隔离的措施，具体如下。

（1）疟疾、乙型脑炎主要由蚊子传播，所以病室内应有纱窗、蚊帐或其他防蚊设施。

（2）斑疹伤寒、回归热由虱子传播，患者入院时要进行灭虱灭虮处理，沐浴更衣，方可进入病室。

（3）流行性出血热由野鼠、蟑螂和螨虫传播，应做好灭鼠、灭蟑和灭螨工作，患者换下的衣物须经煮沸或压力蒸汽灭螨处理。

（七）保护性隔离

保护性隔离也称反向隔离，适用于抵抗力低下或极易感染的患者，如早产儿、严重烧伤、白血病、脏器移植及免疫缺陷患者等。主要的隔离措施如下。

（1）设专用隔离室，患者住单间病室隔离。

（2）凡是进入病室人员，应穿、戴灭菌后的隔离衣、帽子、口罩、手套及拖鞋。

（3）接触患者前、后及护理下一位患者前均应洗手。

（4）凡患呼吸道疾病或咽部带菌者，包括工作人员均应避免接触患者。

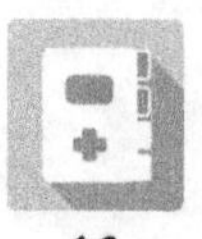
Note

(5) 未经消毒处理的物品不可带入隔离区。
(6) 病室内空气、地面、家具等均应严格消毒。
(7) 探视者应采取相应的隔离措施。

四、常用隔离技术

★(一) 洗手技术(技术1-1)

【目的】 洗手是指医务人员用肥皂(皂液)和流动水洗手,去除手部皮肤污垢、碎屑和部分致病菌的过程。其目的是去除手上的污垢及大部分暂居微生物,切断通过手传播感染的途径。

【实施】 见表1-9。

表1-9 "七步洗手法"操作步骤

操作步骤	操作程序	注意要点
*操作前		
1. 评估	医务人员在下列情况下应洗手:①直接接触每个患者前后,从同一患者身体的污染部位移动到清洁部位时;②接触患者黏膜、破损皮肤或伤口前后,接触患者的血液、体液、分泌物、排泄物、伤口敷料等之后;③穿脱隔离衣前后、摘手套后;④进行无菌操作、接触清洁、无菌物品之前;⑤接触患者周围环境及物品后;⑥处理药物或配餐前	
2. 准备		
(1) 护士准备	护士衣帽整洁,修剪指甲	
(2) 用物准备	①洗手池设备 ②肥皂或含杀菌成分的洗手液 ③消毒小毛巾或烘干手设备 ④污物桶(盛放擦手纸或毛巾的容器)	
(3) 环境准备	环境清洁、宽敞	
*操作中		
1. 准备	取下手上饰物如手表,卷袖过肘,备齐用物	☆ 修剪指甲,指甲不应超过指尖
2. 润湿双手	打开水龙头,用流水冲洗,使双手充分淋湿	水自手腕向指尖流动
3. 涂肥皂	取适量肥皂(皂液),均匀涂抹至整个手掌、手背、手指和指缝	
4. 揉搓双手	认真揉搓双手至少15秒,具体揉搓步骤为"七步洗手法"(图1-2) (1) 洗手掌:掌心相对,手指并拢,相互揉搓 (2) 洗背侧指缝:手心对手背沿指缝相互揉搓,交换进行 (3) 洗掌侧指缝:掌心相对,双手交叉指缝相互揉搓 (4) 洗指背:弯曲手指使关节在另一手掌心旋转揉搓,交换进行 (5) 洗拇指:右手握住左手大拇指旋转揉搓,交换进行 (6) 洗指尖:将五个手指尖并拢放在另一手掌心旋转揉搓,交换进行 (7) 洗手腕:腕部也须揉搓手掌握住手腕和腕上10 cm,进行揉搓,双手交换进行	☆ 应注意清洗双手所有皮肤,包括指背、指尖、指缝和皮肤的皱褶处

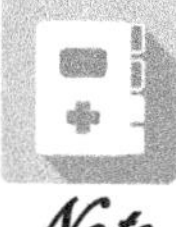

续表

操作步骤	操作程序	注意要点
5. 冲洗、干手	在流动水下彻底冲净双手，擦干，关闭水龙头，取适量护手液护肤	☆ 手已清洁，可用纸巾包住水龙头关闭或用肘、脚关闭
*操作后		
1. 整理	整理用物，按消毒隔离原则处理相应物品	
2. 评价	(1) 护士洗手操作规范，干净彻底 (2) 洗手后未发生二次污染	

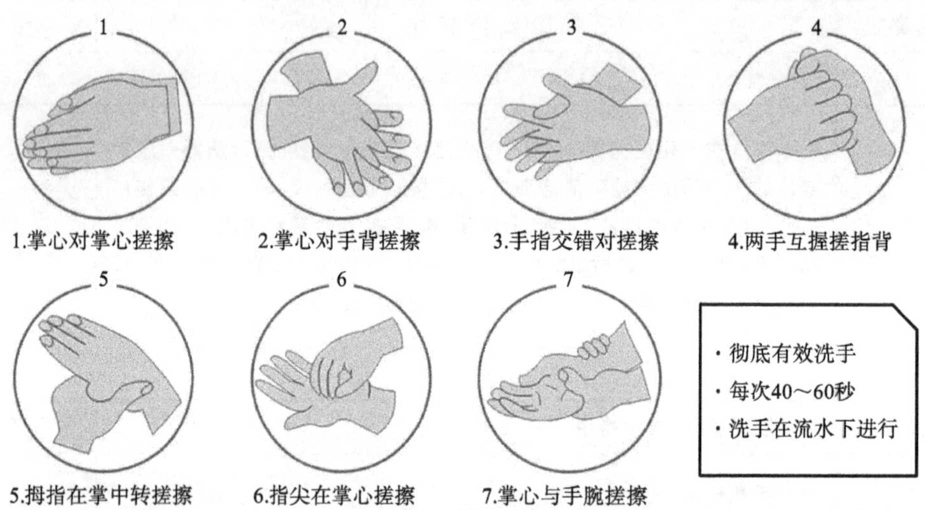

1.掌心对掌心搓擦　2.掌心对手背搓擦　3.手指交错对搓擦　4.两手互握搓指背

5.拇指在掌中转搓擦　6.指尖在掌心搓擦　7.掌心与手腕搓擦

图 1-2 “七步洗手法”

【注意事项】

(1) 水龙头最好为非手触式，如感应式或用肘、脚控制的开关。

(2) 水流不可过大以防溅湿工作服和地面。

(3) 肥皂要求质量好、刺激性小并保持干燥，并每日更换。皂液有混浊或变色时及时更换，盛放皂液的容器宜为一次性使用，重复使用的容器应每周清洁与消毒。

(4) 用流水冲洗时，腕部要低于肘部，使污水从腕部流向指尖，避免污水污染双手或流入衣袖。

(5) 根据手污染情况可反复搓洗 1 至数次。

(6) 洗手后，手上不能检出致病性微生物。

★(二) 手的消毒(技术 1-2)

【目的】 手的消毒比洗手有更高、更严格的要求，其目的为去除污垢和杀灭致病微生物，预防感染与交叉感染。

【实施】 见表 1-10。

表 1-10 手消毒的操作步骤

操作步骤	操作程序	注意要点
*操作前		
1. 评估	医务人员在下列情况下先洗手，然后进行手的消毒：①接触患者的血液、体液和分泌物以及被传染性致病微生物污染的物品后；②直接为传染病患者进行检查、治疗、护理或处理传染病患者污物之后	
2. 准备		

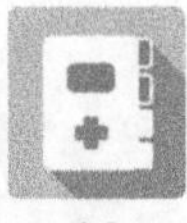
Note

续表

操作步骤	操作程序	注意要点
(1) 护士准备	护士衣帽整洁,修剪指甲,取下手表,卷袖过肘	
(2) 用物准备	①洗手池设备、消毒液和清水各一盆。常用消毒液有0.2%过氧乙酸、0.5%碘伏、洗必泰等 ②已消毒的手刷、洗手液或肥皂液、速干手消毒剂(为含有醇类和护肤成分的手消毒剂,包括水剂、凝胶和泡沫型) ③消毒小毛巾或烘干手设备、避污纸 ④污物桶3个,分别盛用过的刷子、小毛巾、避污纸的容器	
(3) 环境准备	环境清洁、宽敞	
*操作中		
1. 刷手法　利用机械及化学作用去除手上污物及微生物的方法		
(1) 湿润手臂	打开水龙头,先由上向下冲洗前臂及手	☆ 防止水流弄湿衣袖
(2) 刷手臂	用刷子蘸洗手液或肥皂液,按前臂、腕部、手背、手掌、手指、指缝、指甲、指尖顺序彻底刷洗。刷30秒,用流水冲净泡沫,使污水从前臂流向指尖	☆ 刷洗范围应超过被污染的范围,按顺序刷洗,避免遗漏
(3) 刷另一侧手臂	同法刷另一手。换刷子,同法再刷一次,共2分钟	☆ 刷洗后刷子视为污染,应更换
(4) 擦干	用小手巾自上而下擦干双手或用烘干机吹干	
(5) 关闭	关闭水龙头	☆ 保持水龙头清洁
2. 涂擦消毒法		
(1) 洗手	先进行卫生洗手,并擦干	☆ 去除污垢,提高消毒效果
(2) 涂消毒剂	取适量的速干手消毒剂于掌心	
(3) 揉搓	严格按照"六步洗手法"进行揉搓,每一步骤来回3次,涂擦时间约2分钟,直至手部干燥	☆ 揉搓时保证消毒剂完全覆盖手部皮肤
3. 浸泡消毒法　消毒液能有效去除手上微生物		
(1) 浸泡	双手完全浸入盛有消毒液的盆中,双手在消毒液中互相揉搓或用小毛巾、手刷反复擦洗2分钟	
(2) 待干	任其自干或在清水盆内洗净,用小毛巾擦干	
*操作后		
1. 整理	整理用物,按消毒隔离原则处理相应物品	
2. 评价	(1) 护士消毒手操作规范,干净彻底 (2) 消毒手后未发生二次污染	

【注意事项】

(1) 肥皂液应每日更换一次,手刷及容器应每日消毒。

(2) 流水洗手时,腕部要低于肘部,使污水从前臂流向指尖,勿使水流入衣袖内。

(3) 刷手时身体勿靠近水池,以免隔离衣污染水池或被水溅湿。

(4) 卫生手消毒效果应达到如下要求:监测的细菌菌落总数应不超过10 cfu/cm^2。

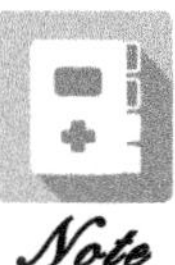

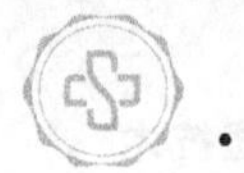

★(三) 口罩、帽子的使用(技术 1-3)

【目的】 保护患者和工作人员,防止病原微生物散播,减少感染和交叉感染的发生。

【实施】 见表 1-11。

表 1-11 口罩、帽子使用的操作步骤

操作步骤	操作程序	注意要点
*操作前		
1. 评估	口罩、帽子的清洁度,使用时间及有无潮湿	
2. 准备		
(1) 护士准备	护士衣帽整洁,修剪指甲	
(2) 用物准备	清洁干燥的帽子、口罩	
(3) 环境准备	环境清洁	
*操作中		
1. 准备	洗手并擦干双手	☆ 除去手上污垢,防止污染帽子、口罩
2. 戴帽子	选择清洁、大小合适的帽子戴上,帽子要遮住全部头发,不得外露	☆ 防止头发上的灰尘及病原微生物落下造成污染
3. 戴口罩	取出清洁口罩戴上,口罩应盖住口鼻,系带松紧适宜	☆ 不可用污染的手触及口罩
4. 取口罩	洗手后,取下口罩并将污染面向内折叠,放入胸前干净衣袋或小塑料袋内	☆ 口罩不可挂于胸前,手不可触及口罩污染面,即口罩外面
*操作后		
1. 整理	整理用物,按消毒隔离原则处理相应物品	
2. 评价	(1) 戴口罩、帽子操作方法正确,完全盖住口鼻及头发 (2) 取口罩手法正确,处理方法正确	

【注意事项】

(1) 口罩如果潮湿应立即更换,否则病菌易于侵入。

(2) 帽子、口罩应勤换洗,保持清洁,一般纱布口罩使用 48 小时更换,一次性口罩使用不超过 4 小时。每次接触严密隔离患者后应立即更换口罩。

★(四) 穿脱隔离衣(技术 1-4)

【目的】 保护患者和工作人员,防止病原微生物散播,减少感染和交叉感染的发生。

【实施】 见表 1-12。

表 1-12 穿脱隔离衣的操作步骤

操作步骤	操作程序	注意要点
*操作前		
1. 评估	评估患者的病情,治疗与护理的情况,隔离的种类及措施,穿隔离衣的环境	
2. 准备		
(1) 护士准备	护士衣帽整洁,修剪指甲	

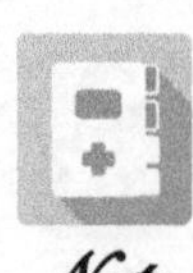

Note

续表

操作步骤	操作程序	注意要点
(2) 用物准备	①洗手池设备 ②治疗盘内盛　已消毒的手刷、洗手液、清洁干燥小毛巾、避污纸 ③盛放污物的容器 3 个(分别盛用过的刷子、小毛巾、避污纸) ④隔离衣 1 件、衣架、衣夹	
(3) 环境准备	环境清洁、宽敞,适合操作	
*操作中		
1. 穿隔离衣	见图 1-3	
(1) 准备	护士戴好帽子,口罩,取下手表,卷袖过肘	
(2) 持衣检查	手持衣领取下隔离衣,检查隔离衣有无破洞、潮湿,检查隔离衣大小是否合适。将隔离衣衣领一端打开向外折,污染面朝外,清洁面朝自己,露出肩袖内口	☆ 隔离衣若出现破洞、潮湿应及时更换
(3) 穿衣袖	一手持衣领,另一手伸入袖内,举起手臂,将衣袖下抖,同法穿好另一袖子,两手同时上抖	☆ 将隔离衣袖抖下,防止袖长触及衣领、面部
(4) 系领口	两手持衣领中央,头上仰,由前向后理顺领边,扣领扣	☆ 系领子时污染的袖口不可触及衣领、面部和帽子
(5) 扣袖口	对齐袖口边缘后扣袖扣	☆ 此时手已被污染,不可触及隔离衣的内面
(6) 系腰带	自一侧衣缝顺腰带下约 5 cm 处将隔离衣一边渐向前拉,见到衣边捏住,同法拉另一侧衣边,并捏住,身体向后挺,双手在背后将边缘对齐,向一侧折叠。以一手压住折叠处,另一手将腰带拉至背后,压住折叠处,将腰带在背后左右交换,然后到前面打一活结	☆ 捏衣边时注意不能触摸到内面 ☆ 勿使折叠处松散
(7) 操作	穿好隔离衣,即可在规定区域内进行护理操作,双臂保持在腰部以上,不得进入清洁区,避免接触清洁物品	
2. 脱隔离衣	见图 1-4	
(1) 塞衣袖	解开袖扣,将衣袖轻轻上拉,在肘部将隔离衣袖塞于工作服衣袖内,袖口微向外翘起。同法塞好另一侧衣袖	☆ 勿使衣袖外面触及手臂及衣袖内面
(2) 刷手	按照刷手方法刷净双手,并擦干	☆ 刷手时不能弄湿隔离衣,隔离衣也不能污染水池
(3) 解领扣	两手找到领扣并解开领扣	☆ 保持衣领清洁
(4) 拉衣袖	一手伸入另一侧隔离衣袖口内,拉下衣袖过手(遮住手),用衣袖遮住的手在外面拉下另一侧衣袖过手,两手用隔离衣袖包裹住	☆ 手不触及隔离衣外面,袖外面不触及袖内面
(5) 解腰带	用隔离衣包住双手解开腰带,并在前面打一活结	
(6) 退衣袖	双手在袖内对齐,互相对拉,使双臂逐渐退出隔离衣	

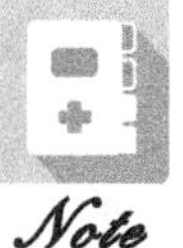

续表

操作步骤	操作程序	注意要点
(7) 挂衣	双手持领对齐肩缝,用衣夹夹衣领挂于衣架上(不再穿的隔离衣,脱下后清洁面向外,卷好投入污物袋内)	☆ 挂在半污染区,清洁面向外;挂在污染区,污染面向外
*操作后		
1. 整理	整理用物,按消毒隔离原则处理相应物品	
2. 评价	(1) 穿脱隔离衣操作规范,未发生污染 (2) 穿脱隔离衣过程中发生错误知道如何处理	

【注意事项】

(1) 穿隔离衣前应准备好护理操作所需的所有物品,尽量减少穿脱隔离衣的次数。

(2) 隔离衣长短合适,需完全遮盖内面工作服,并完好无损。

(3) 穿隔离衣后,只限在规定区域内活动,不得进入清洁区。

(4) 系领口时,勿使衣袖触及面部、衣领及工作帽。

(5) 洗手时,隔离衣不得污染洗手设备。

(6) 隔离衣应每日更换,若出现潮湿或被污染,应立即更换。接触不同病种患者时应更换隔离衣。

(7) 挂隔离衣时,若在半污染区,不得露出污染面;若在半污染区,不得露出清洁面。

★(五) 避污纸的使用(技术 1-5)

避污纸即清洁纸片。其使用目的是保持双手或物品不被污染,以省略消毒手续。如果要用清洁的手拿取污染物品,可垫避污纸以避免污染工作人员的手;;如果要用污染的手接触清洁物品,可垫避污纸以避免污染物品。

使用避污纸时,要从页面抓取,不可掀页撕取,以保证一面为清洁面;避污纸用后应放进污物桶内,集中焚烧处理。

无菌技术

无菌技术是预防和控制医院感染的一项重要基本操作。在无菌操作过程中,任何一个环节都不得违反操作原则,否则就可能造成交叉感染的机会,给患者带来不应有的痛苦和危害。因此,必须加强无菌观念,准确熟练地掌握无菌技术,严格遵守无菌操作规程。

一、概念

1. 无菌技术(aseptic technique) 在医疗、护理操作过程中,防止一切微生物侵入人体和防止无菌物品、无菌区域被污染的操作技术和管理方法。

2. 无菌物品(aseptic supplies) 经过物理或化学方法灭菌后,未被污染的物品。

3. 无菌区域(aseptic area) 经过灭菌处理而未被污染的区域。

4. 非无菌物品或区域(non-aseptic area) 未经灭菌或经灭菌后被污染的物品或区域。

二、无菌技术操作原则

(一) 操作前准备

1. 环境准备 无菌操作环境应清洁、宽敞,进行操作前半小时应停止清扫工作,减少人员走动,避免尘埃飞扬。治疗室每日用紫外线灯照射消毒一次。

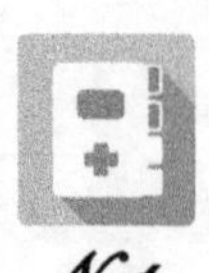

Note

2. 工作人员准备 无菌操作前,操作者衣应着装整齐,戴好帽子、口罩,并修剪指甲、洗手。必要时穿无菌衣、戴无菌手套(图 1-3 和图 1-4)。

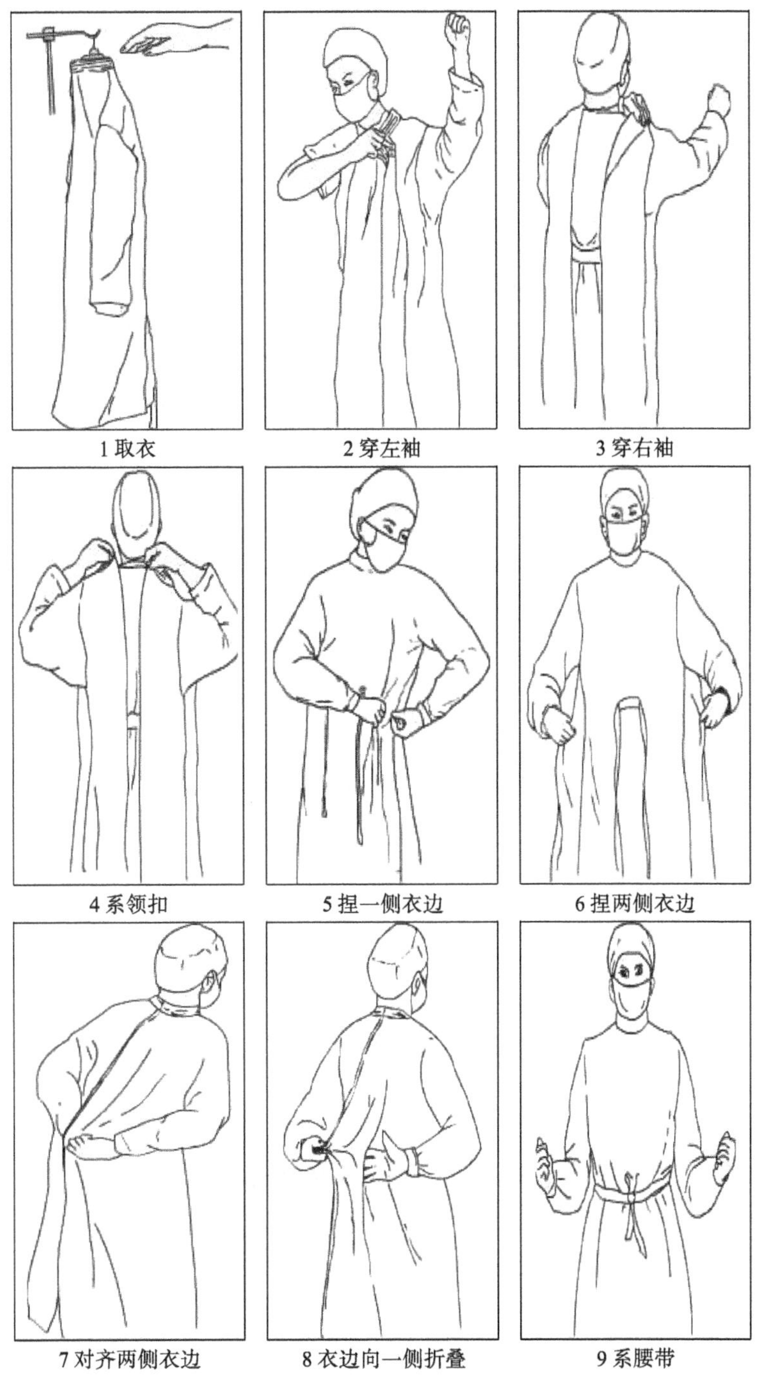

图 1-3　穿隔离衣

(二) 无菌物品的保管

(1) 无菌物品与非无菌物品应分开放置,并有明显标志。

(2) 无菌物品必须存放于无菌包或无菌容器内,不可暴露于空气中;无菌容器或无菌包外应注明物品的名称、灭菌日期,并按失效期先后顺序排放。

(3) 无菌包应放置在清洁、干燥的地方,有效期一般为一周,过期或包布受潮应重新进行灭菌。

(三) 操作中保持无菌

(1) 进行无菌操作时,操作者应面向无菌区,身体与无菌区保持一定距离;手及前臂需保持在腰部或治疗台面以上,不可触及无菌物品或跨越无菌区;不可面对无菌区讲话、咳嗽、打喷嚏。

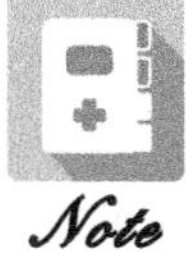

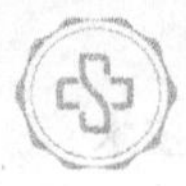

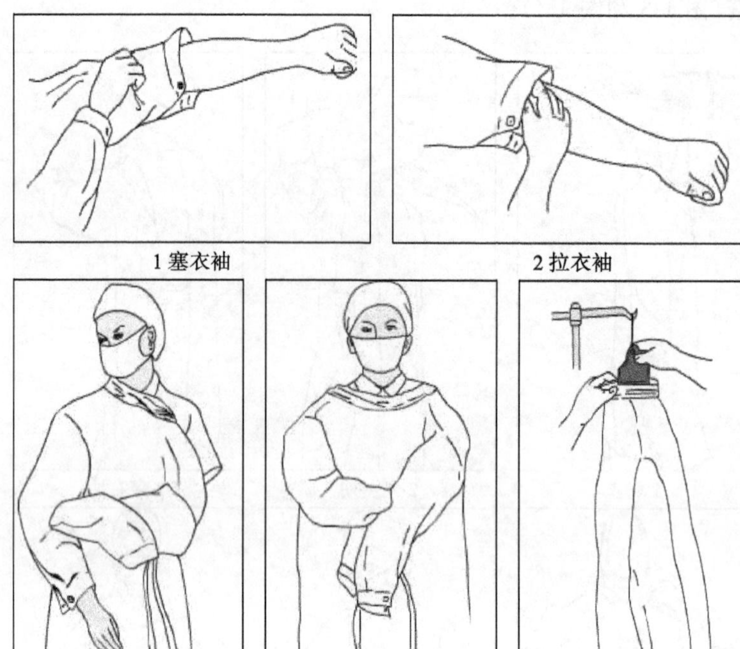

图 1-4 脱隔离衣

(2) 取无菌物品时，必须使用无菌持物钳；无菌物品一旦从无菌容器或无菌包内取出，即使未使用，也不可再放回；无菌物品使用后，必须重新灭菌后方可使用。

(3) 无菌操作中，无菌物品被污染或疑有污染，不可使用，应及时更换或重新灭菌。

(4) 一套无菌物品，只能供一位患者使用，以防交叉感染。

三、无菌技术基本操作

★(一) 无菌持物钳使用技术(技术 1-6)

【目的】 用于夹取或传递无菌物品。

【用物】 无菌持物钳

1. 持物钳的种类 临床常用的持物钳有卵圆钳、三叉钳和镊子三种(图 1-5)。

(1) 卵圆钳 钳的持物端有两个卵圆形的小环，可用于夹取刀、剪、钳、镊及治疗碗、弯盘等。但由于卵圆钳的下端较细，两环平行紧贴，故不能持重物或较大物品。

(2) 三叉钳 结构和卵圆钳相似，不同之处是钳的下端为三叉形，呈弧形向内弯曲。用以夹取盆、盒、罐等较重的物品。

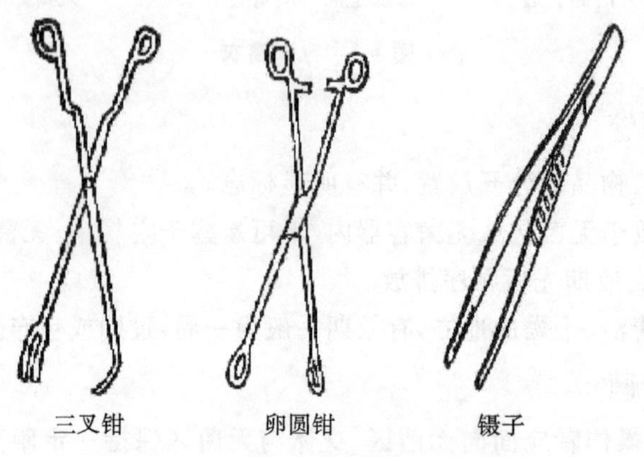

图 1-5 无菌持物钳

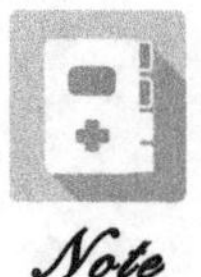

Note

(3) 镊子　镊子的尖端细小，使用时灵巧方便。适用于夹取棉球、棉签、针头、注射器、缝针等小物品。

2. 无菌持物钳的存放　有浸泡保存法和干燥保存法两种。

(1) 浸泡保存法　经压力蒸汽灭菌后的无菌持物钳，浸泡于盛有消毒溶液的无菌广口有盖容器内，液面以能浸没轴节以上 2～3 cm 或镊子长度的 1/2 为宜(图 1-6)。每个容器内只能放一把无菌持物钳。持物钳及容器应定期灭菌，一般病房可每周灭菌 1 次，同时更换消毒溶液，使用较频繁的部门如手术室、门诊换药室等应每日更换 1 次。

(2) 干燥保存法　持物钳及容器经压力蒸汽灭菌后干燥保存待用，多用于手术室、注射室等使用频率较高的科室。在集中治疗前开包使用，4～8 小时更换一次。

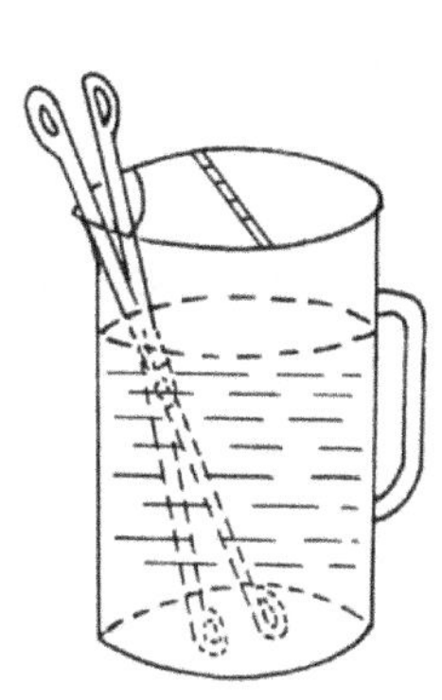

图 1-6　无菌持物钳湿式保存

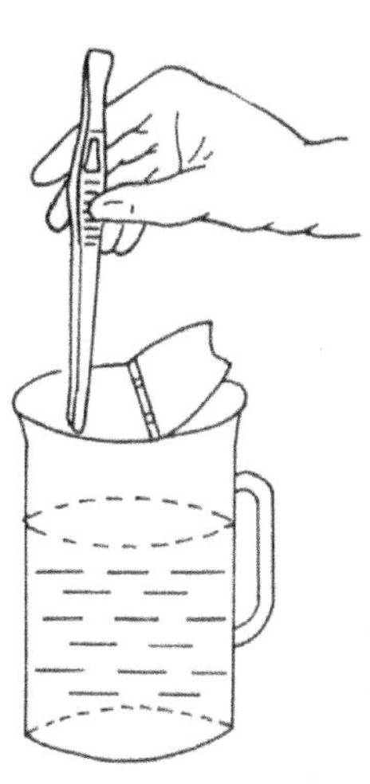

图 1-7　无菌持物钳使用

3. 环境准备

【实施】　见表 1-13。

表 1-13　无菌持物钳使用的操作步骤

操作步骤	操作程序	注意要点
*操作前		
1. 评估	环境整洁、宽敞、明亮、安全，操作台面清洁、干燥、平坦，无菌物品放置合理，符合无菌操作要求	
2. 准备		
(1) 护士准备	护士衣帽整洁，修剪指甲，洗手，戴口罩	
(2) 用物准备	无菌持物钳及容器	
(3) 环境准备	环境整洁，操作台面清洁、宽敞、干燥、平坦	
*操作中		
1. 准备	备齐用物，摆放合理	
2. 取钳	将浸泡无菌持物钳的容器盖打开。手持无菌持物钳上端的两个圆环或上 1/3 部分，闭合钳端，将钳移至容器中央。垂直取出，在容器上方滴尽消毒液后再使用(图 1-7)	☆ 不可在容器盖闭合时从盖孔中取、放无菌持物钳
3. 使用	使用时始终保持钳端向下，不可倒转向上	☆ 防止消毒液倒流污染钳端

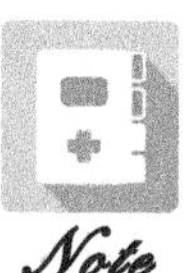

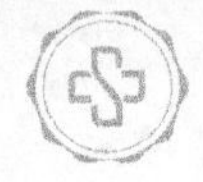

续表

操作步骤	操作程序	注意要点
4. 放钳	使用后闭合钳端,立即将持物钳垂直放回容器内,并将轴节打开	☆使钳端与消毒液充分接触,以保持无菌
*操作后		
1. 整理	整理用物,按消毒隔离原则处理相应物品	
2. 评价	(1) 无菌持物钳拿取方法正确,钳端始终保持向下 (2) 使用过程中未发生污染	

【注意事项】

(1) 无菌持物钳只能用于夹取无菌物品,不能触及非无菌物品。

(2) 手指不可触及持物钳消毒液浸泡部位,钳端不可触及容器口缘及液面以上的容器内壁,以免污染。

(3) 无菌持物钳不能用于夹取油纱布和油纱条,防止油粘于钳端形成保护膜,影响消毒效果,也不能用于换药和消毒皮肤。

(4) 到远处夹取物品时,应将无菌持物钳连同容器一并搬移,就地取出使用,以免持物钳在空气中暴露过久而被污染。

(5) 无菌持物钳如果被污染或可疑污染,应重新灭菌。

★(二) 无菌容器的使用技术(技术 1-7)

【目的】 无菌容器用于盛放无菌物品,并保持其无菌状态。

【用物】 常用的无菌容器有无菌盒、罐、盘及储槽等(图 1-8)。

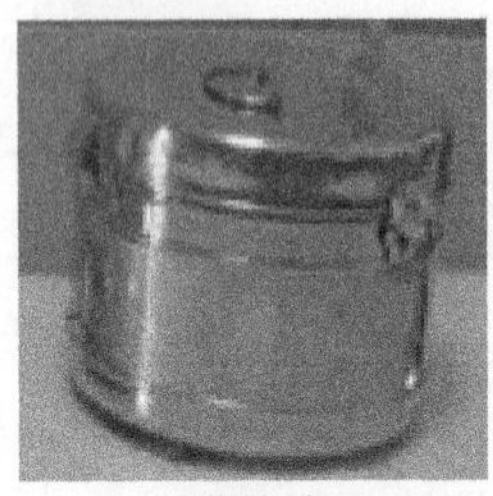

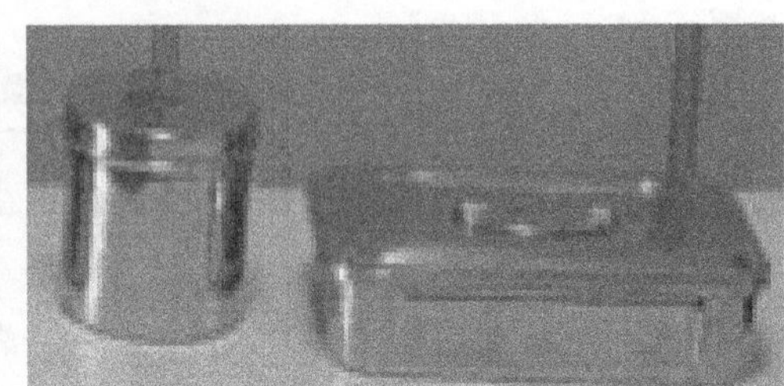

无菌储槽　　无菌罐　　无菌盒

图 1-8　无菌容器

【实施】 见表 1-14。

表 1-14　无菌容器使用的操作步骤

操作步骤	操作程序	注意要点
*操作前		
1. 评估	环境整洁、宽敞、安全,无菌物品放置合理,符合无菌操作要求	
2. 准备		
(1) 护士准备	护士衣帽整洁,修剪指甲,洗手,戴口罩	
(2) 用物准备	①无菌容器　无菌容器内可盛放无菌物品如棉球、纱布、治疗碗等 ②无菌持物钳	
(3) 环境准备	环境整洁,操作台面清洁、宽敞、干燥、平坦	

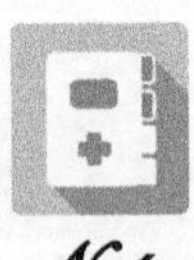

Note

续表

操作步骤	操作程序	注意要点
*操作中		
1. 准备	用物摆放合理	
2. 检查	查对无菌物品的名称及灭菌日期	
3. 开盖	打开无菌容器盖,可将盖内面向上置于桌面上或内面向下拿在手中,拿盖时手不可触及盖的内面及边缘	☆防止污染容器盖内面
4. 取物	用无菌持物钳从容器中取出无菌物品	
5. 关盖	取出无菌物品后应立即盖严,关闭时,盖子应由后向前覆盖整个容器口	☆避免容器内物品在空气中暴露过久而被污染
*操作后		
1. 整理	整理用物,按消毒隔离原则处理相应物品	
2. 评价	无菌容器使用方法正确,未发生污染	

【注意事项】

(1) 夹取无菌容器内物品时,无菌持物钳及无菌物品不可触及容器的边缘。

(2) 移动无菌容器时,应托住容器底部,手不可触及容器边缘及内面。

(3) 从无菌容器内取出的无菌物品,即使未使用,也不得再放回无菌容器内。

(4) 无菌容器应定期灭菌,一般有效期为7天。

★(三) 无菌包的使用技术(技术1-8)

【目的】 无菌包用来存放无菌物品,在一定时间内使无菌物品保持无菌状态。

【用物】 包布:选用质厚、致密、未脱脂的双层棉布制成。

【实施】 见表1-15。

表1-15 无菌包使用的操作步骤

操作步骤	操作程序	注意要点
*操作前		
1. 评估	环境整洁、宽敞、安全,无菌物品放置合理,符合无菌操作要求	
2. 准备		
(1) 护士准备	护士衣帽整洁,修剪指甲,洗手、戴口罩	
(2) 用物准备	①包布 ②待灭菌物品:根据使用目的选择合适物品,如治疗巾、治疗碗、器械、敷料等 ③治疗盘、无菌持物钳、无菌容器、化学指示胶带、标签、笔等	
(3) 环境准备	环境清洁、宽敞,适合操作	
*操作中		
1. 准备	备齐用物,摆放合理	☆避免操作中跨越无菌区
2. 包扎无菌包		
(1) 置物	将待灭菌物品置于包布中间	☆若是玻璃物品应事先用棉垫包裹,防破碎

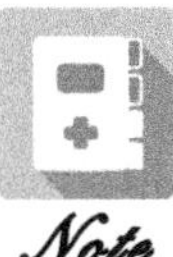

续表

操作步骤	操作程序	注意要点
(2) 包扎	将包布近侧一角向上折叠盖在物品上，折盖左右两角，角尖端向外翻折，最后盖上外角，系好带子	☆ 包裹时应扎紧，平整
(3) 签字	粘贴化学指示胶带，包外注明物品名称和灭菌日期，送灭菌处理	
3. 打开无菌包		
(1) 检查	检查无菌包的名称、灭菌日期，化学指示胶带是否变色，包布有无松散、潮湿、破洞等	☆ 确定质量可靠方可使用
(2) 解开系带	将无菌包放在清洁、干燥的平面上，解开系带卷放于包布角下	☆ 潮湿环境可因毛细现象而造成污染
(3) 开包	依次揭开包布左右角，最后揭开内角	☆ 手不可触及无菌区域
(4) 取物	用无菌持物钳取出所需无菌物品，放在事先准备好的无菌区域内	☆ 避免跨越无菌区
(5) 全部取物	如需要一次将包内物品全部取出，可将无菌包在手上打开。一手托住无菌包，另一手依次打开包布四角，抓住四角稳妥地将包内物品放入无菌容器或无菌区域内，将包布折叠放妥	☆ 包布无菌面朝向无菌区域
(6) 包扎	如包内物品一次未用完，则按原折痕包好，横向缠绕扎好系带	☆ 表示此包已开过，与未用过的无菌包区分开
(7) 记录	注明开包日期及时间，并签名	☆ 有效时间为 24 时
*操作后		
1. 整理	整理用物，按消毒隔离原则处理相应物品	
2. 评价	(1) 无菌包包扎方法正确，扎紧，平整 (2) 无菌包打开方法正确，未发生污染	

【注意事项】

(1) 打开无菌包时，手仅能接触包布四角的外面，不可触及包布内面，操作时手臂勿跨越无菌区。

(2) 无菌包过期、潮湿或包内物品不慎被污染时，须重新灭菌。包布破损时不能使用。

★(四) 铺无菌盘技术(技术 1-9)

【目的】 将无菌治疗巾铺在清洁、干燥的治疗盘内，使其内面形成一无菌区，用于短时间存放无菌物品，以供治疗和护理操作使用，如换药盘、注射盘、气管切开护理盘等。

【用物】 治疗巾的折叠方法有横折法和纵折法两种。

1. 纵折法 将治疗巾纵折两次成 4 折，再横折两次，开口边向外，口诀为“上上左左”(图 1-9)。

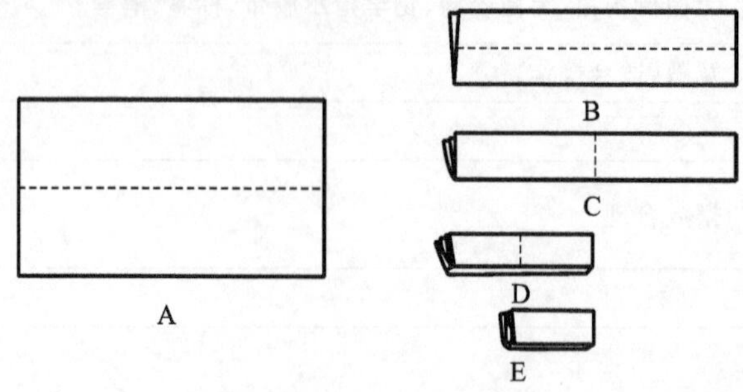

图 1-9 纵折法

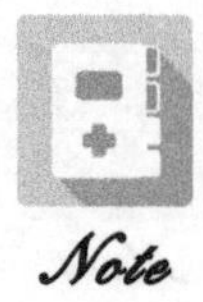

2. 横折法 将治疗巾横折后再纵折，成为 4 折，再重复一次，口诀为“右上右上”(图 1-10)。

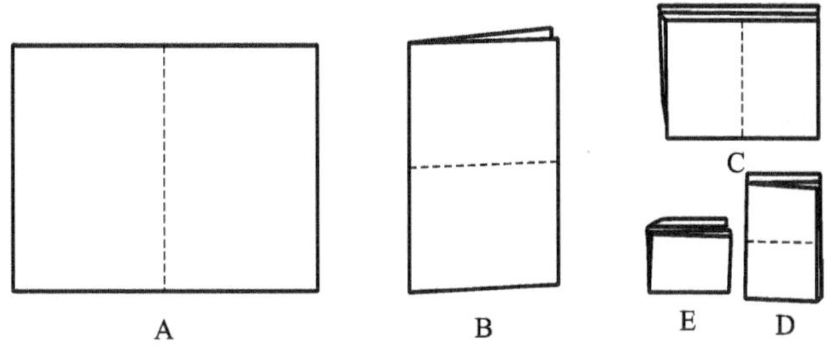

图 1-10 横折法

【实施】 见表 1-16。

表 1-16 铺无菌盘的操作步骤

操作步骤	操作程序	注意要点
*操作前		
1. 评估	环境整洁、宽敞、安全，无菌物品放置合理，符合无菌操作要求	
2. 准备		
(1) 护士准备	护士衣帽整洁，修剪指甲，洗手、戴口罩	
(2) 用物准备	①治疗盘、无菌治疗巾包 ②无菌持物钳、无菌容器(内盛放治疗碗、纱布等)、卡片、笔等	
(3) 环境准备	环境清洁、宽敞，操作台面清洁、宽敞、干燥、平坦	
*操作中		
1. 准备	备齐用物，摆放合理	☆ 避免操作中跨越无菌区
2. 检查	检查无菌包的名称、灭菌日期，化学指示胶带是否变色，无误后打开无菌包	☆ 确定质量可靠方可使用
3. 取治疗巾	用无菌持物钳夹取一块治疗巾放在清洁、干燥的治疗盘内	☆ 治疗巾内面不可贴于治疗盘内，保证内面无菌
4. 铺盘	两种方法	
(1) 单层底铺盘法	双手捏住无菌治疗巾上层外面两角轻轻抖开，横行双折铺于治疗盘上，上面一层向远端呈扇形折叠，开口边向外	☆ 手、衣袖不可触及治疗巾的内面
(2) 双层底铺盘法	双手捏住无菌治疗巾上层两角的外面轻轻抖开，从远到近，3 折成双层底，上层呈扇形折叠，开口边向外	
5. 置物、覆盖	放入无菌物品，双手捏住反折治疗巾两角外面，拉平治疗巾盖于物品上，上下边缘对齐，将开口处向上翻折 2 次，两侧边缘向下折 1 次	☆ 治疗巾内面不得露出
6. 记录	铺好的无菌盘若不能立即使用，应注明无菌盘名称、铺盘时间，并签名	☆ 有效时间为 4 小时
*操作后		
1. 整理	整理用物，按消毒隔离原则处理相应物品	
2. 评价	(1) 无菌治疗巾打开方法正确，未发生污染 (2) 铺盘方法正确，平整，注明标签	

【注意事项】

(1) 铺盘区域应保持清洁、干燥,铺好的无菌盘也应保持干燥,以免潮湿污染。

(2) 操作过程中不可跨越无菌区。

(3) 铺好的无菌盘应尽快使用,有效期不得超过 4 小时。

★(五) 无菌溶液取用技术(技术 1-10)

【目的】 保持无菌溶液在一定时间内处于无菌状态。

【用物】 无菌溶液(图 1-11)。

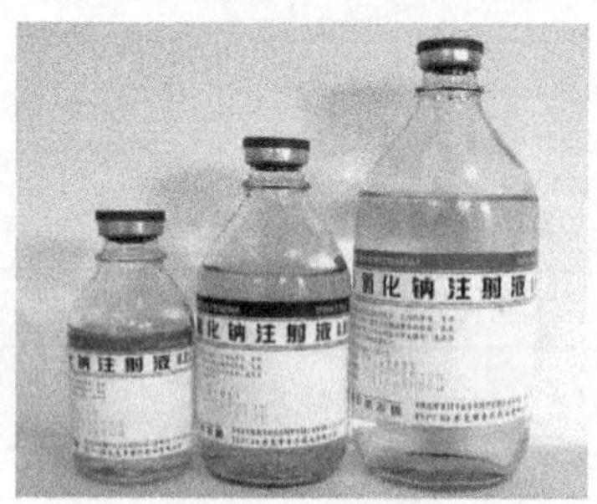

图 1-11 无菌生理盐水

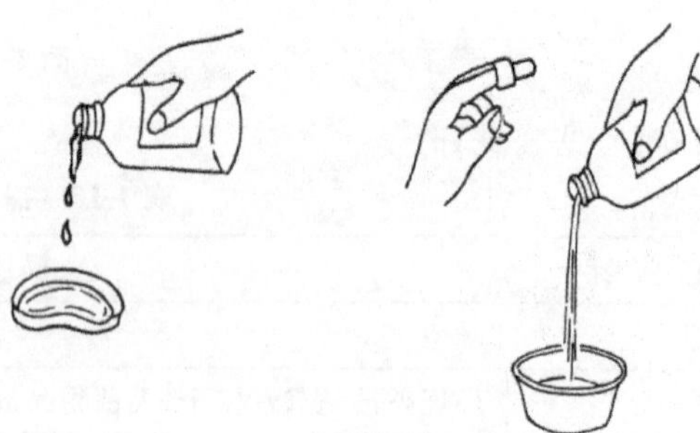

图 1-12 倒取无菌溶液

【实施】 见表 1-17。

表 1-17 无菌溶液取用法的操作步骤

操作步骤	操作程序	注意要点
* 操作前		
1. 评估	环境整洁、宽敞、安全,无菌物品放置合理,符合无菌操作要求	
2. 准备		
(1) 护士准备	护士衣帽整洁,修剪指甲,洗手、戴口罩	
(2) 用物准备	①治疗盘、无菌溶液一瓶、无菌棉签及罐、2%碘酒、75%酒精、启瓶器、小毛巾、标签、笔 ②无菌容器(盛放无菌溶液用)、弯盘	
(3) 环境准备	环境清洁、宽敞,操作台面清洁、宽敞、干燥、平坦	
* 操作中		
1. 准备	备齐用物,摆放合理	
2. 清洁	用小毛巾擦净无菌溶液瓶外灰尘	
3. 查对	检查瓶签上溶液的名称、浓度、剂量、生产日期及有效期,检查瓶口有无松动,瓶身及瓶底有无裂痕,将瓶倒置对光检查溶液有无混浊、沉淀、变色及絮状物	☆ 确定质量可靠方可使用
4. 开盖	核对无误,用启瓶器启开瓶盖,用拇指和示指捏住瓶塞外面边缘向上翻起	☆ 手不可触及瓶塞塞入部分及瓶口
5. 拉瓶塞	松动瓶塞,用一手的示指和拇指撑入瓶塞将其拉出,示指和中指套住瓶塞	☆ 防止污染瓶塞
6. 冲洗瓶口	另一手握瓶签侧,先倒出少量溶液于弯盘内,旋转冲洗瓶口	☆ 防止标签沾湿,腐蚀
7. 倒溶液	由冲洗瓶口原处倒出无菌溶液至无菌容器内,高度适宜,防止溶液飞溅或碰到无菌容器(图 1-12)	

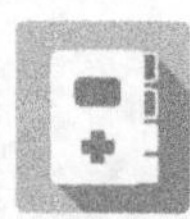
Note

续表

操作步骤	操作程序	注意要点
8. 塞瓶塞	塞进瓶塞，消毒后盖好	☆ 防止污染
9. 记录	在瓶上注明开瓶日期、时间，并签名	
*操作后		
1. 整理	整理用物，按消毒隔离原则处理相应物品	
2. 评价	(1) 无菌溶液开瓶、盖盖方法正确，未发生污染 (2) 无菌溶液倒取方法正确	

【注意事项】

(1) 检查溶液质量时要将瓶倒置，对光检查。

(2) 已开启溶液瓶内的溶液有效时间不超过 24 小时。

(3) 翻盖瓶塞时，手不可触及瓶塞塞入部分及瓶口。

(4) 已倒出的溶液，即使未使用，也不得倒回瓶内。

(5) 倒溶液时，瓶口不可触及无菌容器，也不可将无菌敷料堵塞瓶口或伸入瓶内蘸取溶液。

★(五) 戴脱无菌手套技术(技术 1-11)

【目的】 在进行某些医疗护理操作时戴无菌手套，确保操作的无菌效果，如导尿、手术等，保护患者免受感染。

【用物】 无菌手套包(或一次性无菌手套)、滑石粉。

无菌手套包的准备：将手套布袋打开平放于操作台面上。检查橡胶手套是否有破损，在手套内面涂上滑石粉。将手套开口处向外反折 7～10 cm，掌心向上分别放在手套袋的左右口袋内，系好系带。用包布包裹，外贴好化学指示胶带、标签，注明手套型号和灭菌日期，送灭菌处理。

【实施】 见表 1-18。

表 1-18 戴脱无菌手套的操作步骤

操作步骤	操作程序	注意要点
*操作前		
1. 评估	环境整洁、宽敞、安全，无菌物品放置合理，符合无菌操作要求	
2. 准备		
(1) 护士准备	护士衣帽整洁，修剪指甲，洗手、戴口罩	
(2) 用物准备	无菌手套包(或一次性无菌手套)、滑石粉	
(3) 环境准备	环境清洁、宽敞，操作台面清洁、宽敞、干燥、平坦	
*操作中		
1. 准备	备齐用物，摆放合理	☆ 防止指甲刺破手套
2. 查对	核对手套袋外化学指示胶带是否变色、灭菌日期及手套型号	☆ 选择与手大小合适的手套型号
3. 打开	将手套袋平放于清洁、干燥的操作台上打开，检查手套放置方向，取滑石粉涂擦双手	☆ 一次性手套内已装滑石粉，可不擦粉
4. 取戴手套		
(1) 分次取手套	一手掀开手套袋距开口处约 2 cm，另一只手持手套的反折部分(手套内面)，取出手套，对准五指戴上。戴好手套的手指插入另一手套的反折部分(手套外面)，取出手套，同法戴好手套(图 1-13)	☆ 手不可触及手套外面 ☆ 已戴手套的手不可触及未戴手套的手及另一手套的内面

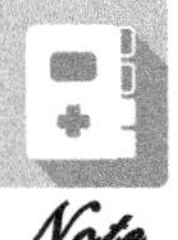

续表

操作步骤	操作程序	注意要点
(2) 一次提取手套	两手同时提起手套袋开口处上层,分别捏住两只手套的反折部分(手套内面),取出手套。将两只手套掌心相对,先戴一只手,再用已戴手套的手指插入另一手套的反折内面(手套外面),同法将手套戴好	
5. 调整	将手套的翻边扣套在工作衣袖外面。十指交叉调整手套位置,使手套与手更好地贴合	
6. 脱手套	脱手套时,一手捏住另一手套腕部外面翻转脱下,再以脱下手套的手插入另一手套内面,将其翻转脱下	☆ 避免手套污染手
7. 处置	将手套浸泡在消毒液内(或放入医用垃圾袋内),洗手	
* 操作后		
1. 整理	整理用物,按消毒隔离原则处理相应物品	
2. 评价	(1) 无菌手套戴取方法正确,未发生污染 (2) 脱手套方法正确,未污染手,未发生损坏	

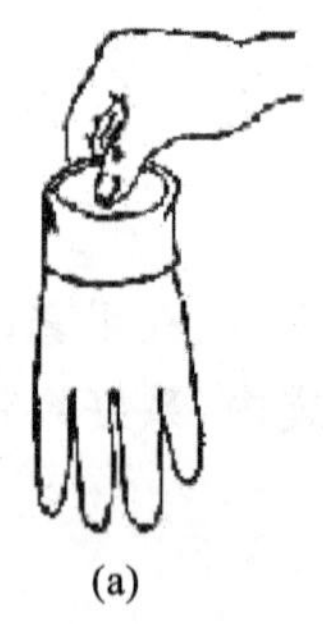
(a)

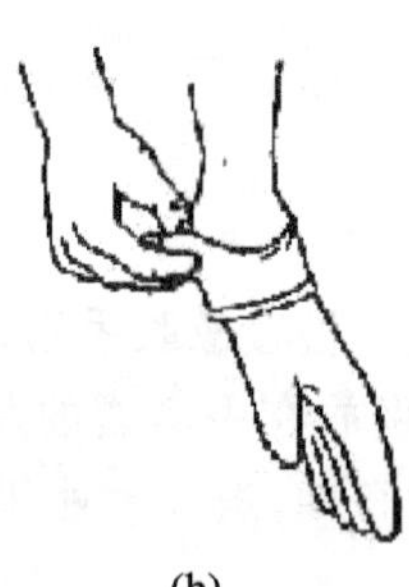
(b)

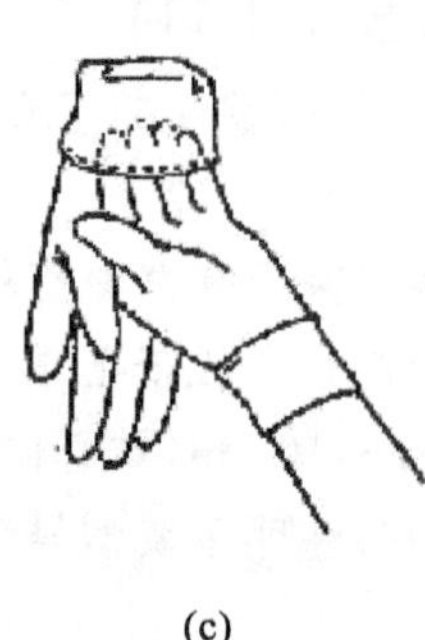
(c)

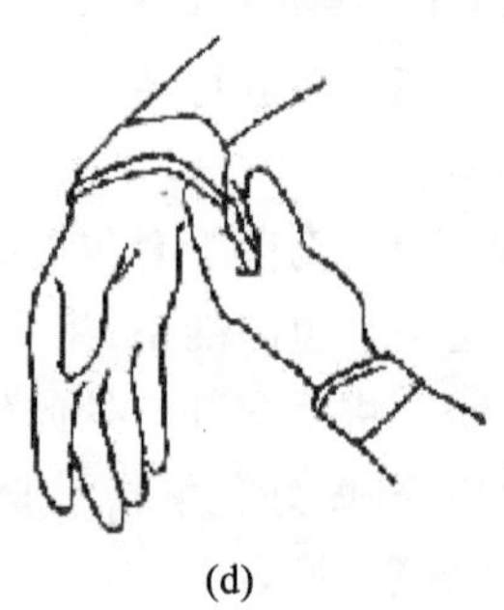
(d)

图 1-13 戴无菌手套

【注意事项】

(1) 未戴手套的手不可触及手套外面,已戴手套的手不可触及未戴手套的手及另一手套的内面。

(2) 戴手套后如发现手套破损,应立即更换。

(3) 脱手套时,须将手套口翻转脱下,不可用力拉手套边缘或手指部分,以免损坏。

(4) 戴手套后,手臂不可下垂,应保持在腰部或操作台面以上视线范围内活动。

【任务测试】

1. 赵爷爷,68 岁,甲型肝炎,康复出院,下列处理不正确的是(　　)。

A. 患者出院前应沐浴　B. 用消毒剂擦拭患者使用过的家具及地面

C. 用紫外线灯进行病室的空气消毒　D. 患者的物品消毒处理后再交给患者

E. 无需处理和更换床垫

2. 赵爷爷,79 岁,行气管切开术,护生小米为其铺无菌治疗盘进行消毒,下列操作不正确的是(　　)。

A. 以无菌持物钳夹取治疗巾　B. 注意使治疗巾边缘对齐

C. 治疗巾开口部分及两侧反折　D. 避免潮湿和暴露过久

E. 铺好以后标明有效时间为 6 小时

3. 王爷爷,62 岁,在出差途中,不幸感染急性甲型肝炎在外地住院,他需要将自己生病的情况告知家人,于是给家里写信,他的信件应该用何种方法处理后再寄出?(　　)

A. 高压蒸汽灭菌　B. 甲醛熏蒸柜熏蒸　C. 用氯胺溶液喷雾

D. 用紫外线照射　　E. 过氧乙酸擦拭

4. 张奶奶，72岁，因子宫肌瘤需行子宫切除术，护士为其进行导尿，过程中发现手套破裂，护士应该（　　）。

A. 用无菌纱布将破裂处包裹好　　B. 用无菌治疗巾包裹手指操作
C. 立即更换无菌手套　　D. 再套上一双新的无菌手套
E. 用酒精棉球擦拭破裂处

5. 马爷爷，67岁，因阑尾炎入院，后确诊甲肝转入传染病房，其原住病房需用食醋空气消毒，病房高4 m、宽4 m、长5 m，食醋用量是（　　）。

A. 50 mL　　B. 100 mL　　C. 200 mL　　D. 300 mL　　E. 400 mL

6. 肖奶奶，68岁，因尿潴留入院，护士小张为其行导尿术，戴无菌手套时，下列哪项操作不当？（　　）

A. 戴手套前先洗手、戴口罩和工作帽　　B. 核对标签上的手套号码和灭菌日期
C. 戴上手套的右手持另一手套的内面戴上左手　　D. 戴上手套的双手置腰部水平以上
E. 脱手套时，将手套翻转脱下

7. 吴奶奶，62岁，因新型冠状病毒疫情较严重，对家里进行消毒，在厨房喷洒75%酒精时，不慎造成火灾，被烧伤，烧伤面积达70%，应采取（　　）。

A. 严密隔离　　B. 呼吸道隔离　　C. 消化道隔离　　D. 接触性隔离　　E. 保护性隔离

8. 李奶奶，70岁，因“支气管哮喘”入院。病愈出院后，其床垫消毒宜采用（　　）。

A. 燃烧法　　B. 紫外线照射法　　C. 流通蒸汽消毒法
D. 含氯消毒剂喷洒法　　E. 微波消毒法

9. 钱奶奶，66岁，因甲型肝炎收入院治疗，应采取的隔离是（　　）。

A. 严密隔离　　B. 消化道隔离　　C. 呼吸道隔离　　D. 接触性隔离　　E. 保护性隔离

10. 邢爷爷，69岁。住感染病区，护士为其操作时使用避污纸，取用的正确方法是（　　）。

A. 掀页撕取　　B. 戴手套后抓取　　C. 用镊子夹取
D. 随意撕取　　E. 从页面中间抓取

答案：1. E　2. E　3. D　4. C　5. E　6. C　7. E　8. B　9. B　10. E

（金　莉）

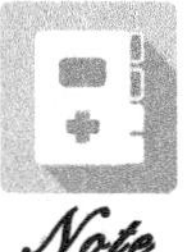

任务3　生命体征的评估与护理技术

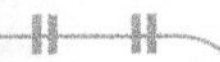

导入语

生命体征是体温、脉搏、呼吸和血压的总称，是机体内在活动的一种客观反映，是评价机体身心状况的可靠指标。生命体征受大脑皮质的控制，正常情况下，人的生命体征在一定范围内相对稳定，变化很小；但在病理情况下，变化却极其敏感。护士通过观察生命体征的变化，可以获得患者生理状态的基本资料，了解疾病的发生、发展及转归，为预防、诊断、治疗、护理提供依据。因此，掌握生命体征的观察技能和护理是临床护理中极为重要的内容之一。

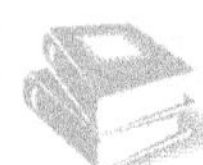

学习目标

知识目标	1. 了解体温、脉搏、呼吸、血压的形成 2. 熟悉各项生命体征的正常生理范围与影响因素 3. 掌握各项生命体征的测量方法及注意事项，异常体温、脉搏、呼吸、血压的表现及护理
技能目标	能够规范熟练地完成生命体征测量操作
素质目标	具有高度的责任心、爱心、耐心、细心与同情心，尊重生命

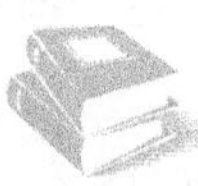

情景导入

宋爷爷，65岁，高血压性心脏病15年，体态肥胖，不按时服药。晨练着凉后感冒咳嗽，咳白色黏痰，气短明显，胸闷，头晕，不能平卧，尿少，颜面及两下肢浮肿来院。入院时查体：体温37.9℃，脉搏88次/分，心率110次/分，呼吸24次/分，血压168/95 mmHg，听诊时发现心音强弱不等，心律完全不规则、心率快慢不一。意识清楚，面色潮红，口唇干裂。初步诊断为高血压性心脏病，心房纤颤，肺部感染。

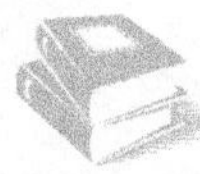

分析及实施

学习情境教学示例

生命体征的评估和护理是临床护理中极为重要的内容，是评价机体身心状况的可靠指标。情景中的宋爷爷患有“高血压性心脏病”多年，却不按时服药，感冒后体温上升，脉搏和心率不等，呼吸加快，血压升高等症状，生命体征全部出现异常反应。我们如何为宋爷爷正确地测量生命体征，并给予健康宣教，这正是此次任务要学习的内容。

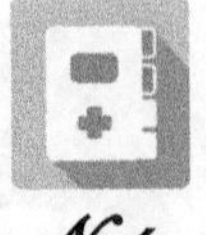

Note

学习领域	老年人门诊护理技术	所需学时：____学时
学习情境	生命体征的评估和护理技术	所需学时：____学时

根据教学大纲应获得的能力
1. 学生能列举各项生命体征的正常生理范围与影响因素
2. 学生能描述异常体温、脉搏、呼吸、血压的表现及护理
3. 学生能描述各项生命体征测量方法的要点及注意事项
4. 学生能熟练正确地实施各项生命体征测量方法
5. 树立学生的慎独观念

本学习情境的教学内容
生命体征的评估与护理技术

职业行动情境
宋爷爷，65岁，高血压性心脏病15年，体态肥胖，不按时服药。晨练着凉后感冒咳嗽，咳白色黏痰，气短明显，胸闷，头晕，不能平卧，尿少，颜面及两下肢浮肿来院。入院时查体：体温37.9 ℃，脉搏88次/分，心率110次/分，呼吸24次/分，血压168/95 mmHg，听诊时发现心音强弱不等，心律完全不规则、心率快慢不一。意识清楚，面色潮红，口唇干裂。初步诊断为高血压性心脏病，心房纤颤，肺部感染

	任务
组织/导向	1. 情境中的宋爷爷，患高血压性心脏病15年，请用头脑风暴的方式搜集材料，说出在护理宋爷爷时需要注意什么。 2. 请阅读关于行动情境的内容，说说宋爷爷存在的异常情况有哪些
了解相关背景信息	请在书上材料部分阅读有关生命体征的评估与护理技术内容，然后将学生分为8组，分别负责阅读以下内容。 (1) 一组：体温的评估与护理(理论部分) (2) 二组：体温的评估与护理(实践部分) (3) 三组：脉搏的评估与护理(理论部分) (4) 四组：脉搏的评估与护理(实践部分) (5) 五组：呼吸的评估与护理(理论部分) (6) 六组：呼吸的评估与护理(实践部分) (7) 七组：血压的评估与护理(理论部分) (8) 八组：血压的评估与护理(实践部分)
计划	1. 以小组为单位就所负责项目内容绘制一份思维导图，将所要讲解的内容做一份教案 2. 负责实践内容的小组，将教案详细列为“操作目的”“用物准备”“操作步骤”“注意事项”，并列好实验物品清单，到实验老师处领取所需实验物品 3. 各小组编写剧本，对情景中的宋爷爷进行相应的健康指导或生命体征的测量
决定	以小组为单位根据“计划”编写教案、制作思维导图、编写剧本、领取实验物品，可请老师给予指导
执行/展示	1. 8组同学按照每组负责的项目内容进行讲解 2. 理论小组结束讲解后，结合宋爷爷的情况给予相应的健康指导 3. 实践小组结束讲解后，为宋爷爷实施相应的生命体征测量
监督	通过观察任务对每一项内容进行思考
评价/反思	在班级内进行讨论，通过小组自评、小组互评、教师点评三个环节进行评价和反思
系统化	以小组为单位，对宋爷爷实施全面的生命体征的测量及健康宣教

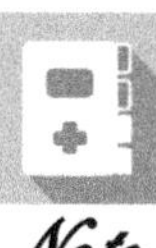
Note

体温的评估与护理技术

一、正常体温及生理变化

（一）正常体温

1. 体温(body temperature) 通常是指身体内部胸腔、腹腔、中枢神经的温度，因此又称体核温度，其特点是相对稳定且较皮肤温度高。皮肤温度也称体表温度，可受环境温度和衣着情况的影响，且低于体核温度。

2. 体温的形成 体温是由三大营养物质糖、脂肪、蛋白质氧化分解产生的。三大营养物质在体内氧化时所释放的能量，其总量的50%以上迅速转化为热能，以维持体温，并不断地散发到体外；其余不足50%的能量储存于三磷酸腺苷(ATP)内，供机体利用，最终仍转化为热能散发到体外。

3. 产热与散热

(1) 产热过程 机体的产热过程是细胞新陈代谢的过程。人体以化学方式产热，主要的产热器官是肝脏和骨骼肌，产热的主要方式为食物氧化、骨骼肌运动、交感神经兴奋、甲状腺素分泌增多等。

(2) 散热过程 人体以物理方式散热，主要的散热器官是皮肤，呼吸、排尿排便也能散发部分热量，散热的方式有辐射、传导、对流和蒸发四种。

①辐射 热由一个物体表面通过电磁波的形式传至另一个与它不接触物体表面的一种散热方式。辐射是人体安静状态下处于较低温度环境中的主要散热方式。辐射散热量与皮肤与外界环境的温度差、机体有效辐射面积等有关。

②传导 机体的热量直接传给同它接触的温度较低物体的一种散热方式。传导散热量取决于所接触物体的导热性能。临床上采用冰袋、冰帽、冰(凉)水湿敷为高热患者物理降温，就是利用传导散热的原理。

③对流 传导散热的一种特殊形式，是指通过气体和液体的流动来交换热量的一种散热方式。对流散热量与气体或液体流动速度、温差有关。

④蒸发 液体转变为气态，同时带走大量热量的一种散热方式。蒸发散热有不显性出汗和发汗两种形式。临床上对高热患者采用酒精擦浴方法，是通过酒精蒸发起到降温目的的。

当外界温度低于人体皮肤温度时，机体大部分热量可通过辐射、传导、对流等方式散热，当外界温度等于或高于人体皮肤温度时，蒸发是主要的散热形式。

4. 体温的调节 体温的调节包括自主性(生理性)体温调节和行为性体温调节两种形式。自主性体温调节是指在下丘脑体温调节中枢控制下，机体受内、外环境温度刺激，通过一系列生理反应，调节机体的产热和散热，使体温保持相对恒定的体温调节方式。行为性体温调节是指人类有意识的行为活动，通过机体在不同环境中的姿势和行为改变而达到调节体温目的，如增减衣服等。因此，行为性体温调节是以自主性体温调节为基础的，是对自主性体温调节的补充。通常意义上的体温调节是指自主性体温调节，其方式如下。

(1) 温度感受器 包括外周温度感受器及中枢温度感受器。①外周温度感受器为游离的神经末梢，存在于皮肤、黏膜和内脏中，包括热感受器和冷感受器，它们分别将热和冷的信息传向中枢。②中枢温度感受器是存在于中枢神经系统内对温度变化敏感的神经元。分布于下丘脑、脑干、网状结构、脊髓等部位，包括热敏神经元和冷敏神经元，可将热或冷的刺激传入中枢。

(2) 体温调节中枢 体温调节中枢主要位于下丘脑。来自各方面温度变化信息在下丘脑整合后，分别通过交感神经系统控制皮肤血管舒缩反应或汗腺的分泌，影响散热过程；通过躯体运动神经改变骨骼肌的活动(如战栗、肌紧张等)或通过甲状腺和肾上腺髓质分泌活动影响产热过程，从而维持温度的相对恒定。

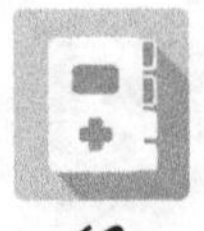

Note

5. 正常体温 通常所说的正常体温并不是指某一具体的数值，而是指一定的温度范围。由于体核温度不易测试，临床上常以口腔、直肠、腋窝温度来代表体温，其中直肠温度最接近于人体深部温度，但日常工作中口腔、腋下温度的测量更为常见、方便。温度可用摄氏温度(℃)和华氏温度(℉)来表示。摄氏温度和华氏温度的换算公式为

摄氏温度=(华氏温度-32)×5/9

正常体温的平均值及范围见表1-19。

表1-19 成人体温平均值及正常范围

部位	平均温度	正常范围
口温	37.0 ℃(98.6 ℉)	36.3～37.2 ℃(97.3～99.0 ℉)
肛温	37.5 ℃(99.5 ℉)	36.5～37.7 ℃(97.7～99.9 ℉)
腋温	36.5 ℃(97.7 ℉)	36.0～37.0 ℃(96.8～98.6 ℉)

(二)生理变化

体温可随昼夜、年龄、性别、情绪等因素变化等而出现生理性波动，但其波动范围很小，一般在0.5～1.0 ℃之间。

1. 昼夜 正常人体温在24小时内呈周期性变化，与机体的昼夜活动量有关，清晨2—6时活动量少，体温最低；午后2—6时活动量最大，体温较高。体温的这种昼夜周期性波动称为昼夜节律，与下丘脑的生物钟功能有关。

2. 年龄 由于不同年龄基础代谢率水平不同，体温也不同。儿童、青少年机体代谢率高，因此其体温高于成年人，而老年人体温低于青壮年。新生儿尤其是早产儿，因体温调节中枢尚未发育完善，体温易受环境温度的影响而随之波动，因此对新生儿应加强防寒保暖护理。

3. 性别 同年龄段、同体形的成年女性体温平均比男性高0.3 ℃，可能与女性皮下脂肪层较厚，散热减少有关。女性的基础体温随月经周期出现规律性的变化，即排卵前体温较低，排卵日最低，排卵后体温升高，这与体内孕激素水平周期性变化有关。因此临床上通过连续测量基础体温了解月经周期中有无排卵和确定排卵日期。

4. 活动 肌肉剧烈活动(劳动或运动)可使骨骼肌紧张并强烈收缩，代谢增强，产热增加，体温升高。临床上测量体温应在患者安静状态下测量，小儿测温时应防止哭闹。

5. 药物 麻醉药物可抑制体温调节中枢或影响传入路径的活动并能扩张血管，增加散热，降低机体对寒冷环境的适应能力。因此对于手术患者在术中、术后应注意保暖。

6. 其他 如饮食、情绪和环境温度变化等都会对体温产生影响，因此在测量体温时应加以考虑。

二、异常体温的评估及护理

(一)体温过高

1. 定义 体温过高(hyperthermia)又称发热，是指任何原因引起产热过多、散热减少、体温调节障碍、致热源作用于体温调节中枢使调定点上移而引起的体温升高，并超过正常范围，称为体温升高。一般而言，当腋下温度超过37 ℃或口腔温度超过37.5 ℃，一昼夜体温波动在1 ℃以上时可称为体温过高。

导致发热的原因甚多，根据致热源性质和来源可将发热分为两类，分别为感染性发热和非感染性发热。感染性发热较为常见，主要由各种病原体感染引起；非感染性发热由病原体以外的各种物质引起，如无菌性坏死物质的吸收引起的吸收热、变态反应性发热、体温调节中枢功能失常引起的中枢性发热等。

2. 发热临床分级 以口腔温度为例，发热程度可划分为低热、中等热、高热、超高热(表1-20)。

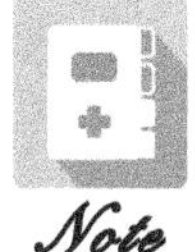

表 1-20 发热临床分级

发热程度	温度/℃	温度/℉
低热	37.3～38.0	99.1～100.4
中等热	38.1～39.0	100.6～102.2
高热	39.1～41.0	102.4～105.8
超高热	＞41	＞105.8

人体最高的耐受温度为40.6～41.4 ℃(100.4～102.0 ℉)，直肠温度持续升高超过41 ℃，可引起永久性的脑损伤；高热持续在42 ℃以上2～4 h常导致休克及严重并发症。体温高达43 ℃(109.4 ℉)则很少存活。

3. 发热的临床过程 发热的临床过程包括以下三个时期。

(1) 体温上升期 特点是产热大于散热，主要表现为皮肤苍白、干燥无汗、畏寒、疲乏不适，有时伴有寒战。体温上升的方式有骤升和骤降：骤升是体温突然升高，数小时内升高至高峰，如肺炎球菌肺炎等；渐升是体温逐渐升高，数日内达高峰，一般不伴有寒战，如伤寒等。

(2) 高热持续期 特点是产热和散热在较高水平上趋于平衡。主要表现为面色潮红、皮肤灼热、口唇干燥、呼吸心率加快、头痛头晕、食欲不振、全身不适、软弱无力、尿少等，严重者可出现谵妄、昏迷。

(3) 退热期 特点是散热大于产热，体温恢复至正常。主要表现为大量出汗、皮肤潮湿。退热方式有骤退和渐退。骤退是指体温在数小时内降至正常，如大叶性肺炎、疟疾等，骤退者由于大量出汗，体液大量丧失，易出现血压下降、脉搏细速、四肢厥冷等虚脱或休克现象，因此护理中应加强观察。

4. 热型(fever type) 将体温绘制在体温单上，互相连接，就构成了体温曲线，各种体温曲线的形状称为热型。某些发热性疾病具有独特的热型，加强观察有助于对疾病的诊断。

(1) 稽留热 体温持续在39～40 ℃达数天或数周，24小时波动范围不超过1 ℃，多见于肺炎球菌性肺炎、伤寒、儿童肺结核等。

(2) 弛张热 体温在39 ℃以上，但波动幅度大，24 h体温差在1.0 ℃以上，最低体温仍高于正常水平，常见于败血症、风湿热、化脓性疾病等。

(3) 间歇热 体温骤然升高至39 ℃以上，持续数小时或更长，然后下降至正常或正常以下，经过一个间歇，有反复发作，即高热与正常体温交替出现，常见于疟疾等。

(4) 不规则热 体温在24 h中变化不规律，且持续时间不定，常见于流行性感冒、癌性发热等。

5. 护理措施

(1) 降温 可采用物理降温或药物降温的方法。物理降温有局部降温和全身冷疗两种方法。化学降温主要指应用退热药，通过体温调节中枢，使产热减少，加速散热而达到降温的目的。进行降温措施30分钟后应测量体温，并做好记录和交班。

(2) 加强病情观察 观察生命体征，定时测量体温，一般每日测量体温4次，高热时应每4小时测量一次，待体温恢复正常3天后，改为每日1～2次，并观察其热型及临床过程，伴随症状、诱因及治疗效果等。

(3) 休息 可减少能量的消耗，有利于机体的康复。高热者绝对卧床休息，低热者可酌情减少活动，适当休息。同时提供患者合适的环境，如室温适宜、环境安静、空气流通等。

(4) 补充营养和水分 给予高热量、高蛋白质、高维生素、易消化的流质或半流质食物。注意食物的色、香、味，鼓励少量多餐，以补充高热的消耗，提高机体的抵抗力。鼓励患者多饮水，每日3000 mL为宜，以补充高热消耗的大量水分，并促进毒素和代谢产物的排出。

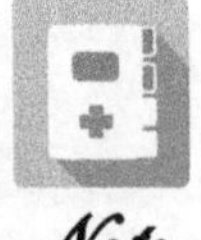

Note

(5) 保持清洁和舒适 ①加强口腔护理，发热时由于唾液分泌减少，口腔黏膜干燥，且抵抗力下降，有利于病原体生长、繁殖，易出现口腔感染，因此应在晨起、餐后、睡前协助患者漱口，保持口腔清洁；②加强皮肤护理，退热期往往大量出汗，应随时擦干汗液，更换衣服和床单，防止受凉，保持皮肤的清洁干燥，对于长期持续高热卧床者，要注意防止压疮的发生。

(6) 安全护理　高热者有时出现躁动不安、谵妄，应防止坠床，舌咬伤，必要时加床栏或用约束带固定。

(7) 心理护理　体温上升期，患者因突然出现发冷、发抖、面色苍白而产生紧张、不安、害怕等心理反应。护士应经常关心患者，耐心解答各种问题，尽量满足患者的需要，给予精神安慰；高热持续期，护士应尽量解除高热带来的身心不适，满足患者的合理需要；退热期，护士应满足患者舒适的心理，注意清洁卫生。

(8) 健康教育　教会患者及家属正确监测体温及物理降温的方法；介绍休息、饮食及饮水重要性。

(二) 体温过低

1. 定义　由于各种原因引起的产热减少或散热增加而致体温低于正常范围，称为体温过低(hypothermia)。

2. 原因

(1) 散热过多　长时间暴露在低温环境中，使机体散热过多、过快；在寒冷环境中大量饮酒，使血管过度扩张，热量散失。

(2) 产热减少　重度营养不良、极度衰竭等，使机体产热减少。

(3) 体温调节中枢受损　中枢神经系统功能不良，如颅脑外伤、脊髓受损、药物中毒、重症疾病，如大出血等。

(4) 体温调节中枢发育不完善　新生儿尤其是早产儿体温调节中枢发育不完善，产热不足，再加上体表面积相对较大，散热较多，可导致体温不升。

3. 临床分级　一般体温过低的程度可划分轻度、中度、重度、致死温度(表 1-21)。

表 1-21　体温过低程度分级

发热程度	温度/℃	温度/℉
轻度	32～35	89.6～95.0
中度	30～32	86.0～89.6
重度	<30	<86.0
致死温度	23～25	73.4～77.0

4. 临床表现　皮肤苍白、口唇耳垂呈紫色、颤抖、心跳呼吸减慢、血压降低、尿量减少、意识障碍，甚至出现昏迷。

5. 护理措施

(1) 去除病因　去除引起体温过低的原因，使体温恢复正常。

(2) 病情观察　观察生命体征的变化，每小时至少 1 次，直至体温恢复到正常且稳定，同时注意呼吸、脉搏、血压的变化。

(3) 保暖措施　给予毛毯、棉被、电热毯、热水袋、添加衣服、防止体热散失，给予热饮料，提高机体温度。早产儿和新生儿可放入温箱内。

(4) 环境温度　提供合适的环境温度，维持室温在 22～24 ℃。

(5) 健康教育　讲解引起体温过低的因素及如何避免体温过低的发生。

三、体温的测量方法

(一) 体温计的种类

1. 水银体温计　水银体温计又称玻璃体温计。分为口表、肛表、腋表三种(图 1-14)。它是一根真空毛细管外带有刻度的玻璃管，口表和肛表的玻璃管似三棱镜状，腋表的玻璃管呈扁平状。玻璃管末端的球部装有水银，口表和腋表的球部较细长，有助于测温时扩大接触面；肛表的球部较粗短，可防止插入

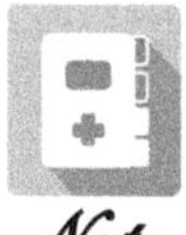

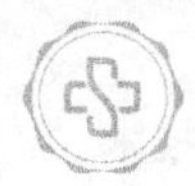

肛门时折断或损伤黏膜。体温表毛细管的下端和球部之间有一狭窄部分，使水银遇热膨胀后不能自动回缩，从而保证体温测试值的准确性。

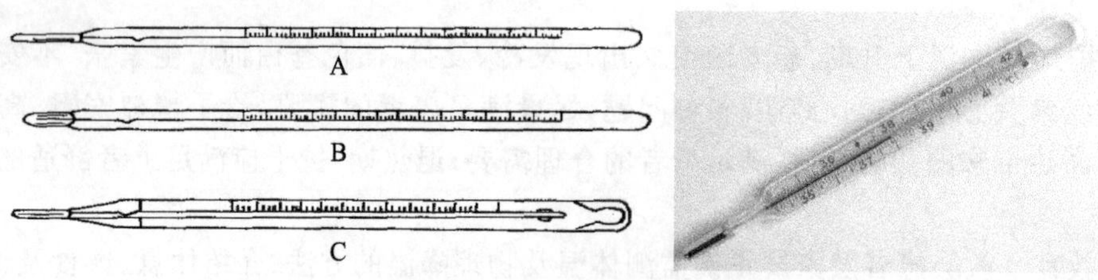

图 1-14　水银体温计

体温计有摄氏体温计和华氏体温计两种。摄氏体温计的刻度是 35～42 ℃，每 1 ℃分成 10 小格，每小格为 0.1 ℃，在 0.5 ℃和 1 ℃的刻度处用较粗的线标记。在 37 ℃刻度处则以红色表示，以示醒目。华氏体温计刻度 94～108 ℉，每 2 ℉之间分成 10 格，每小格 0.2 ℉。

2. 电子体温计　采用电子感温探头来测量体温，测得的温度直接由数字显示，测温准确且灵敏度高。有医院用电子体温计和个人用电子体温计两种。医院用电子体温计(图 1-15)在测温时开启电源键，然后将探头插入一次性塑料护套中置于测温部位，当电子蜂鸣器发出蜂鸣时，持续 3 秒，即可读取所显示的体温。个人用电子体温计(图 1-16)，形状如钢笔，操作简单，易携带。

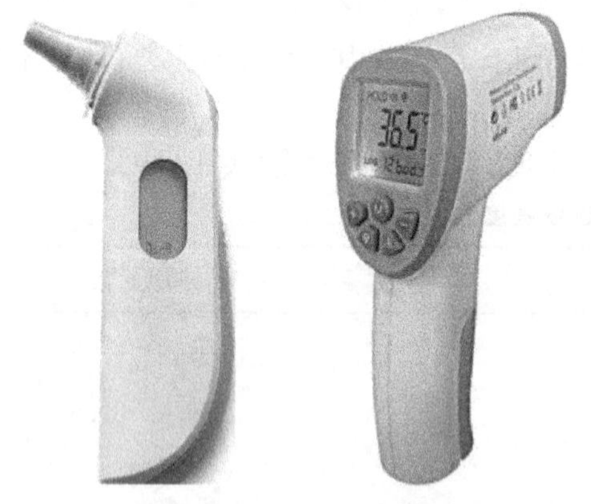

图 1-15　医院用电子体温计

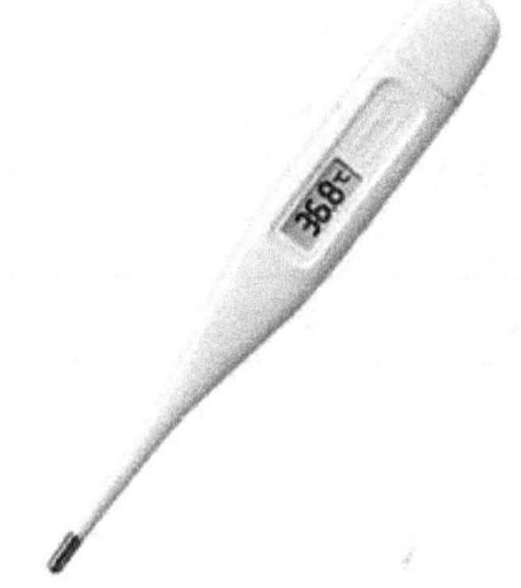

图 1-16　个人用电子体温计

3. 可弃式体温计　为一次性使用的体温计。其构造为一含有对热敏感的化学指示点薄片，测温时点状薄片随机体的温度而变色，最后的变色点位置即为所测温度(图 1-17)。

4. 感温胶片　对温度敏感的胶片(图 1-18)，可贴在前额或腹部，并根据胶片颜色改变而了解体温的变化，不能显示具体的温度数值，只能用于判断体温是否在正常范围，适用于新生儿和幼儿。

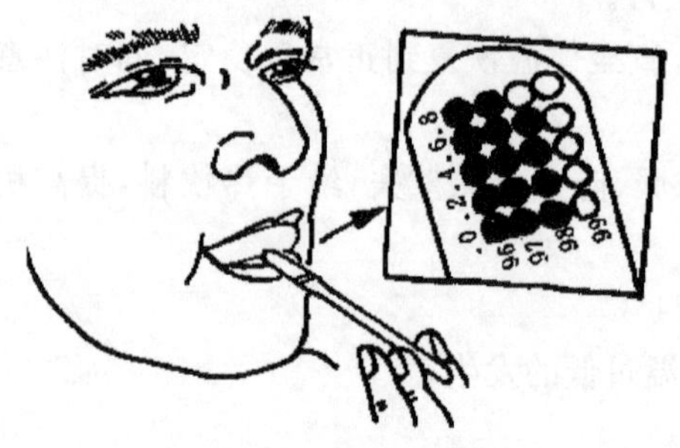

图 1-17　可弃式体温计

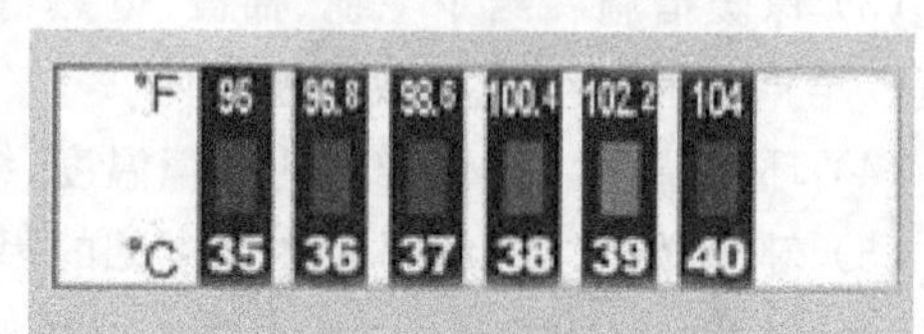

图 1-18　感温胶片

(二) 体温计的消毒与检测

1. 体温计的检测　在使用新体温计前或定期消毒体温计后，应对体温计进行检查以保持其准确性。方法：将全部体温计的水银柱甩至 35 ℃以下，于同一时间放入已测好的 36～40 ℃的水中，3 分钟后取出检查，凡误差在 0.2 ℃以上，水银柱自动下降、玻璃管有裂缝者则取出不用，合格体温计擦干后放

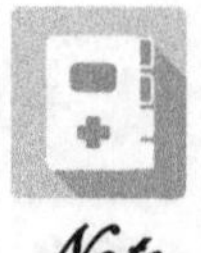
Note

入清洁容器内备用。

2. 水银体温计的消毒 为防止交叉感染，用过的体温计应进行消毒处理。

(1) 水银体温计消毒方法 根据使用情况可分两种：一种是患者单独使用的体温计，用后放入盛消毒液的容器中浸泡，使用前取出，清水冲洗擦干；另一种是集体测量体温后的体温计，全部浸泡于消毒液中，5 分钟后取出清水冲洗，用离心机或用腕部力量甩体温计，使体温计的水银柱在 35 ℃以下，再放入另一消毒液中浸泡 30 分钟取出，用清水冲洗，擦干后放入清洁容器中备用。口表、腋表、肛表应分别消毒存放。肛表使用后先用消毒纱布擦净，再按上述方法消毒。

选用的消毒液由 70%酒精溶液、1%过氧乙酸、0.5%碘伏溶液等。消毒液应每日更换一次，容器、离心机等每周消毒一次，门急诊用量大的除每天更换消毒液外，容器、离心机等每周至少消毒两次。

(2) 电子体温计消毒方法：仅消毒电子感温探头部分，消毒方法应根据制作材料的性质选用不同的消毒方法，如浸泡、熏蒸等。

★(三) 体温的测量技术(技术 1-12)

【实施】 见表 1-22。

表 1-22 体温测量操作步骤

操作步骤	操作程序	注意要点
* 操作前		
1. 评估	(1) 身体状况、年龄、性别、病情、意识、治疗情况、心理状态、合作程度等 (2) 影响体温测量准确性的因素	
2. 准备		
(1) 护士准备	衣帽整洁，修剪指甲，洗手，熟悉测量体温的方法，向患者解释监测体温的目的及注意事项	
(2) 用物准备	治疗盘内备容器 2 个(一个盛放已消毒的体温计，另一个盛放测温后的体温计)、已消毒的体温计(检查是否完好、水银柱是否在 35 ℃以下)，消毒纱布，弯盘，秒表，记录本、笔。若测肛温另备润滑油、棉签、卫生纸	
(3) 患者准备	(1) 了解体温测量的目的、方法、注意事项及配合要点。 (2) 体位舒适，情绪稳定。 (3) 测体温前 30 分钟内，无运动、进食、冷热饮、冷热敷、洗澡、坐浴、灌肠等活动	
(4) 环境准备	整洁、安静、安全	
* 操作中		
1. 核对解释	备齐用物携至患者床前，核对床头卡及患者，向患者解释，取舒适体位	☆ 确认患者，取得合作
2. 测量体温	根据患者病情需要选择合适的测量体温方法	
▲ 测量口温	最方便但易引起交叉感染	
(1) 体位	采取舒适体位	
(2) 部位	将口表水银端斜放于舌下热窝处	☆ 舌下热窝靠近舌动脉，是口腔中温度最高的部位
(3) 方法	嘱患者紧闭口唇，用鼻呼吸，勿咬体温计	☆ 避免咬碎体温计
(4) 时间	3 分钟	

Note

续表

操作步骤	操作程序	注意要点
▲ 测量肛温	准确但不方便	
(1) 体位	侧卧、俯卧、屈膝俯卧位，暴露测温部位；婴幼儿可采取仰卧位，护士一手握住患儿双踝，另一只手进行测温	☆ 便于测量
(2) 部位	润滑肛表水银端，插入肛门 3～4 cm，婴儿 1.25 cm，幼儿 2.5 cm	☆ 便于插入及避免插伤或损伤肛门及直肠黏膜
(3) 测量时间	3 分钟	
▲ 测量腋温	安全易接收但准确性不高	
(1) 体位	采取舒适体位	
(2) 部位	擦干腋窝汗液，体温计水银端放腋窝深处	☆ 腋下有汗液可影响所测体温的准确性
(3) 方法	体温计紧贴皮肤，曲臂过胸，夹紧	☆ 形成人工体腔，保证测量准确性
(4) 测量时间	10 分钟	☆ 不能合作者，应协助完成
3. 取表	取出体温计，用消毒纱布擦拭	☆ 肛表取出后用卫生纸擦净患者肛门处
4. 读数	视线与体温计刻度平齐，读数	
5. 整理	协助患者穿衣、裤，取舒适体位，整理床单位	☆ 使患者舒适整洁
6. 洗手、记录	洗手，将体温记在记录本上	☆ 体温值记录准确无误
*操作后		
1. 消毒、整理	消毒体温计，放置妥当	☆ 防止交叉感染
2. 绘制	将记录的体温绘制在体温单上	
3. 评价	(1) 护患沟通有效，患者能理解测量体温的目的，并主动配合测量 (2) 护士操作方法正确，测量结果准确 (3) 在测量过程中患者安全、舒适，无意外发生	

【注意事项】

(1) 测量体温前，应清点体温计数量，并检查体温计是否完好，水银柱是否在 35 ℃以下。

(2) 根据病情选择合适的测温方法：婴幼儿、昏迷、精神异常、口腔疾病、口鼻手术、张口呼吸患者禁忌测口温；直肠或肛门疾病及手术、腹泻、心肌梗死患者不宜测肛温；腋下有创伤、手术或炎症，腋下出汗较多，肩关节受伤或消瘦夹不紧体温计者不宜测腋温。

(3) 避免影响体温测量的各种因素：进食、饮水或面颊部热敷、吸烟、坐浴或灌肠、腋窝局部冷热敷等情况时，应间隔 30 分钟后测量相应部位的体温。

(4) 测口温时，嘱患者勿咬体温计，若不慎咬破体温计应立即清除玻璃碎屑，以免损伤唇、舌、口腔、食管、胃肠黏膜；口服蛋清或牛奶，以延缓汞的吸收；若病情允许，可服粗纤维食物，以加速汞的排出。

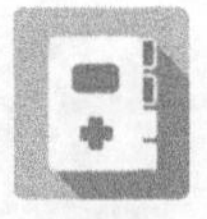

(5) 为婴幼儿、重患者、躁动者测温时，应有专人守护，以防发生意外。

(6) 发现体温与病情不相符时，应在床旁重新检测，必要时做肛温和口温对照复查。

(7) 新入院患者每日测量体温 4 次，连续测量 3 天，3 天后体温正常者改为测量 2 次。

(8) 手术患者，术前 1 天下午 8 点测量体温，术后每天测量 4 次，连续测量 3 天，体温恢复正常时改为每天测量 2 次。

(9) 甩体温计用腕部力量，不能触及其他物品，以防撞碎；切忌把体温计放在热水中清洗，以防爆裂。用离心机甩体温计时，应先消毒后放于离心机内。

脉搏的评估与护理技术

一、正常脉搏及生理变化

(一) 正常脉搏

1. 脉搏的定义 每个心动周期中，动脉内的压力随着心脏的收缩和舒张而发生的周期性搏动所引起的动脉管壁的搏动，称为动脉脉搏(arterial pulse)，简称脉搏(pulse)。

2. 脉搏的产生 心脏窦房结发出冲动，引起心脏收缩。当心脏收缩时，左心室将血射入主动脉，主动脉内压力骤然升高，动脉管壁随之扩张；当心脏舒张时，动脉管壁弹性回缩。这种动脉管壁随着心脏的舒缩而出现周期性的起伏搏动，形成动脉脉搏。

2. 脉率(pulse rate) 指每分钟脉搏搏动的次数(频率)。正常成人在安静状态下脉率 60～100 次/分。

3. 脉律(pulse rhythm) 脉律是指脉搏的节律性。它反映了左心室的收缩情况，正常脉律跳动均匀规则，间隔时间相等。但正常小儿、青年和一部分成年人中，可发生吸气时增快、呼气时减慢的现象称为窦性心律不齐，一般无临床意义。

4. 脉搏的强弱 触诊时血液流经血管的一种感觉。正常情况下每搏强弱相同。脉搏的强弱取决于动脉充盈度和周围血管的阻力，即与心搏量和脉压大小有关，也与动脉壁的弹性有关。

5. 动脉壁情况 触诊时可感觉到的动脉壁的性质。正常动脉管壁光滑、柔软，且富有弹性。

(二) 生理变化

脉搏的脉率受诸多因素的影响，在一定范围内波动。

(1) 年龄 一般新生儿、幼儿的脉率较快，随着年龄的增长而逐渐减慢，高龄时轻度增加(表 1-23)。

表 1-23 各年龄组的平均脉率

年 龄 组	平均脉率/(次/分)	年 龄 组	平均脉率/(次/分)
出生～11 个月	120	14 岁	80
1～2 岁	116	20～40 岁	70
4～6 岁	100	80 岁	75
8～10 岁	90		

(2) 性别 女性比男性稍快，通畅平均脉率相差 5 次/分钟。

(3) 体型 身材细高者比矮胖者的脉率慢。因体表面积越大，脉搏越慢。

(4) 活动情绪 运动、兴奋、恐惧、愤怒、焦虑使脉搏增快；休息、睡眠则使脉率减慢。

(5) 其他 进食、饮浓茶及咖啡、应用兴奋剂等可使脉率增快；禁食、应用镇静剂及洋地黄类药物等可使脉率减慢。

正常情况下，脉率与呼吸的比例为(4～5)∶1。脉率与心率是一致的，是心率的指示，当脉率微弱难以测量时，应测心率。

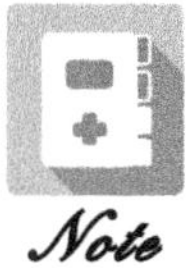

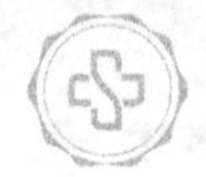

二、异常脉搏的评估与护理

（一）脉率异常

1. 心动过速 成人在安静状态下脉率大于 100 次/分，称为心动过速（速脉），常见于发热、甲状腺功能亢进、心力衰竭、血容量不足等。一般体温每升高 1 ℃，成人脉率约增加 10 次/分，儿童则增加 15 次/分。

2. 心动过缓 成人在安静状态下脉率低于 60 次/分，称为心动过缓（缓脉），常见于房室传导阻滞、颅内压增高、阻塞性黄疸、甲状腺功能减退等。

（二）节律异常

1. 间歇脉 在一系列正常规则的脉搏中，出现一次提前而较弱的脉搏，其后有一正常延长的间歇（代偿间歇），称为间歇脉。如每隔一个或两个正常搏动后出现一次期前收缩，则前者称为二联律，后者称为三联律。常见于各种器质性心脏病，发生机制是心脏异位起搏点过早地发生冲动而引起心脏搏动提早出现。

2. 脉搏短绌 在单位时间内脉率少于心率，称为脉搏短绌。其特点是心律完全不规则，心率快慢不一，心音强弱不等，常见于心房纤颤的患者。发生机制是由于心肌收缩力强弱不等，有些心输出量少的搏动可产生心音，但不能引起周围血管的搏动，而致脉率低于心率。绌脉越多，心律失常越严重，病情好转后绌脉可消失。

（三）强弱异常

1. 洪脉 当心输出量增加，外周动脉阻力较小，动脉充盈度和脉压较大时，则脉搏强而大，称为洪脉。常见于高热、甲状腺功能亢进、主动脉瓣关闭不全等。

2. 细脉或丝脉 当心输出量减少，外周动脉阻力较大，动脉充盈度降低时，脉搏弱而小，扪之如细丝，称细脉，常见于心功能不全、大出血、休克、主动脉瓣狭窄等。

3. 交替脉 指节律正常，而强弱交替出现的脉搏，主要由于心室收缩强弱交替出现而引起，为心肌损害的一种表现，常见于高血压心脏病、冠状动脉粥样硬化性心脏病等。

4. 水冲脉 脉搏骤起骤落，急促而有力。主要由于收缩压偏高，舒张压偏低使脉压增大所致。常见于主动脉瓣关闭不全、甲状腺功能亢进等。触诊时，如将患者手臂抬高过头并紧握其手腕掌面，就可感到急促有力的冲动。

5. 奇脉 吸气时脉搏明显减弱或消失，称为奇脉。常见于心包积液、缩窄性心包炎等，是心包填塞的重要体征之一。其发生主要与在吸气时由于病理原因使心脏受束缚，引起左心室搏出量减少有关。

6. 重搏脉 正常脉搏波在其下降中有一重复上升的脉搏波（降中波），但比脉搏波的上升支低，不能触及。在某些病理情况下，此波增高可触及，称重搏脉，常见于伤寒、一些长期热性病和肥厚性梗阻性心肌病。

（四）动脉壁异常

早期动脉硬化，表现为血管壁变硬而失去弹性，呈条索状或迂曲状，严重者则动脉迂曲甚至有结节。其原因为动脉管壁的弹性纤维减少，胶原纤维增加，使动脉壁变硬、呈条索、迂曲状，常见于动脉硬化的患者。

（五）异常脉搏的护理

（1）观察病情：观察患者脉搏的脉率、节律、强弱及动脉壁情况，观察患者的相关症状、药物治疗效果和不良反应，有起搏器者做好相应护理。

（2）活动与休息：指导患者增加卧床休息时间，减少氧的消耗。

（3）给氧：根据病情实施氧疗。

（4）根据患者病情准备好急救物品及药物。

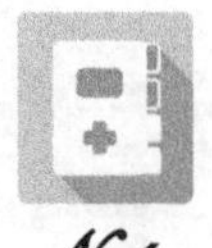

（5）健康教育：教育患者保持情绪稳定、戒烟限酒、饮食清淡易消化、勿用力排便等；告知患者学会

自我监测脉搏、观察药物不良反应及简单的急救技巧。

★(六) 脉搏的测量技术(技术 1-13)

浅表且靠近骨骼的大动脉均可作为测量脉搏的部位。临床上最常选择的诊脉部位是桡动脉。

【实施】 见表 1-24。

表 1-24 脉搏测量操作步骤

操作步骤	操作程序	注意要点
*操作前		
1. 评估	(1) 身体状况:年龄、性别、病情、意识、治疗、心理状态、合作程度等情况 (2) 影响脉搏测量准确性的因素	
2. 准备		
(1) 护士准备	衣帽整洁,修剪指甲,洗手,熟悉测量脉搏的方法,向患者解释监测脉搏的目的及注意事项	
(2) 用物准备	表、记录本、笔,必要时备听诊器	
(3) 患者准备	(1) 体位舒适,情绪稳定 (2) 测脉搏前 30 分钟内,无剧烈运动、紧张、恐惧、哭闹等活动	☆ 有以上情况者,应休息 30 分钟后再测量
(4) 环境准备	整洁、安静、安全	
*操作中		
1. 核对解释	备齐用物携至床旁,核对、解释	☆ 确认患者,取得合作
2. 体位	卧位或坐位,手腕伸展,手臂放于舒适位置	☆ 患者舒适,护士便于测量
3. 测量	护士以示指、中指、无名指的指端按压在桡动脉处,按压力量适中,以能清楚测得脉搏动为宜	☆ 压力太大阻断脉搏搏动,压力太小感觉不到脉搏搏动
4. 计数	正常脉搏测 30 秒,结果乘以 2;异常脉搏应测 1 分钟;脉搏细弱难以触诊时,应测心尖搏动 1 分钟	☆ 得到正确的心率与脉率
5. 异常处理	若发现患者脉搏短绌,应有 2 名护士同时测量,一人听心率,另一人测脉率,听心率者发出“起”或“停”口令,计时 1 分钟	☆ 心脏听诊部位可选择左锁骨中线内侧第 5 肋间隙处
6. 整理	患者取舒适卧位,整理床单位	☆ 使患者舒适
7. 洗手,记录	洗手,记录在记录本上,脉搏短绌者,以分数形式记录,记录方式为心率/脉率/时间(分钟)	
*操作后		
1. 整理	整理用物,按消毒隔离原则处理相应物品	
2. 绘制	根据记录的脉率绘制在体温单上	
3. 评价	(1) 护患沟通有效,患者能理解测量脉搏的目的,并主动配合测量 (2) 护士操作方法正确,测量结果准确 (3) 在测量过程中患者安全、舒适,无意外发生	

Note

【注意事项】

(1) 勿用拇指诊脉,因拇指动脉搏动较强,易于与患者的脉搏相混淆。

(2) 测脉搏前如患者有剧烈运动、紧张、恐惧、哭闹等活动,应安静休息 20～30 分钟再测。

(3) 测脉率时,应同时注意脉搏节律、强弱等情况。

(4) 异常脉搏应测量 1 分钟;脉搏细弱难以触诊时,应测心尖搏动 1 分钟。

(5) 为偏瘫患者测脉搏时,应选择健侧肢体。

呼吸的评估与护理技术

一、正常呼吸及生理变化

(一) 正常呼吸

1. 呼吸的定义 机体在新陈代谢过程中,需要不断地从外界环境中摄取氧气并把自身产生的二氧化碳排出体外,这种机体与环境之间进行气体交换的过程,称为呼吸(respiration)。呼吸是维持机体新陈代谢和其他功能活动所必需的基本生理过程之一,一旦呼吸停止,生命也将终结。

2. 呼吸运动的调节 呼吸运动是一种节律性的活动,由呼吸器官和辅助呼吸机共同完成。呼吸运动具有随意性和自主性,受呼吸中枢的调节,呼吸中枢通过一些反射来影响呼吸运动。

1) 呼吸中枢 中枢神经系统内产生和调节呼吸运动的神经细胞群,它们分布于脊髓、延髓、脑桥、间脑、大脑皮质等部位,在呼吸运动调解过程中,各级中枢发挥各自不同的作用。相互协调和制约。延髓和脑桥是产生基本呼吸节律性的部位,大脑皮质可随意随意控制呼吸运动。

2) 呼吸的反射性调节

(1) 肺牵张反射 由肺的扩张和缩小所引起的吸气抑制和兴奋的反射,称肺牵张反射,又称黑-伯反射。即当肺扩张时可引起吸气动作的抑制而产生呼气;当肺缩小时可引起呼气动作的终止而产生吸气。肺牵张反射是一种负反馈调节机制。其生理意义是使吸气不致过长、过深,促使吸气转为呼气。与脑桥呼吸调节中枢共同调节着呼吸的频率和深度,维持正常的呼吸。

(2) 呼吸机本体感受性反射 呼吸肌本体感受器传入冲动引起的反射性呼吸变化。当呼吸道阻力增加时,可加强呼吸机的收缩力量,使呼吸运动增强。本体感受性反射参与维持正常呼吸运动的调节。

(3) 防御性呼吸反射 包括咳嗽反射和喷嚏反射。喉、气管和支气管黏膜上皮的感受器受到机械和化学刺激时,可引起咳嗽反射。鼻黏膜受到刺激时,可引起喷嚏反射,以达到排除呼吸道刺激物和异物的目的。因此,防御性呼吸反射是对机体有保护作用的呼吸反射。

(4) 其他内外感受性反射 突然的冷热、疼痛、血压的变化都可刺激机体的内外感受器,导致呼吸的增强或抑制。

3) 呼吸的化学性调节 动脉血氧分压(PaO_2)、二氧化碳分压($PaCO_2$)和氢离子浓度[H^+]的改变对呼吸运动的影响,称为化学性调节。当血液中 $PaCO_2$ 升高、[H^+]升高、PaO_2 降低时,刺激化学性感受器,从而作用于呼吸中枢,引起呼吸的加深加快,维持 PaO_2、$PaCO_2$、和[H^+]的相对稳定。其中 $PaCO_2$ 是调节呼吸中最重要的生理性化学因素,它是通过中枢及外周化学感受器两条途径来实现对呼吸的调节。

(二) 生理变化

1. 正常呼吸 正常成人安静状态下呼吸频率为 16～20 次/分,节律规则,呼吸运动均匀无声且不费力。呼吸与脉搏的比例为 1∶4,男性及儿童以腹式呼吸为主,女性以胸式呼吸为主。

2. 影响因素

(1) 年龄:年龄越小,呼吸频率越快。如新生儿的呼吸约为 44 次/分。

(2) 性别:同年龄的女性呼吸频率比男性稍快。

(3) 活动:剧烈运动可使呼吸加深加快;休息和睡眠使呼吸减慢。

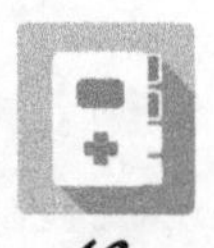

Note

(4) 情绪:强烈的情绪变化,如紧张、恐惧、愤怒、悲伤、害怕等刺激呼吸中枢,可引起呼吸加快或屏气。

(5) 血压:血压大幅度变动时,可以反射性的影响呼吸,血压升高,呼吸减慢减弱;血压降低,呼吸加快加强。

(6) 其他:如环境温度升高或海拔增加,均会使呼吸加深加快。

二、异常呼吸的评估与护理

(一) 异常呼吸

1. 频率异常

(1) 呼吸过速:呼吸频率超过 24 次/分钟称为呼吸过速,又称气促,见于发热、疼痛、甲状腺功能亢进等。一般体温每升高 1 ℃,呼吸频率增加 3~4 次/分。

(2) 呼吸过缓:呼吸频率低于 12 次/分,称为呼吸过缓。见于颅内压增高、巴比妥类药物中毒等。

2. 深度异常

(1) 深度呼吸:又称库斯莫(Kussmaul's)呼吸,是一种深而规则的大呼吸。见于糖尿病酮症酸中毒和尿毒症酸中毒等,以排出较多的二氧化碳调节酸碱平衡。

(2) 浅快呼吸:是一种浅表面不规则的呼吸,有时呈叹息样。可见于呼吸肌麻痹、某些肺与胸膜疾病,也可见于濒死的患者。

3. 节律异常

(1) 潮式呼吸:又称陈-施(Cheyne-Stokes)呼吸,是一种呼吸由浅慢逐渐变为深快,然后再由深快转为浅慢,在经过一段时间的呼吸暂停(5~20 s)后,又开始重复以上的周期性变化,其形态如潮水起伏。潮式呼吸的周期可长达 0.5~2 分钟。多见于中枢神经系统疾病,如脑炎、脑膜炎、颅内压增高及巴比妥药物中毒等,产生机制是由于呼吸中枢的兴奋性降低,只有当缺氧严重,二氧化碳集聚到一定程度时,才能刺激呼吸中枢,使呼吸恢复或加强,当积聚的二氧化碳呼出后,呼吸中枢又失去有效的刺激,呼吸又再次减弱继而暂停,从而形成了周期性变化。

(2) 间断呼吸:又称毕奥(Biot's)呼吸,表现为有规律地呼吸几次后,突然停止呼吸,间隔一段段时间后又开始呼吸,如此反复交替,即呼吸和呼吸暂停现象交替出现。其产生机制同潮式呼吸,但比潮式呼吸更为严重,预后更为不良,常在临终前发生。

4. 声音异常

(1) 蝉鸣样呼吸:表现为吸气时产生一种高调似蝉鸣样的音响,产生机制是由于声带附近阻塞,使空气吸入发生困难。常见于喉头水肿、喉头异物等。

(2) 鼾声呼吸:表现为呼吸时发出一种粗大的鼾声,由于气管或支气管内有较多的分泌物积聚所致。多见于昏迷患者。

5. 形态异常

(1) 胸式呼吸减弱,腹式呼吸增强:正常女性以胸式呼吸为主。由于肺、胸膜或胸壁的疾病,如肺炎、胸膜炎、肋骨骨折、肋神经痛等产生的剧烈的疼痛,均可使胸式呼吸减弱,腹式呼吸增强。

(2) 腹式呼吸减弱,胸式呼吸增强:正常男性及儿童以腹式呼吸为主。如腹膜炎、大量腹水、肝脾极度肿大、腹腔内巨大肿瘤等使膈肌下降受限,造成腹式呼吸减弱,胸式呼吸增强。

6. 呼吸困难 一种常见的症状及体征,患者主观上感到空气不足,表现为呼吸费力,可出现发绀、鼻翼扇动、端坐呼吸,辅助呼吸肌参与呼吸活动,造成呼吸频率、深度、节律异常。临床上可分为如下几种。

(1) 吸气性呼吸困难:其特点是吸气显著困难,吸气时间延长,有明显的三凹征(即吸气时胸骨上窝、锁骨上窝、肋间隙出现凹陷)。由于上呼吸道部分梗阻,气流不能顺利进入肺,吸气时呼吸肌收缩,肺内负压极度增高所致,常见于气管阻塞、气管异物、喉头水肿等。

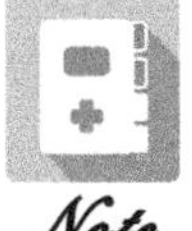

(2) 呼气性呼吸困难:其特点是呼气费力,呼气时间延长。由于下呼吸道部分梗阻,气流呼出不畅

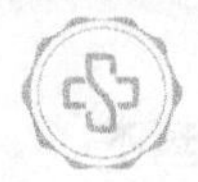

所致。常见于支气管哮喘、阻塞性肺水气肿等。

(3) 混合性呼吸困难:其特点是吸气、呼气均感费力,呼吸频率增加,常见于重症肺炎、广泛性肺纤维化、大面积肺不张、大量胸腔积液等。

(二) 异常呼吸的护理

1. 护理措施

(1) 提供舒适环境:保持环境整洁、舒适,室内空气流通、清新,温湿度适宜,有利于患者放松休息。

(2) 密切观察病情:观察呼吸频率、节律、深度、声音、形态有无异常;有无咳嗽、咳痰、咯血、发绀、呼吸困难等症状与体征;观察药物治疗效果和不良反应等。

(3) 保持呼吸道通畅:及时清除呼吸道分泌物,必要时吸痰。

(4) 吸氧:根据病情决定吸氧浓度。

(5) 休息与活动:剧烈、频繁咳嗽需卧床休息,根据病情采取恰当的体位,病情好转则适当增加活动,以不感到疲劳为度。

(6) 提供营养和水分:患者如无心、肝、肾功能障碍,应给予充足的水分及热量,并适当增加蛋白质与维生素,进餐不宜过饱,避免产气食物,以免膈肌上抬,影响呼吸。

(7) 心理护理:消除患者紧张、恐惧心理,主动配合治疗和护理。

(8) 健康教育:讲解戒烟限酒和保持呼吸道通畅的重要性及方法,认识呼吸监测的意义,指导患者学会呼吸训练的方法,如缩唇呼吸、腹式呼吸等。

2. 维持呼吸功能的护理技术

1) 有效咳嗽　咳嗽是一种防御性呼吸反射,可排出呼吸道内的异物、分泌物,具有清洁、保护和维持呼吸道通畅的作用。护士应对患者进行指导,帮助患者学会有效咳嗽的方法。促进有效咳嗽的主要实施要点为:患者取坐位或半卧位,屈膝,上身前倾,双手抱膝或在胸部和膝盖之间置一枕头用两肋加紧,深吸气后屏气 3 秒(有伤口者,护士应将双手压在切口的两侧,以减轻伤口张力),然后患者腹肌用力,两手抓紧支持物(脚和枕),用力做爆破性咳嗽,将痰咳出。

2) 叩击　用手扣打胸背部,借助振动,使分泌物松脱而排出体外。

(1) 叩击的手法:患者取坐位或侧卧位,操作者将手固定成背隆掌空状态,即手背隆起,手掌中空,手指弯曲,拇指紧靠示指,利用手腕的力量,有节奏轻轻地叩击。

(2) 叩击的注意事项:叩击应在肺野进行,避开乳房和心脏,勿在骨突起部位进行,如胸骨、肩胛骨及脊柱;叩击的部位及范围取决于病情;叩击力量要适中,以不使患者感到疼痛为宜;每次叩击的时间以15～20 分钟为宜,最好在雾化吸入后或进餐前进行;为预防直接叩击胸壁引起皮肤发红,可用单层薄布保护皮肤,勿用较厚的物质,因其会降低叩击时所产生的震动而影响效果,叩击时要避开纽扣、拉链;边叩打边鼓励患者咳嗽。

3) 体位引流　体位引流是将患者置于特殊的体位,借重力作用使肺部及深部支气管的痰液引流至较大的支气管并咳出体外的方法。主要适用于支气管扩张、肺脓肿等大量脓痰的患者。对高血压、心力衰竭、高龄、极度衰弱等患者应禁忌。实施要点及注意事项如下。

(1) 体位:患者患肺处于高位,其引流的支气管开口向下。临床上应根据不同病变部位采取相应的体位进行引流。

(2) 时间与次数:每日 2～4 次,宜选择在空腹时进行,每次 15～30 分钟。

(3) 嘱患者间歇深呼吸并用力咳痰,护士轻叩相应部位,以提高引流效果。

(4) 痰液黏稠不易引流时,可给予超声雾化吸入、蒸汽吸入、祛痰药等,以利痰液排出。

(5) 监测,内容包括:①患者的反应。如出现头晕、面色苍白、出冷汗、血压下降等,应停止引流。②引流液的色、质、量,并记录。如引流液大量涌出,应防止窒息。若引流液每日小于 30 mL,可停止引流。

叩击与体位引流后,随即进行深呼吸和咳嗽,有利于分泌物的排出。

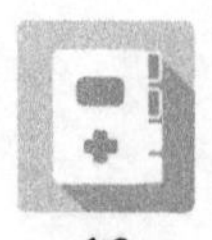

Note

★(三) 呼吸的测量技术(技术 1-14)

【目的】

(1) 判断呼吸有无异常。

(2) 动态监测呼吸变化，了解患者呼吸功能情况。

(3) 协助诊断，为预防、治疗、康复、护理提供依据。

【实施】 见表 1-25。

表 1-25 呼吸的测量操作步骤

操作步骤	操作程序	注意要点
*操作前		
1. 评估	(1) 身体状况　年龄、性别、病情、意识、治疗、心理状态、合作程度等情况 (2) 影响呼吸测量准确性的因素	
2. 准备		
(1) 护士准备	衣帽整洁，修剪指甲，洗手，熟悉测量呼吸的方法	
(2) 用物准备	秒表、记录本、笔、必要时备棉花	
(3) 患者准备	体位舒适，情绪稳定	
(4) 环境准备	整洁、安静、安全	
*操作中		
1. 核对解释	备齐用物携至床旁，核对、解释	☆ 确认患者，取得合作
2. 体位	采取舒适体位	
3. 方法	护士将手放在患者的诊脉部位似诊脉状，眼睛观察患者胸部或腹部的起伏，女士以胸式呼吸为主，男性和儿童以腹式呼吸为主	☆ 不必告知患者，以免引起紧张
4. 观察	呼吸频率(一起一伏为一次呼吸)、深度、节律、音响、形态及有无呼吸困难	
5. 计数	正常情况下测 30 秒；异常呼吸或婴儿应测 1 分钟；呼吸微弱或危重者，可用少许棉花置于鼻孔前，观察棉花被吹动的次数，计数 1 分钟	
6. 洗手，记录	记录在记录本上	☆ 记录数值准确无误
7. 整理	整理床单位	
*操作后		
1. 整理	整理用物，按消毒隔离原则处理相应物品	
2. 绘制	根据记录的呼吸值绘制在体温单上	
3. 评价	(1) 护士操作方法正确，测量结果准确 (2) 在测量过程中患者安全、舒适，无意外发生	

【注意事项】

(1) 测呼吸前如有剧烈运动、情绪激动等，应休息 30 分钟后再测量。

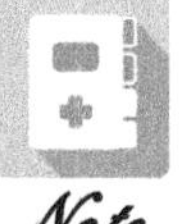

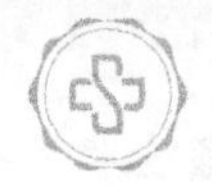

(2) 呼吸受意识控制，因此，测量前不必解释，在测量过程中不使患者察觉以免紧张，影响测量的准确性

(3) 危重患者呼吸微弱者，可用少许棉花置于患者鼻孔前，观察棉花被吹动的次数，计时 1 分钟。

血压的评估与护理技术

一、正常血压及生理变化

(一) 正常血压

1. 血压(blood pressure)定义 流动着的血液对单位面积血管壁的侧压力称为血压。一般所说的血压是指体循环的动脉血压。在一个心动周期中，动脉血压随着心室的收缩和舒张而发生规律性的波动。在心室收缩时，动脉血压上升达到的最高值称为收缩压(systolic pressure)。在心室舒张末期，动脉血压下降达到的最低值称为舒张压(diastolic pressure)。收缩压与舒张压之差称为脉压(pulse pressure)。在一个心动周期中，动脉血压的平均值称为平均动脉压(mean arterial pressure)，等于舒张压加 1/3 脉压或 1/3 收缩压加 2/3 舒张压。

2. 血压的形成 在循环系统中，足够的血液充盈是形成血压的前提条件，心脏收缩射血和外周阻力则是形成血压的两个重要因素。此外大动脉的弹性对血压的形成也起到重要的作用。在心动周期中，心室收缩所释放的能量一部分以动能形式推动血液向前流动，另一部分以势能形式储存在弹性血管的管壁中形成对血管壁的侧压力，并使动脉管壁扩张。由于有外周阻力的存在，左心室射出的血量，仅 1/3 流向外周，其余 2/3 暂时储存于主动脉和大动脉内，形成较高的收缩压。心室舒张，主动脉和大动脉管壁弹性回缩，将储存的势能转变为动能，推动血液继续流动，在心室舒张末期，动脉血压降到最低值，即舒张压。

3. 影响血压的因素

(1) 每搏输出量 在心率和外周阻力不变时，如果每搏输出量增大，心缩期射入主动脉的血量增多，则收缩压明显升高。由于主动脉和大动脉被扩张的程度大，心舒期弹性回缩力也大，血液向外周流速加快，到心舒末期，大动脉存流的血量增加并不多，舒张压虽有所升高，但程度不大，因而脉压增大。因此，收缩压的高低主要反映每搏心输出量的多少。

(2) 心率 在每搏心输出量和外周阻力不变时，心率增快，由于心舒期缩短，心舒期内流向外周的血量减少，心舒末期主动脉内存流的血量增多，所以舒张压明显升高。在心缩期，由于动脉压升高，使血流速度加快，所以心缩期内仍有较多的血液从主动脉流向外周，但收缩压升高不如舒张压明显，因而脉压减少。因此，心率主要影响舒张压。

(3) 外周阻力 在心输出量不变而外周阻力增大时，心舒期中血液向外周流动的速度减慢，心舒末期存留在主动脉中的血量增多，舒张压明显升高。在心缩期，由于动脉血压升高，使血流速度加快，收缩压升高不如舒张压明显，脉压减小。因此舒张压的高低主要反映外周阻力的大小。外周阻力的大小受阻力血管(小动脉和微动脉)口径和血液黏稠度的影响，当阻力血管口径变小，血液黏稠度增加时，外周阻力则增大。

(4) 主动脉和大动脉管壁的弹性 大动脉管壁的弹性对血压起缓冲作用。随着年龄的增长，血管的胶原纤维增生，血管壁的弹性降低，可使血管的可扩张性减少，收缩压升高，舒张压降低，脉压增大。

(5) 循环血量和血管容积 正常情况下，循环血量和血管容积相适应，以保持一定水平的体循环充盈压，如果循环血量减少或血管容积扩大，血压便会下降。

(二) 生理变化

1. 正常血压 测量血压，一般以肱动脉为标准。正常成人安静状态下的血压范围比较稳定，其正常范围为收缩压 90～139 mmHg，舒张压 60～89 mmHg，脉压 30～40 mmHg。

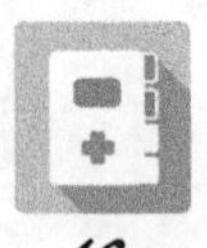

Note

2. 脉率受许多因素的影响,在一定范围内波动

(1) 年龄:血压随年龄的增长,收缩压和舒张压均有逐渐增高的趋势,但收缩压的升高比舒张压的升高更为显著。

(2) 性别:女性在更年期前,血压低于男性,更年期后,血压升高,差别较小。

(3) 昼夜和睡眠:通常清晨血压最低,然后逐渐升高,至傍晚血压最高。睡眠不佳时血压可稍升高。

(4) 环境:寒冷环境,因末梢血管收缩,血压略升高;高温环境,因皮肤血管扩张,血压可略下降。

(5) 体位:立位血压高于坐位血压,坐位血压高于卧位血压,这与重力引起的代偿机制有关。对于长期卧床或者使用某些降压药物的患者,当由卧位改为立位时,可出现头晕、眩晕、血压下降等直立性低血压的表现,因此要加强此类患者的护理。

(6) 身体不同部位:部分人右上肢高于左上肢 5～10 mmHg,与左右肱动脉的解剖位置有关。下肢血压高于上肢 20～40 mmHG,与股动脉的管径较肱动脉粗、血流量大有关。

(7) 运动:运动时血压的变化与肌肉运动的方式有关,以等长收缩为主的运动,如持续握拳时,血压升高;以等张收缩为主的运动,如步行、骑自行车,在运动开始时血压有所升高,继而由于血流量重新分配和血浆量的改变,血压可逐渐恢复正常。

(8) 其他:情绪激动、紧张、恐惧、兴奋、吸烟可使血压升高。饮酒、摄盐过多、药物等对血压也有影响。

二、异常血压的评估及护理

(一) 异常血压

正常人的血压波动范围较小,保持在相对恒定的范围。当血压超过正常范围即为异常血压。

1. 高血压(hypertension) 目前我国采用 1999 年世界卫生组织与国际高血压联盟(WHO/ISH)制定的高血压标准(表 1-26),高血压定义为收缩压≥140 mmHg 和(或)舒张压≥90 mmHg。根据血压升高水平,又进一步将高血压分为 1、2、3 级。当收缩压和舒张压分属于不同分级时,以较高的级别作为标准。

表 1-26 血压的定义和分类(WHO/ISH,1999)

分　　级	收缩压/mmHg		舒张压/mmHg
理想血压	<120	和	<80
正常血压	<130	和	<85
正常高值高血压	130～139	或	85～89
1 级(轻度)	140～159	或	90～99
亚组:临界高血压	140～149	或	90～94
2 级(中度)	160～179	或	100～109
3 级(重度)	≥180	或	≥110
单纯收缩性高血压	≥140	和	<90
亚组:临界收缩期高血压	140～149	和	<90

以上标准适用于任何年龄的成人,儿童则采用不同的年龄组血压值的 95% 位数,通常低于成人水平。

2. 低血压(hypotension) 血压低于 90/60～50 mmHg 即可诊断为低血压。当血压低于正常范围时有明显的血容量不足的表现如脉搏细速、心悸、头晕等。常见于大量失血、休克、急性心力衰竭等患者。

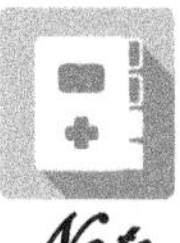

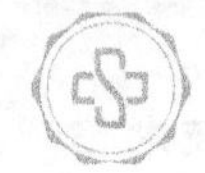

3. 脉压异常

(1) 脉压增大:常见于主动脉硬化、主动脉瓣关闭不全、动静脉瘘、甲状腺功能亢进。

(2) 脉压减小:常见于心包积液、缩窄性心包炎、末梢循环衰竭。

(二) 护理措施

1. 良好环境 提供适宜温度、湿度、通风良好、合理照明的整洁安静舒适环境。

2. 密切观察病情 监测血压的变化;观察药物的不良反应;注意有无潜在的并发症的发生。监测血压时要做到"四定",即定血压计、定体位、定部位、定时间。

3. 合理饮食 进食易消化、低脂肪、低胆固醇、高维生素、富含纤维素的食物,根据血压的高低适当限制盐的摄入;避免辛辣等刺激性食物。

4. 生活规律 良好的生活习惯是保持健康、维持血压正常的重要条件。如保证充足的睡眠时间、养成定时排便习惯、注意保暖,避免冷热刺激等。

5. 控制情绪 情绪激动、精神紧张、烦躁等都是诱发高血压的精神因素,因此高血压患者,应加强自我修养,随时调整情绪,保持心情舒畅。

6. 坚持运动 积极参加适当的体育运动或体力劳动,以改善血液循环,增强心功能。

7. 健康教育 教会患者测量和判断异常血压的方法;使其懂得生活有度、作息有时、修身养性、戒烟限酒的意义。

三、血压的测量方法

血压测量可分为直接测量和间接测量两种方法。直接测量血压法精确、可靠,但它属于一种创伤性检查,因而临床上广泛应用血压计间接测量血压。血压计就是根据血液通过狭窄的血管形成涡流时发出响声而设计的。血压值是血压和大气压作比较,用血压高于大气压的数值来表示血压的高度。

血压值能反映出心脏泵血的效能、血容量、动脉壁的弹性、外周血管的阻力及血液黏滞度等情况,通过对血压的观察,为临床诊断、治疗和护理提供依据。

(一) 血压计的种类

1. 血压计的种类 主要有水银血压计、无液血压计、电子血压计三种。水银血压计分台式和立式两种,立式血压计可随意调节高度。

2. 血压计的构造 由三部分组成。

1) 加压气球和压力阀门。

2) 袖带 袖带为长方形扁平橡胶带,长 24 cm,宽 12 cm。外层套一 48 cm 长的布袋。小儿袖带宽度:新生儿长 5~10 cm,宽 2.5~4 cm;婴儿袖带长 12~13.5 cm,宽 6~8 cm;儿童袖袋长 17~22.5 cm,宽 9~10 cm。袖带的长度和宽度应符合标准。袖带太窄,要加大力量才能阻断动脉血流,测量数值偏高;袖带太宽,大段血管受阻,测得数值偏低。橡胶带上有两根橡胶管,一根与加压气球相连,另一根与压力表相通。

3) 血压计

(1) 水银血压计:由玻璃管、标尺、水银槽三部分组成(图 1-19)。在血压计盒内面固定一根玻璃管,管面上标有双刻度(标尺)0~300 mmHg,每一小格相当于 2 mmHg,玻璃管上端盖以金属帽与大气相通,玻璃管下端和水银槽相通。水银血压计的优点是测得的数值准确可靠,但较笨重且玻璃管部分易碎,水银溢出可造成污染。

(2) 无液血压计:又称弹簧式血压计、压力表式血压计(图 1-20)。外形呈圆盘状,正面盘上标有刻度,盘中央有一指针表示血压数值。其优点是携带方便,但准确性不高。

(3) 电子血压计:袖带内有一换能器,有自动采样电脑控制数字运算,自动放气程序(图 1-21)。数秒钟内可测得收缩压、舒张压、脉搏数值。类型较多。其优点是操作方便,不用听诊器,省略放气系统,排除听觉不灵敏,噪音干扰等造成的误差,但准确性较差。

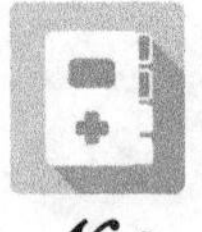
Note

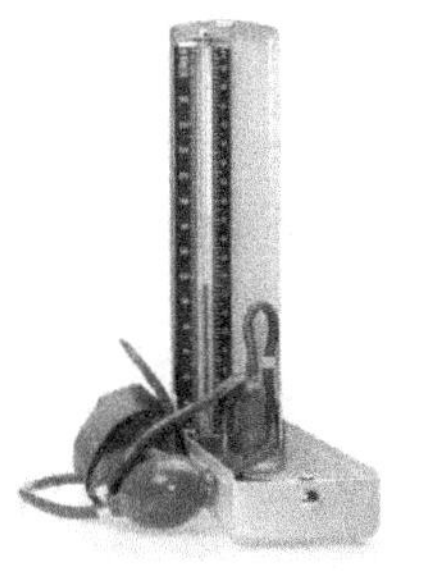

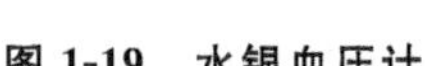

图 1-19　水银血压计

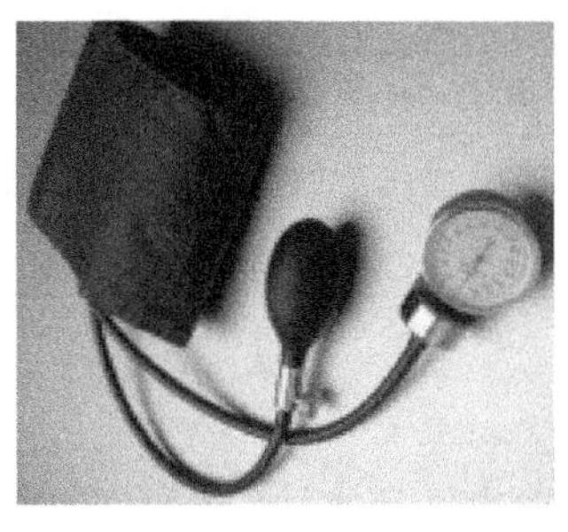

图 1-20　无液血压计

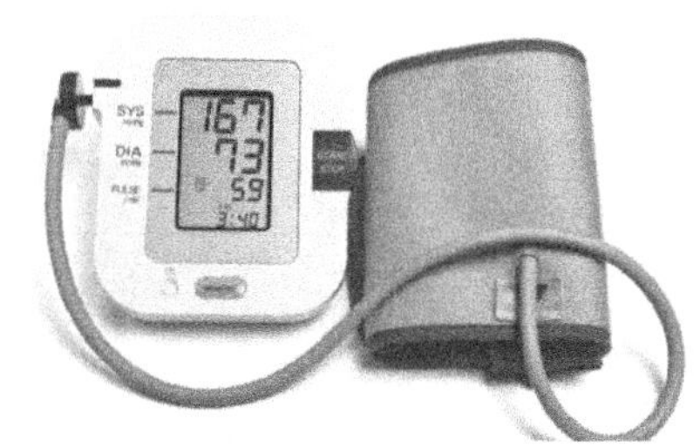

图 1-21　电子血压计

★(二) 血压的测量技术(技术 1-15)

【目的】

(1) 判断血压有无异常。

(2) 动态监测血压变化,间接了解循环系统的功能状况。

(3) 协助诊断,为预防、治疗、康复、护理提供依据。

【实施】 见表 1-27。

表 1-27　水银血压计测量操作步骤

操作步骤	操作程序	注意要点
* 操作前		
1. 评估	(1) 身体状况　年龄、性别、病情、意识、治疗、心理状态、合作程度等情况 (2) 影响血压测量准确性的因素	
2. 准备		
(1) 护士准备	衣帽整洁,修剪指甲,洗手,熟悉测量血压的方法,向患者解释监测血压的目的及注意事项	
(2) 用物准备	血压计、听诊器、记录本(体温单)、笔	
(3) 患者准备	(1) 体位舒适、情绪稳定、愿意合作 (2) 测量前 30 分钟内无吸烟、运动、情绪激动等活动	☆ 若有以上情况者,应休息 30 分钟后再测量
(4) 环境准备	整洁、安静、安全、光线充足	
* 操作中		
1. 核对解释	携用物至患者床旁,核对患者床号姓名	☆ 确认患者,取得合作
2. 测量血压		
▲ 肱动脉		
(1) 体位	手臂位置(肱动脉)与心脏同一水平,坐位平第四肋;卧位,平腋中线	☆ 若肱动脉高于心脏水平,测得血压值降低;肱动脉低于心脏水平,测得血压值偏高
(2) 测量部位	患者手臂卷袖,露臂,手掌向上,肘部伸直	☆ 必要时脱袖,以免衣袖过紧影响血流,影响测量值的准确性

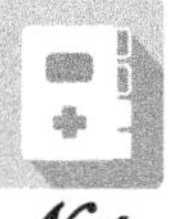

Note

续表

操作步骤	操作程序	注意要点
(3) 血压计	打开，垂直放妥，开启水银槽开关，血压计的"0"应与肱动脉、心脏处于同一水平	☆ 避免倾倒
(4) 缠袖带	驱尽袖带内空气，平整置于上臂中部，下缘距肘窝 2～3 cm，松紧以能插入一指为宜	☆ 袖带缠得太松，充气后呈气球状，有效面积变窄，使血压测量值偏高；袖带缠得太紧，未注气已受压，使血压测量值偏低
(5) 注气	听诊器胸件置肱动脉搏动最明显处，一手固定，另一手握加压皮球，关气门，注气至肱动脉搏动消失再升高 20～30 mmHg	☆ 勿将听诊器胸件塞在袖带下，以免局部受压较大和听诊时出现干扰声
(6) 放气	缓慢放气，速度以水银柱下降 4 mmHg/s 为宜，注意水银柱刻度和肱动脉声音的变化	☆ 放气太慢，使静脉充血，舒张压值偏高；放气太快，未注意到听诊间隔，猜测血压值
(7) 判断	听诊器出现的第一声搏动音，此时水银柱所指的刻度，即为收缩压；当搏动音突然变弱或消失，此时水银柱所指的刻度即为舒张压	☆ 眼睛视线保持与水银柱弯月面同一水平。视线低于水银柱弯月面读数偏高，反之，读数偏低 ☆ WHO 规定成人应以动脉搏动音的消失作为判断舒张压的标准
▲ 腘动脉		
(1) 体位	仰卧，俯卧，侧卧均可	☆ 一般不采用屈膝卧位
(2) 测量部位	卷裤，卧位舒适	☆ 必要时脱一侧裤子，暴露大腿，以免过紧影响血流，影响血压的准确性
(3) 缠袖带	袖带缠于大腿下部，其下缘距腘窝 3～5 cm，听诊器置腘动脉最明显处	☆ 袖带松紧适宜
(4) 其余操作同肱动脉		
3. 整理血压计	排尽袖带内余气，扣紧压力活门，整理后放入盒内；血压计盒盖右倾 45°，使水银全部流回槽内，关闭水银槽开关，盖上盒盖，平稳放置	☆ 避免玻璃管破裂，水银溢出
4. 整理床单位	协助患者整理衣服，取舒适卧位，整理床单位	

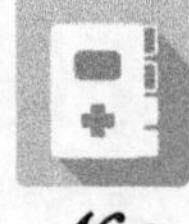

续表

操作步骤	操作程序	注意要点
5. 洗手,记录	将所测血压按收缩压/舒张压 mmHg 记录在记录本上,如 120/84 mmHg	☆ 当变音与消失音之间有差异时,两读数都应记录,方式是收缩压/变音/消失音 mmHg,如 120/84/60 mmHg
* 操作后		
1. 整理	整理用物,按消毒隔离原则处理相应物品	
2. 绘制	将血压记录在体温单上	
3. 评价	(1) 护患沟通有效,患者能理解测量血压的目的,并主动配合测量 (2) 护士操作方法正确,测量结果准确 (3) 在测量过程中患者安全、舒适,无意外发生	

【注意事项】

(1) 定期检查、校对血压计　测量前须检查水银是否充足,玻璃管有无裂缝,玻璃管上端是否和大气相通,橡胶管和加压气球有无老化、漏气,听诊器是否完好等。

(2) 测血压前如患者又运动、情绪激动、吸烟、进食等活动,应安静休息 20～30 分钟再测。

(3) 正确选择测量肢体:有偏瘫者应选健侧肢体,一侧肢体正在输液或施行过手术,应选择对侧肢体测量。

(4) 需密切观察血压者应做到四定:定时间、定部位、定体位、定血压计。

(5) 发现血压听不清或有异常时应重测,注意使水银柱降至"0"点,休息片刻后再测,必要时双侧对照。

(6) 保护血压计:打气不可过猛、过高,如水银柱里出现气泡,应调节或检修,不可带气泡测量,用毕应及时关闭水银柱下面的开关。

(7) 防止产生误差:①设备方面:袖带过窄,可使测得的血压偏高;袖带过宽、橡胶管过长、水银量不足等可使测得的血压偏低。②患者方面:手臂位置低于心脏,吸烟、进食、运动、膀胱充盈等,可使测得的血压偏高;手臂位置高于心脏,可使测得的血压偏低。③操作过程:袖带缠得过松,测量者的眼睛视线低于水银柱弯月面,可使测得的血压偏高;反之,测得的血压偏低。放气速度太慢,可使测得的舒张压偏高;放气速度太快,听不清声音的变化。

【任务测试】

1. 王奶奶,67 岁,因雨后着凉感冒发热,体温 39.2 ℃,在对其护理的过程中,下列护理措施哪项不妥?(　　)

A. 卧床休息　　B. 测体温每 4 小时 1 次　　C. 鼓励多饮水

D. 冰袋放入头顶、足底处　　E. 每日口腔护理 2～3 次

2. 张爷爷,63 岁,腋窝有伤口,在测口腔温度时,不慎咬破体温计,护士首先应采取的措施是(　　)。

A. 了解咬破体温计的原因　　B. 检查体温计破损程度

C. 清除口腔内玻璃碎屑　　D. 让患者喝 500 mL 牛奶

E. 给予电动吸引洗胃

3. 李爷爷,69 岁,车祸入院,呼吸由浅慢逐渐加深、加快,又由深快逐渐变为浅慢,继而暂停 30 秒后再度出现上述状态的呼吸,该患者的呼吸是(　　)。

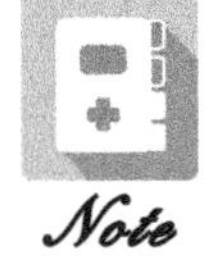

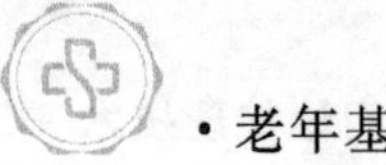

A. 间断呼吸　　B. 潮式呼吸　　C. 毕奥呼吸　　D. 鼾声呼吸　　E. 呼吸困难

4. 赵奶奶，64 岁，糖尿病酮症酸中毒，患者的呼吸可表现为（　　）。

A. 费力呼吸　　B. 深而规则的大呼吸　　C. 吸息样呼吸

D. 蝉鸣样呼吸　　E. 鼾声呼吸

5. 袁奶奶，76 岁，诊断冠心病。护士为其测血压，动脉搏动微弱而不容易辨清，需重复测量，下述哪项做法错误？（　　）

A. 将袖带内气体驱尽　　B. 使汞柱降至 0 点　　C. 稍等片刻后重测

D. 连续加压直到听清为止　　E. 测量值先读收缩压，后读舒张压

6. 马爷爷，72 岁，失眠严重，因过量服用安眠药出现中毒症状，意识模糊不清，呼吸微弱，浅而慢，不易观察，护士应采取的测量方法是（　　）。

A. 以 1/4 的脉率计数　　B. 测脉率后观察胸部起伏次数　　C. 听呼吸音计数

D. 用手感觉呼吸气流计数　　E. 用少许棉花置患者鼻孔前观察棉花飘动次数计数

7. 查爷爷，68 岁，心率 108 次/分，心音强弱不等，心律不规则，测脉搏时脉细弱，78 次/分且极不规则，为准确观察，护士应（　　）。

A. 先测脉率，后测心率　　B. 先测心率，后测脉率

C. 两人同时分别测心率和脉率　　D. 一人同时测心率和脉率

E. 一人测心率，另一人测脉率

8. 张奶奶，65 岁，诊断为冠心病，护士为其测量血压，可使血压测得值偏低的因素是（　　）。

A. 患者情绪激动　　B. 在寒冷环境中测量　　C. 缠袖带过松

D. 所测肢体位置高于心脏水平　　E. 袖带太窄

9. 于奶奶，67 岁，心绞痛发作入院，护士小张为其测量脉搏后再测量呼吸，其手仍置于患者脉搏部位，是为了（　　）。

A. 表示对患者的关心　　B. 便于看表计时　　C. 测脉率估计呼吸频率

D. 将脉率与呼吸频率对照　　E. 转移患者的注意力

10. 刘奶奶，68 岁，呼吸微弱，左半身偏瘫，呈昏迷状态，护士为其观察生命体征正确的方法是（　　）。

A. 测口温、右上肢血压、脉搏，听呼吸音响

B. 测腋温、左上肢血压、脉搏，看胸部起伏

C. 测腋温、右上肢血压、脉搏，置少许棉花于鼻孔前观察呼吸

D. 测口温、右上肢血压、脉搏，置少许棉花于鼻孔前观察呼吸

E. 以上均不对

答案：1. D　2. C　3. B　4. B　5. D　6. E　7. C　8. D　9. E　10. C

（金　莉）

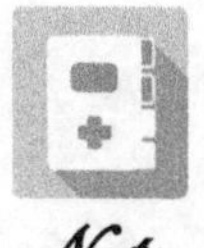

模块2

老年人入院护理技术

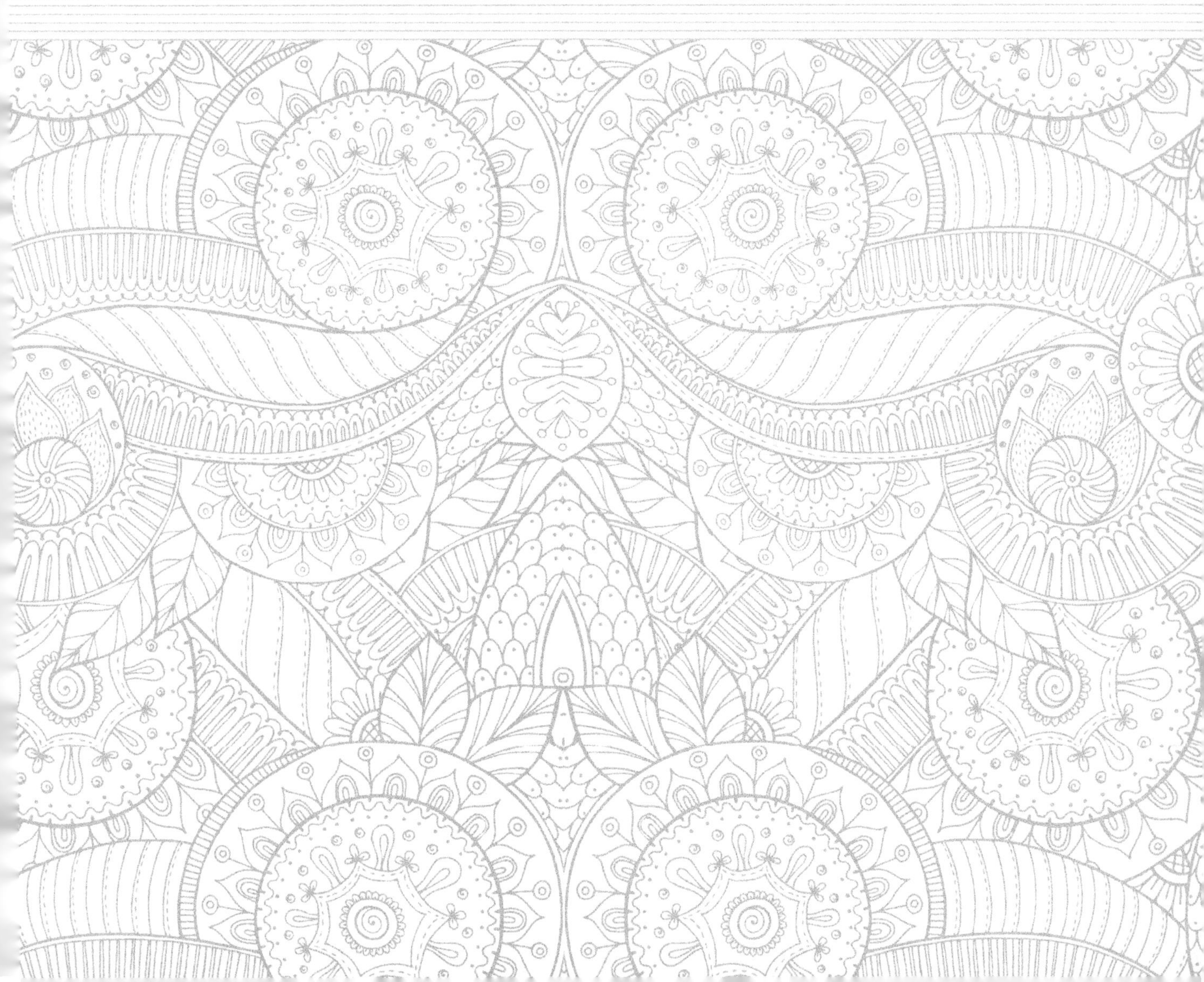

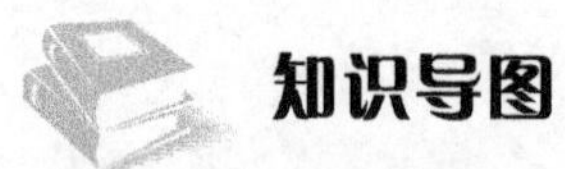

知识导图

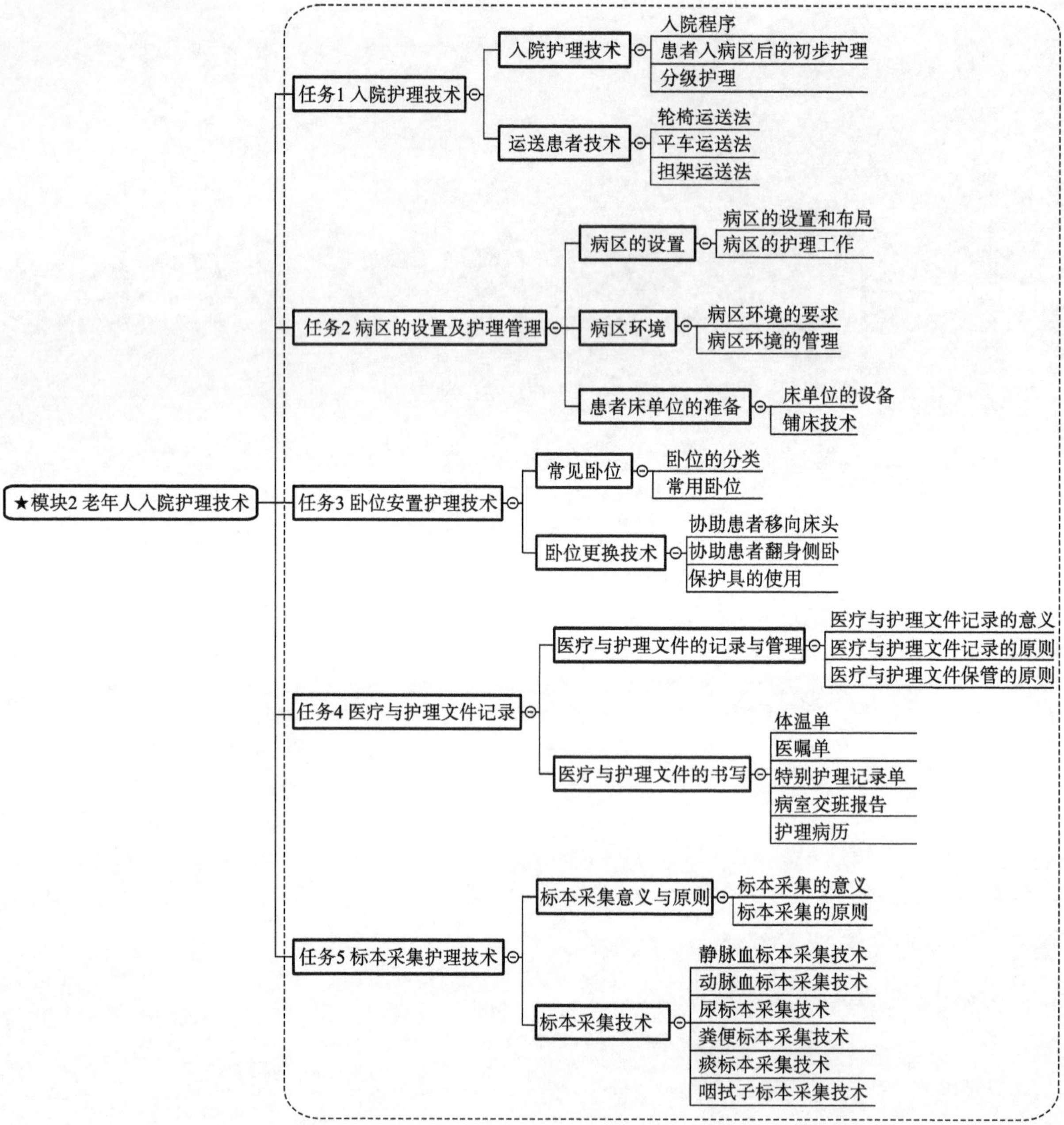

- ★模块2 老年人入院护理技术
  - 任务1 入院护理技术
    - 入院护理技术
      - 入院程序
      - 患者入病区后的初步护理
      - 分级护理
    - 运送患者技术
      - 轮椅运送法
      - 平车运送法
      - 担架运送法
  - 任务2 病区的设置及护理管理
    - 病区的设置
      - 病区的设置和布局
      - 病区的护理工作
    - 病区环境
      - 病区环境的要求
      - 病区环境的管理
    - 患者床单位的准备
      - 床单位的设备
      - 铺床技术
  - 任务3 卧位安置护理技术
    - 常见卧位
      - 卧位的分类
      - 常用卧位
    - 卧位更换技术
      - 协助患者移向床头
      - 协助患者翻身侧卧
      - 保护具的使用
  - 任务4 医疗与护理文件记录
    - 医疗与护理文件的记录与管理
      - 医疗与护理文件记录的意义
      - 医疗与护理文件记录的原则
      - 医疗与护理文件保管的原则
    - 医疗与护理文件的书写
      - 体温单
      - 医嘱单
      - 特别护理记录单
      - 病室交班报告
      - 护理病历
  - 任务5 标本采集护理技术
    - 标本采集意义与原则
      - 标本采集的意义
      - 标本采集的原则
    - 标本采集技术
      - 静脉血标本采集技术
      - 动脉血标本采集技术
      - 尿标本采集技术
      - 粪便标本采集技术
      - 痰标本采集技术
      - 咽拭子标本采集技术

任务1　入院护理技术

导入语

入院护理是指患者入院后，护士为患者提供的一系列护理工作。通过入院护理，可协助患者了解与熟悉环境，以尽快适应医院生活，满足患者身心需要，调动其配合治疗和护理的积极性，做好健康教育，促进其早日康复。

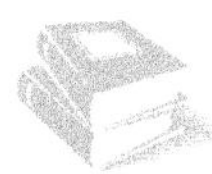

学习目标

知识目标	1. 了解入院护理的目的 2. 熟悉一般患者和急诊患者入病区后的初步护理 3. 掌握患者的入院程序、住院患者的分级护理 4. 熟练掌握搬运和运送患者的方法及注意事项
技能目标	能够规范熟练地完成搬运和运送患者
素质目标	具有严谨求实的工作作风和对待工作学习一丝不苟的态度

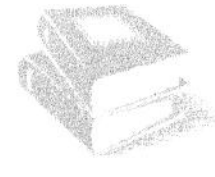

情景导入

白奶奶，72岁，轻微白内障，在家拖地时不慎踩到水渍摔倒，髋部感觉疼痛，无法活动，女儿将其送到医院。医生经检查后诊断为股骨颈骨折，需要住院进行治疗。白奶奶不愿意住院，对医院有恐惧感，想回家进行保守治疗。

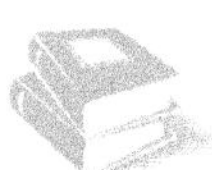

分析及实施

学习情境教学示例

学习领域	老年人门诊入院护理技术	所需学时：____学时
学习情境	入院护理技术	所需学时：____学时

根据教学大纲应获得的能力
1. 学生能描述入院程序、住院患者的分级护理
2. 学生能列举一般患者和急诊患者入病区后的初步护理

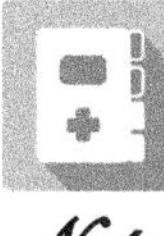

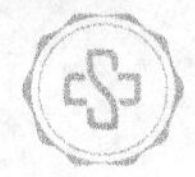

续表

3. 学生能描述搬运和运送患者的方法及注意事项
4. 学生能熟练正确地实施搬运和运送患者的方法及注意事项
5. 学生能运用恰当的方法制作小视频“入院护理技术”
6. 树立学生的无菌观念

本学习情境的教学内容
入院护理技术

职业行动情境
白奶奶,72岁,轻微白内障,在家拖地时不慎踩到水渍摔倒,髋部感觉疼痛,无法活动,其女儿将她送到医院。医生经检查后诊断为股骨颈骨折,需要进行住院治疗。白奶奶不愿意住院,对医院有恐惧感,想回家进行保守治疗

	任务
组织/导向	1. 请自己阅读关于行动情境的内容,之后为全班同学解释不懂的概念。 2. 体验式练习:运奶奶,轻微白内障,视力受影响,摔倒后髋部感觉疼痛,无法活动。请体验一下,然后分析运奶奶为什么不愿意住院,她有什么想法和感受。 3. 运奶奶行动不便,应该采取什么方式护送她入病区
了解相关背景信息	为学生发放学习任务单,在学习通上发放学习资料,包括课件、微课,学生通过阅读相关资料了解入院的护理,进行思维导图的绘制。
计划	1. 以小组为单位就入院护理内容绘制一份思维导图 2. 请对情景中的运奶奶进行入院程序指导,采取正确的方式护送其入病区,并进行一系列的护理
决定	以小组为单位根据“计划”编写剧本。要求: 1. 完成剧本的书写 2. 小组角色扮演
执行/展示	用抽签的方式选出两组在全班面前进行表演。要求: 1. 分工明确、准备用物 2. 练习认真(语言清晰,说普通话,态度端正) 3. 录制表演视频发给老师存档
监督	负责观察监督的学生,对角色扮演过程中的优缺点进行点评
评价/反思	在班级内进行讨论,通过小组自评、小组互评、教师点评三个环节进行评价和反思
系统化	小组讨论,如果运奶奶做人工关节置换术后,恢复得不错,可以下床活动,去做X线射片时,可以采用何种运送方法

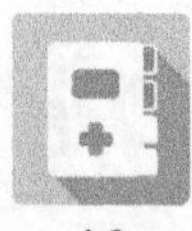

Note

入院护理技术

一、入院程序

入院程序是指门诊或急诊患者根据医生签发的住院证，自办理入院手续至进入病区的过程。

（一）办理入院手续

患者或家属持住院证到住院处填写登记表格、缴纳住院保证金，办理入院手续。住院处接收患者后，应立即通知相应病区的值班护士根据患者病情做好接收新患者的准备。病情急、危、重的患者，必须立即住院抢救再补办入院手续。

（二）实施卫生处置

护士根据患者病情及身体状况，在卫生处置室对患者进行相应的卫生处理，如给患者理发、沐浴、更衣、修剪指甲等。急、危、重的患者可酌情免浴。对有虱虮者，应先行灭虱，再沐浴、更衣。传染病患者或疑似传染病的患者，应送隔离室处置。患者换下的衣物或不需要的衣物可交家属带回或办理手续暂存在住院处。

（三）护送患者入病区

住院处护士应携病历护送患者进入病区。根据患者病情可选用步行、轮椅或平车护送患者。护送时注意安全和保暖，不可中断必要的治疗，如输液或给氧等。护送患者入病区后，与所在病区值班护士就该患者的病情、已经采取或需继续的治疗与护理措施、个人卫生情况及物品进行交接。

二、患者入病区后的初步护理

（一）一般患者入院后的初步护理

（1）准备床单位　病区护士接到住院处通知后，立即按需要准备床单位。将备用床改为暂空床，备齐患者所需用物，如脸盆、痰杯、热水瓶等。

（2）迎接新患者　护士应以热情的态度迎接新患者至指定床位，并妥善安置患者。向患者作自我介绍，说明自己的职责及将为患者提供的服务，为患者介绍同室病友等，以自己的行动和语言消除患者的不安情绪，以增强患者的安全感和对护士的信任。

（3）主管医生诊视患者　通知主管医生诊视患者，必要时协助体检、治疗。

（4）测量生命体征　为患者测量体温、脉搏、呼吸、血压和体重，必要时测量身高。

（5）通知营养室准备膳食。

（6）填写住院病历和有关护理表格。

①建病历。一般按下列顺序排列：体温单、医嘱单、入院记录、病史及体格检查、病程记录（手术、分娩记录单等）、各项检验检查报告单、住院病案首页、门诊病历。

②用蓝色钢笔逐项填写住院病历眉栏及各种表格。

③用红钢笔将入院时间纵行填写在当日体温单相应时间的40～42 ℃之间。

④记录首次体温、脉搏、呼吸、血压、体重及身高测定值。

⑤填写入院登记本、诊断卡（插入患者一览表上）、床头卡（置于病床床头或床尾牌夹内）。

（7）介绍和指导　介绍病室及病区环境、有关规章制度，床单位及相关设备的使用方法，指导常规标本的留取方法、时间及注意事项。

（8）执行入院医嘱及给予紧急护理措施。

（9）入院护理评估　收集患者的有关健康资料，为制定护理计划提供依据。

（二）急诊患者入院后的初步护理

（1）准备床单位　对危重患者应置于重危患者监护病室或抢救室，并在床上加铺橡胶单和中单；对

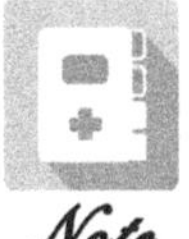

急诊手术患者，需铺好麻醉床。

（2）通知医生　接到住院处电话通知后，病区护士应立即通知有关医生做好抢救准备。

（3）备好急救器材及药品　如急救车、氧气、吸引器、输液器具等。

（4）配合抢救　严密观察患者的生命体征及病情变化，并积极配合医生进行抢救，做好护理记录。

（5）询问病史　对不能正确叙述病情和需求的患者、意识不清的患者或婴幼儿等，需暂留陪护人员，以便询问病史等有关情况。

三、分级护理

分级护理是指根据患者病情的轻、重、缓、急及自理能力，给予不同级别的护理。通常将护理级别分为四个等级，分别为特级护理、一级护理、二级护理及三级护理（表 2-1）。

表 2-1　分级护理

护理级别	适用对象	护理内容
特级护理	病情危重，随时可能发生病情变化需要进行抢救患者，如各种复杂疑难的大手术、器官移植、严重创伤、大面积烧伤和心、肺、肝、肾脏功能衰竭等	①设立专人 24 小时护理，严密观察病情及生命体征。 ②制定护理计划，严格执行各项诊疗及护理措施，及时准确填写特别护理录单。 ③备齐急救药品和器材，以便随时急用。 ④认真细致做好各项基础护理，严防并发症，确保患者安全
一级护理	病情危重需绝对卧床休息的患者，如各种大手术后、休克、瘫痪、昏迷、发热、出血、肝肾功能衰竭和早产婴儿等	①每 15～30 分钟巡视患者一次，观察病情及生命体征。 ②制定护理计划，严格执行各项诊疗及护理措施，及时填写特别护理记录单。 ③按需准备抢救药品和器材。 ④认真细致做好各项基础护理，严防并发症，满足患者身心两方面的需要
二级护理	病情较重，生活不能自理的患者，如大手术后病情稳定者，以及年老体弱、幼儿、慢性病不宜多活动者等	①每 1～2 小时巡视患者一次，观察病情。 ②按护理常规护理。 ③生活上给予必要的协助，了解患者病情动态及心态，满足其身心两方面的需要
三级护理	轻症患者，生活基本能自理，如一般慢性病、疾病恢复期及手术前准备阶段等。	①每日两次巡视患者，观察病情。 ②按护理常规护理。 ③给予卫生保健指导，督促患者遵守院规，了解患者的病情动态及心态，满足其身心两方面的需要

运送患者技术

不能自行移动的患者入院、出院、接受检查或治疗时，可根据病情采用轮椅、平车或担架等工具运送。在运送过程中，护士应将人体力学原理正确运用于操作中，以免发生损伤，减轻双方疲劳，提高工作效率，减轻患者痛苦，保证患者安全、舒适。

★一、轮椅运送法（技术 2-1）

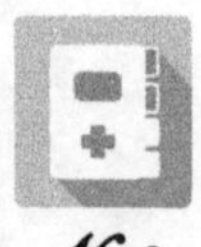

【目的】

（1）运送不能行走但能坐起的患者。

（2）帮助患者下床活动，促进血液循环和体力恢复。

【实施】 见表 2-2。

表 2-2 轮椅运送法操作步骤

操作步骤	操作程序	注意要点
* 操作前		
1. 评估	(1) 患者病情、意识状态、体重、损伤部位与躯体活动能力 (2) 患者理解合作程度 (3) 轮椅各部位的性能是否良好	
2. 准备		
(1) 护士准备	衣帽整洁,修剪指甲,洗手,戴口罩	
(2) 用物准备	轮椅、根据季节备毛毯、别针,需要时备软枕	
(3) 患者准备	了解轮椅运送的目的、方法及注意事项,能主动配合	
(4) 环境准备	整洁、宽敞、安全,移开障碍物	
* 操作中		
1. 检查	检查轮椅车轮、椅座、椅背、脚踏板、制动闸等各部位性能,保证安全	
2. 核对、解释	推轮椅至病房,核对床号、姓名,解释操作目的、方法和配合事项	
3. 放置轮椅	使椅背与床尾平齐,椅面朝向床头,翻起踏脚板,制动车闸。需要用毛毯时,将毛毯平铺在轮椅上,毛毯上端高过患者颈部约 15 cm	缩短距离,便于患者坐入轮椅
4. 协助起床	(1) 扶患者坐起,协助穿衣、裤、袜子 (2) 嘱患者用手撑在床面上,撤去盖被,扶患者坐起,两脚垂床沿,维持坐姿 (3) 协助患者穿鞋	☆ 身体虚弱者,坐起后,应适应片刻,无特殊情况方可下地,以免发生直立性低血压
5. 上轮椅	(1) 嘱患者将双手置于护士肩上,护士双手环抱患者腰部,协助患者下床 (2) 护士协助患者转身,嘱患者用手扶住轮椅把手坐入轮椅 (3) 放下踏脚板,让患者双脚置于其上,两手臂放于扶手上 (4) 需要时包裹毛毯,将毛毯上端的边向外翻折围在患者颈部,用别针固定用毛毯围着两臂做成两个袖筒,在两侧腕部用别针加以固定;再用毛毯将上身、下肢和两脚包裹	☆ 病情允许者,护士可站在车轮后面,固定轮椅,患者自行坐入轮椅 ☆ 嘱患者尽量向后坐,勿向前倾斜或自行下椅,以免跌倒
6. 整理床单位	铺暂空床	
7. 护送患者	询问患者,确定无不适后,松闸后推患者至目的地	
8. 下轮椅	(1) 固定轮椅:推轮椅至患者床边,使椅背与床尾平齐,椅面朝向床头,翻起踏脚板,制动车闸 (2) 协助下轮椅:站在患者面前,两腿前后分开,并屈膝,让患者双手放于护士肩上,扶住患者的腰部 (3) 协助上床:协助患者站立,慢慢坐回床沿,脱去外衣及鞋子;躺卧舒适,盖好盖被	☆ 扩大支撑面,增加稳定性
9. 整理	整理床单位	
* 操作后		
1. 整理	整理用物,轮椅推回原处放置,按消毒隔离原则处理相应物品	
2. 洗手,记录	洗手,做好相应记录	

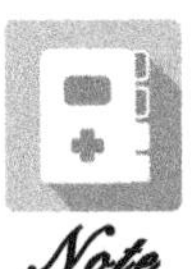

续表

操作步骤	操作程序	注意要点
3. 评价	(1) 操作者操作规范,动作轻柔,注意节力原则,保护自己 (2) 护患沟通有效,患者能理解移动目的,并主动配合操作 (3) 患者感觉安全、舒适,无皮肤损伤,无意外发生	

【注意事项】

(1) 使用前应仔细检查轮椅性能,保证患者安全。

(2) 护送过程中,推轮椅时速度要慢,并随时观察患者病情,避免发生意外。

(3) 推行时下坡应减速,上坡或过门槛时,应翘起前轮。

★二、平车运送法(技术 2-2)

【目的】 运送不能起床的患者出入院,做特殊检查、治疗、手术等。

【实施】 见表 2-3。

表 2-3 平车运送法操作步骤

操作步骤	操作程序	注意要点
*操作前		
1. 评估	(1) 患者病情、意识状态、体重、损伤部位与躯体活动能力 (2) 患者理解合作程度 (3) 平车各部位性能是否良好	
2. 准备		
(1) 护士准备	衣帽整洁,修剪指甲,洗手,戴口罩	
(2) 用物准备	平车、带套的毛毯或棉被。如为骨折患者,应有木板垫于平车上,如颈椎、腰椎骨折或病情较重的患者,应备有帆布中单或布中单	
(3) 患者准备	了解平车运送的目的,方法及注意事项,能主动配合	
(4) 环境准备	环境宽敞、整洁、安全,移开障碍物	
*操作中		
1. 检查	检查平车车轮、车面、制动闸等各部位性能,保证安全	
2. 核对、解释	推平车至病房,核对床号、姓名,解释操作目的、方法和配合事项	
3. 安置导管	安置好患者身上的各种导管	避免导管脱落、受压或液体逆流
4. 搬运患者 根据患者病情及体重,确定搬运方法		
挪动法	(1) 移开床旁桌椅,松开盖被 (2) 推平车至床旁与床平行,并紧靠床边,大轮靠床头,将车闸制动 (3) 协助患者将上半身、臀部、下肢依次向平车挪动 (4) 协助患者躺卧在平车中间,用被单或盖被包裹患者 (5) 协助患者离开平车回床时,先移动下肢,再移动上肢	☆ 适用于能在床上配合的患者

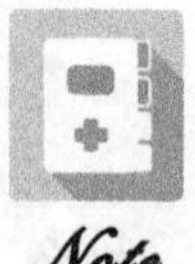

Note

续表

操作步骤	操作程序	注意要点
一人搬运法	(1) 推平车至床尾,使平车头端与床尾呈钝角,将车闸制动 (2) 松开盖被 (3) 搬运者站于床边,一臂自患者腋下伸入对侧肩外侧,一臂伸至对侧股下;患者双臂交叉于搬运者颈后(图 2-1) (4) 搬运者抱起患者,移步将患者轻轻置于平车中央,盖好盖被 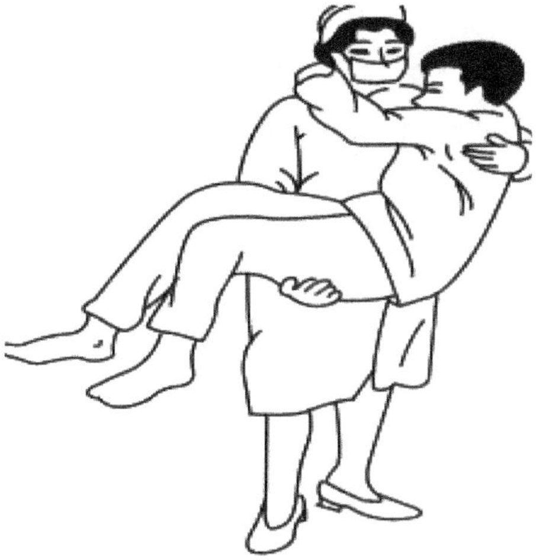 图 2-1　一人搬运法	☆ 适用于小儿患者或体重较轻者
两人搬运法	(1) 同一人搬运法(1)～(2) (2) 搬运者甲、乙二人站在床同侧,协助患者将上肢交叉于胸前 (3) 搬运者甲一手托住患者头、颈、肩部,另一手托住患者腰部;搬运者乙一手托住患者臀部,另一手托住患者腘窝(图 2-2)。两人同时抬起患者至近侧床沿,再同时抬起使患者身体稍向护士倾斜,并移步将患者轻置于平车中央,盖好盖被 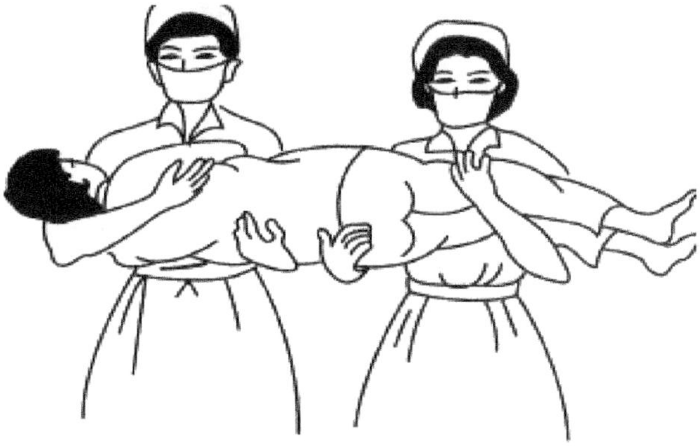 图 2-2　两人搬运法	☆ 适用于不能活动,体重较重的患者 ☆ 身高者托患者上半身,使患者头处于高位,以减少不适

Note

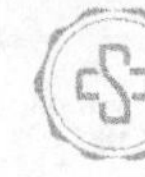

续表

操作步骤	操作程序	注意要点
三人搬运法	(1) 同一人搬运法(1)～(2) (2) 搬运者甲、乙、丙三人站在床同侧,协助患者将上肢交叉于胸前 (3) 搬运者甲托住患者头、颈、肩及胸部;搬运者乙托住患者背、腰、臀部;搬运者丙托住患者膝部、双足(图 2-3),三人同时抬起患者至近侧床沿,再同时抬起使患者身体稍向护士倾斜,并移步将患者轻置于平车中央,盖好盖被 图 2-3 三人搬运法	☆ 适用于不能自行活动或体重较重者 ☆ 三位搬运者由床头按身高矮排列,使患者的头处于高位,以减轻不适
四人搬运法	(1) 移开床旁桌椅,松开盖被 (2) 在患者腰、臀下铺帆布中单或布中单 (3) 推平车至床旁与床平行,并紧靠床边,大轮靠床头,将车闸制动 (4) 搬运者甲站于床头托住患者的头、颈、肩部;乙站于床尾托住患者两腿;另外两人分别站于床及平车的两侧,紧握住中单的四角(图 2-4)。由一人喊口令,四人同时抬起,将患者轻置于平车中央,盖好盖被 图 2-4 四人搬运法	☆ 适用于病情危重和颈椎、腰椎骨折的患者 ☆ 搬运骨折患者,平车上应放木板,固定好骨折部位
5. 整理床单位	铺暂空床	☆ 保持病室整齐美观
6. 松闸、推车	松闸,推患者至目的地	☆ 车速适宜

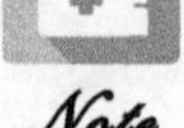

续表

操作步骤	操作程序	注意要点
*操作后		
1. 整理	整理用物，平车推回原处放置，按消毒隔离原则处理相应物品	
2. 洗手，记录	洗手，做好相应记录	
3. 评价	(1) 操作者操作规范，动作轻柔，注意节力原则，保护自己 (2) 护患沟通有效，患者能理解移动目的，并主动配合操作 (3) 患者感觉安全、舒适，无皮肤损伤，无意外发生	

【注意事项】

(1) 搬运前检查平车性能是否完好，以保证患者的安全。

(2) 注意节力原则，搬运时尽量让患者身体靠近搬运者，使重力线通过支撑面保持平衡，缩短重力臂距离达到省力，动作要轻稳，协调一致。

(3) 运送过程中，患者的头应卧于大轮一端，可减少颠簸引起的不适；平车上下坡时，车速适宜，患者头部应在高处一端；推车速度适宜，确保患者安全、舒适。

(4) 推车时护士应站在患者头侧，以便于观察病情，注意患者面色、呼吸及脉搏的变化。

(5) 保证患者的持续性治疗不受影响，有静脉输液管及引流管患者，搬运前后，应当固定好各种导管，防止脱落，并保持输液和引流管道通畅。搬运骨折患者，在平车上应垫木板，注意固定好骨折部位再搬运。

(6) 推车出门时应先将门打开，不可用车撞门，避免震动患者或损坏建筑物。

(7) 冬季应注意保暖。

★三、担架运送法(技术2-3)

【目的】

运送不能起床的患者做检查、治疗等。特别在急救中担架是运送患者最基本、最常用的工具，其特点是运送患者舒适平稳，乘各种交通工具时上下方便，对体位影响较小。

【实施】 见表2-4。

表2-4 担架运送法操作步骤

操作步骤	操作程序	注意要点
*操作前		
1. 评估	(1) 患者病情、意识状态、体重、损伤部位与躯体活动能力，理解合作程度 (2) 担架各部位的性能是否良好	
2. 准备		
(1) 护士准备	衣帽整洁，修剪指甲，洗手，戴口罩	
(2) 用物准备	担架一副，上铺有软垫	
(3) 患者准备	了解担架运送的目的，方法及注意事项，能主动配合	
(4) 环境准备	整洁、安全，移开障碍物	
*操作中		
1. 检查	检查担架性能	
2. 核对、解释	核对姓名，解释操作目的、方法和配合事项	
3. 放置担架	由两人将担架抬起，使其和患者平齐	

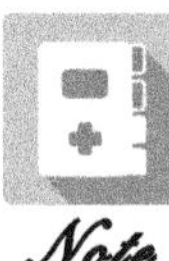

续表

操作步骤	操作程序	注意要点
4. 搬运患者至担架		
(1) 三人搬运法	搬运者位于患者同一侧，甲一手托起患者的头、颈、肩部，一手托起患者的腰部；乙、丙分别托起患者的臀部和下肢。清醒患者嘱其用双手环抱搬运者甲的颈部，三人同时用力，将患者轻轻抬起慢慢放于担架上，患者取平卧位，颅脑损伤、颌面部外伤及昏迷患者应将头偏向一侧	☆ 三人须配合协调 ☆ 患者四肢不可靠近担架边缘，以免碰撞造成损伤
(2) 平托法	搬运者站在患者的同一侧，由一人或两人托起患者头、颈部，另两人分别托患者的胸、腰、臀及上、下肢，搬运者将患者水平托起，缓慢移至担架上，患者采取仰卧位，并在颈下垫相应高的小枕或衣物。头、颈两侧应用衣物或沙袋加以固定，防止头、颈左右旋转活动	☆ 适用于颈椎损伤的患者 ☆ 注意保持头颈中立位
(3) 滚动搬运法	将患者四肢伸直，并拢，搬运者站在患者的同一侧，甲扶持患者的头、颈及胸部，乙扶持患者的腰及臀部，丙扶持患者的双下肢，三人同时将患者像卷地毯或滚圆木样使患者成一整体向担架滚动	☆ 适用于胸、腰椎损伤的患者
5. 盖好盖被	盖好盖被，注意保暖	
6. 运送患者	检查患者无不适，运送患者	
*操作后		
1. 整理	整理用物，按消毒隔离原则处理相应物品	
2. 洗手，记录	洗手，做好相应记录	
3. 评价	(1) 操作者操作规范，动作轻柔，注意节力原则，保护自己 (2) 护患沟通有效，患者能理解移动目的，并主动配合操作 (3) 患者感觉安全、舒适，无皮肤损伤，无意外发生	

【注意事项】

(1) 搬运患者时，动作轻稳，协调一致。

(2) 搬运胸椎、腰椎损伤的患者时，搬运者尽可能不变动患者原来的体位。尽量使用硬板担架，采用仰卧位，受伤胸腰椎下方垫一约 10 cm 厚的小枕或衣服。如为帆布担架，应让患者俯卧，使脊柱伸直。

(3) 运送时，患者头端在后，以便观察患者病情。上下坡时，头部始终在高处一端。

【任务测试】

1. 张奶奶，66 岁，因心肌梗死急诊入院，急诊室已给予输液、吸氧，现准备用平车送入病房，护送途中护士应注意(　　)。

A. 拔管暂停输液、吸氧　　B. 暂停吸氧，输液继续
C. 暂停输液，吸氧继续　　D. 继续输液、吸氧，避免中断
E. 暂停护送，缺氧症状好转后再送入病房

2. 李奶奶，68 岁，颈椎骨折，现需搬运至平车上，平车与床的适当位置是(　　)。

A. 头端与床尾端相接　　B. 头端与床头平齐　　C. 头端与床头成钝角
D. 头端与床尾端呈锐角　　E. 头端与床尾端呈钝角

3. 赵爷爷，72 岁，因心前区疼痛急诊入院，出现烦躁不安、面色苍白，入院护理的首要步骤是(　　)。

A. 准备急救药品，等待医生到来　　B. 询问病史，确立护理问题
C. 填写各种卡片　　D. 通知医生、配合抢救、测量生命体征
E. 介绍病区环境，有关制度

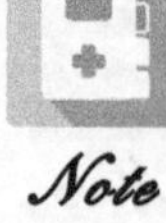
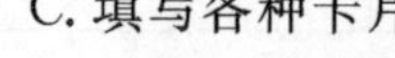

4. 于奶奶，72 岁，因心绞痛住院，值班护士接待时，以下做法哪项欠妥？（　　）

A. 介绍环境，消除陌生感　　B. 工作负责周到，让患者放心

C. 耐心地安慰，减轻焦虑　　D. 对患者的提问予以科学合理的解答

E. 满足患者提出的任何需要

5. 王爷爷，69 岁，高血压性心脏病，入院后给予二级护理，分级护理的依据是（　　）。

A. 性别　　B. 年龄　　C. 病情　　D. 病种　　E. 治疗量

答案：1. D　2. B　3. D　4. E　5. C

（金　莉）

Note

任务 2　病区的设置及护理管理

导入语

医院是以诊治疾病、照顾患者为主要目的，为患者提供医疗卫生保健服务的机构。病区是住院患者接受诊断、治疗和护理照顾的场所，也是医护人员开展医疗、预防、教学和科学研究的重要基地。病区环境的创建应满足患者的需要，有利于患者治疗、休养和康复。因此，护士应为患者创造一个安静、整洁、舒适、安全的物理环境及身心愉悦、温馨和睦的社会环境，以便促进患者早日恢复健康。

学习目标

知识目标	1. 了解病区的设置、布局、病区环境的要求和管理 2. 熟悉各种铺床的操作方法及注意事项 3. 掌握医院物理环境的要求，掌握铺床的要点
技能目标	能够根据患者的实际情况进行床单的准备及物理环境的设置
素质目标	具有严谨求实的工作作风和对待工作学习一丝不苟的精神

情景导入

杨爷爷，72 岁，大学教授，已退休。因发热、转移性右下腹疼痛、恶心呕吐入院。查体：T 38.8 ℃，P 86次/分，R 18 次/分，BP 138/88 mmHg。心肺功能正常，右下腹麦氏点压痛反跳痛明显，腹肌紧张，未触及明显包块。诊断：急性阑尾炎。于入院当日在硬膜外麻醉下行“阑尾切除术”，术后返回病房。病区床位紧张，杨爷爷被安排在一个四人床的大病房，此时已经进入夏季，天气很热，而病室内空调出现故障，室内温度较高。再加上邻床家属来探望患者，病室内人多，说话声音大，杨爷爷烦躁不安。

分析及实施

学习情境教学示例

病区是住院患者接受诊断、治疗和护理照顾的场所，为确保患者能获得安全、舒适的环境，得到适当的健康照顾，护士应为患者创造一个安静、整洁、舒适、安全的物理环境及身心愉悦、温馨和睦的社会环境。杨爷爷术后返回病房，病房内温度高、人多，声音嘈杂，令杨爷爷烦躁不安。如何为他创造舒适的环境，促进早日恢复健康，这正是我们所要学习的内容。

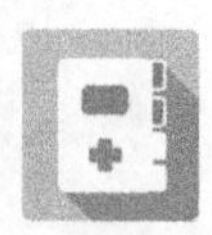

学习领域	老年人入院护理技术	所需学时：____学时
学习情境	病区的设置及管理技术	所需学时：____学时

根据教学大纲应获得的能力
1. 学生能描述病区的设置、布局
2. 学生能列举医院物理环境的要求
3. 学生能描述常用铺床法的操作要点及注意事项
4. 学生能正确实施铺备用床的操作方法
5. 尊重患者，体现人文关怀

本学习情境的教学内容
病区的设置及管理技术

职业行动情境
杨爷爷，72 岁，大学教授，已退休。因发热、转移性右下腹疼痛、恶心呕吐入院。查体：T 38.8 ℃，P 86 次/分，R 18 次/分，BP 138/88 mmHg。心肺功能正常，右下腹麦氏点压痛反跳痛明显，腹肌紧张，未触及明显包块。诊断：急性阑尾炎。于入院当日在硬膜外麻醉下行"阑尾切除术"，术后返回病房。病区床位紧张，杨爷爷被安排在一个四人床的大病房，此时已经进入夏季，天气很热，而病室内空调出现故障，室内温度较高。再加上邻床家属来探望患者，病室内人多，说话声音大，杨爷爷烦躁不安

	任务
组织/导向	1. 课前学生拍摄宿舍图片 2. 老师收集学生上交图片，结合上网收集的图片，为学生展示图片，并进行分类 3. 学生看图片谈谈自己的感受： (1) 如果你的卧室或宿舍环境整洁，安静，空气清新，物品摆放合理，温度为 20 ℃，你会有什么感觉？ (2) 如果你的卧室或宿舍东西摆放杂乱无章，空气闷热，潮湿，环境嘈杂，你会有什么感觉？ 4. 如果给你一个单身宿舍，里面配备一张床、全套卧具(床垫、床褥、棉胎、枕芯、被套、大单、枕套)、床旁桌、椅子，你如何进行摆放，请画一张示意图 5. 在实验室，以小组为单位，根据自己的理解进行铺床演示
了解相关背景信息	1. 教师讲授病区的设置、布局和护理工作 2. 分析杨爷爷烦躁不安的理由(小组讨论) 3. 观看铺备用床微课，结合自己的日常铺床方法，讨论相同和不同，分析如何正确铺床 4. 术后杨爷爷返回病房，如果你是责任护士应如何铺床(小组讨论)
计划	1. 采取哪些措施为杨爷爷设置合适的环境，缓解其不适心情 2. 为杨爷爷铺合适的床单位。要求：以小组为单位录制视频
决定	1. 以小组为单位根据"计划"制作思维导图，可请老师给予指导 2. 录制视频
执行/展示	抽签的方式进行小组汇报和演示
监督	通过观察任务对每一项内容进行思考
评价/反思	在班级内进行讨论，通过小组自评、小组互评、教师点评三个环节进行评价和反思
系统化	总体谈谈病区的设置、布局、物理环境的设置、社会环境的管理，方法和要求，以思维导图的方式绘制说明

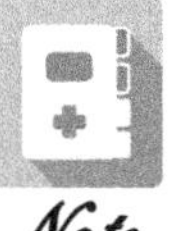

病区的设置

一、病区的设置和布局

每个病区为一个独立的护理单元，一般都设有普通病室、治疗室、抢救室、危重病室、医生和护士办公室、配餐室、盥洗室、浴室、库房、卫生间、医护值班室、会客室、示教室等。有条件的病区应设置学习室、娱乐室、健身室等。

每个病区一般设置30～35张病床，抢救床1～2张。每间病室设置2～4张病床，尽量设置卫生间。病床之间的距离至少为1 m，并在病床间设置屏风或布帘，以遮挡患者，保护患者的隐私。

二、病区的护理工作

临床护理工作的核心内容是以患者为中心，运用护理程序为患者实施整体护理，在情况允许的前提下，满足其生理、心理和社会需要，促进其早日康复。病区护理工作主要包括以下内容。

(1) 准确评估患者的健康状况，正确进行护理诊断，及时制定、准确执行护理计划，评价护理效果，并适时补充和修改护理计划。

(2) 按规定巡视病室，观察患者病情，了解其病情变化和治疗效果，发现异常变化并及时通知医生。

(3) 正确执行医嘱，协助医生完成诊疗技术操作，并准确熟练地完成相关的护理操作技术，杜绝各种差错事故的发生。

(4) 为患者提供日常生活护理，满足患者舒适、清洁和安全需要。

(5) 评估患者及其家属的心理情况，根据他们出现的心理问题，及时提供有针对性的心理护理。

(6) 根据相关规章制度，做好病室消毒隔离工作，预防院内交叉感染的发生。

(7) 为患者进行健康教育，指导患者配合医护工作、自护和进行功能训练。

(8) 按要求书写和保管各种护理文件。

(9) 做好入院、出院、转院和死亡患者的护理。

(10) 做好病房环境的管理，避免和消除影响患者康复的各种环境危险因素。

(11) 进行临床护理科学研究，不断提高临床护理的质量和水平。

病 区 环 境

一、病区环境的要求

病区环境的总体要求：整洁性、舒适性、安静性、安全性。

1. 整洁性 病区的整洁主要是在住院期间让患者在感到清新、舒适和美观的基础上，还能避免污垢积存，防止细菌扩散。因此要求病区的空间环境、各类陈设的规格统一、布局整齐；各种设备和用物布局合理、清洁卫生。为了能够保持环境的整洁，医务工作者需做到以下几点。

(1) 工作时要物有定位，用后归位；养成随时保持环境整洁的习惯。

(2) 病室内的墙面需定期除尘，地面及所有物品需定时用湿式清扫法进行清洁。

(3) 工作时及时清除治疗及护理工作所产生的废弃物及患者的排泄物。

(4) 非患者必需的生活用品及非医疗护理必需用物一律不得带入病区。

2. 舒适性 病区的舒适是指让患者置身于安静、温湿度适宜、空气清新、阳光充足、用物清洁、生活方便的环境中，让其感受到安宁、惬意，心情舒畅。

3. 安静性 安静的环境能减轻患者的烦躁不安，使之身心愉悦；能够保障其充分的休息和睡眠；同

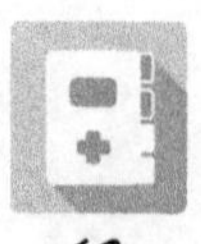

Note

时环境的安静也是患者康复、医护人员专注有序地投入工作的重要保证。

4. 安全性 医院首先要保障患者的安全，因此病区管理工作需全力消除一切妨碍患者安全的因素；制定严格的环境清扫、物品清洁、消毒制度；病房、治疗室设有符合卫生学要求的流水洗手设备等。只有保障病区的安全，患者才会身心放松，才可以避免意外事故，提高治愈率。为了保障医院的安全，需做到以下几点。

(1) 避免各种因素所致的意外损伤。若地面潮湿导致患者滑倒、跌伤；未采取保护措施而导致神志不清或躁动的患者接触电源而出现灼伤；未加床栏或保护具而至昏迷患者坠床或撞伤等。

(2) 杜绝医源性损伤。如执行医嘱失误，言谈不当而增加患者心理负担，健康教育不到位致使病程迁延等。

(3) 防止院内交叉感染，严格按照规章制度进行院内感染的预防和控制。

总之，所有上述不安全的因素，都可通过科学的管理加以避免，达到满意的效果。医务工作者首先服务态度要好，事事将患者的利益放在首位，并不断提高服务水平和质量。其次，完善病区的安全设施，如厕所、走廊设有扶手，让功能障碍的患者感到安全。再次，电源插座要远离神志不清的患者，夜间需设有地灯照明，从而方便患者的日常生活。最后，工作人员应严格遵守各项规章制度和操作要求，以免发生各种原因所致的躯体损伤和医源性感染等。

二、病区环境的管理

(一) 病区的物理环境

病区物理环境因素影响着患者的身心舒适和治疗效果。因此，护士应努力为患者创造一个安静、整洁、温湿度适宜、通风和光线良好、美观而安全的疗养环境。在医院条件许可的情况下尽可能满足患者的需要。

1. 空间 每个人都需要一个适合其成长、发展和活动的空间。医院不同病区的设置可以根据不同年龄层次设计不同风格、色彩。患者床单位的设置不能过密，保留适当的床间距，一般不得少于 1 m，床与床之间应有围帘，必要时进行遮挡。幼儿需要一个类似游戏室的空间，成人需要休息室或会客室等场所，有的患者根据其病情需要，需要安排单间。在为患者安排空间时，应考虑这些因素。

2. 温度 适宜的病室温度为 18～22 ℃。温度适宜有利于患者休息和医疗护理工作的进行。在适宜的室温中，患者感到轻松、舒适、安宁，并减少消耗。室温过高时，影响体热的散发，干扰消化及呼吸功能，使人烦躁，影响体力的恢复。室温过低则因寒冷使人缩手缩脚，缺乏活力，并易着凉。新生儿老年科病室以及在擦浴时，室温应略高，以 22～24 ℃为宜。病室应有室温计，以便观察和调节室温变化。寒冷的冬季，病室应采用取暖设备，酷热的夏季，可用电扇或空调。此外，根据需要及时为患者增减衣服及被褥。

3. 湿度 适宜的病室湿度为 50%～60%，湿度是空气中含水分的程度。病室湿度一般指相对湿度，即在一定温度下，单位体积的空气中所含有水蒸气的量与其达到饱和时含量的百分比。湿度过低，室内空气干燥，使人体水分蒸发增加，可引起口干、咽痛、鼻出血等症状，对呼吸道疾病或气管切开的患者尤为有利。温度过湿，蒸发减少，抑制出汗，使患者感到潮湿憋闷。病室应有湿度计，以便观察和调节。湿度过低时，夏季可在地上洒水；冬季可在暖气或火炉上放水槽、水壶；湿度过高时，可通风换气或使用去湿器。

4. 通风 通风是避免室内空气污染，减少呼吸道疾病传播的有效措施。通风换气既可调节室内温湿度，又可使空气新鲜而增加患者的舒适感。污浊的空气氧气不足，会使人出现烦躁、疲乏、头晕和食欲不振等，因此，病室应定时通风换气，或安装空气调节器。有条件者可设立生物净化室(层流室)。在冬季，通风时间可根据温差和风力适当掌握，一般开窗 30 分钟即可，开窗时应注意不使对流风直吹患者，以免着凉。

5. 安静 病室内必须保持安静，避免噪音。根据世界卫生组织(WHO)规定，白天病区理想的声音

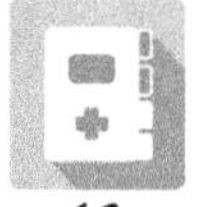

强度是 35～40 dB,声音强度在 50～60 dB 时能产生相当的干扰,使人感到疲倦不安,影响休息与睡眠;长时间暴露于 90 dB 以上的环境中,可致人疲倦、焦躁、易怒,能引起头痛、头晕、耳鸣、失眠及血压增高等症状。医院噪音主要包括各种医疗仪器使用时发出的机械摩擦声和人为的噪音,如在病区内大声喧哗、重步行走、开关门窗、洗涤物品和车、椅、床轴处锈涩而发出响声等。医院是特别安静区,对声源要加以控制。病室应建立安静制度,工作人员要做到"四轻":说话轻、走路轻、操作轻、关门轻。病室的门及桌椅应加橡皮垫,推车轮轴定时滴注润滑油,以减少噪音的发生。而悦耳动听的音乐对人脑是良性刺激,有条件的病室可在床头增设耳机装置,让患者可根据自己喜好选择收听适当的音乐、曲艺等节目,也可利用电视、录像等调节患者的疗养生活,以减少患者寂寞感。

6. 采光 病室采光有自然光源及人工光源。适当的日光照射可以改善皮肤和组织的营养状况,使人食欲增加。尤其在冬季,照射部位血管扩张,血流增加,温度升高,使人感到舒适愉快。日光中紫外线可促进机体内部合成维生素 D,并有强大的杀菌作用。因此,病室应经常开启门窗,使日光直接射入,或协助患者到户外接受日光直接照射,以增进身心舒适感。人工光源主要用于夜间照明及保证特殊诊疗和护理操作的需要。护理人员应根据不同需要对光线进行调节,如对先兆子痫、破伤风或畏光的患者,应采取避光措施,夜间应有壁灯或地灯,既可保证夜间巡视病情,也不会影响患者睡眠。

7. 装饰 医院中的装饰应包括整体和局部的装饰。医院的绿化、建筑的结构与色彩、室内的装饰等都应从人与健康的和谐关系的角度进行人性化设计。病室应整洁美观、陈设简单,桌椅摆放整齐划一,过去医院多采用白色,给人单调、冷漠的感觉,同时又易刺激眼睛产生疲劳,对幼儿则增加了恐惧心理。现在多改用暖色装饰。例如病室墙壁用米黄色,儿科病房的床单和护士服可用暖色。合理的色彩环境可使患者身心舒适,有利于恢复健康。病室内适当摆放一些花卉盆景,可增添生机,提高患者与疾病斗争的信心和勇气。

(二) 病区的社会环境

由于疾病的影响,患者通常会伴有情绪及行为上的起伏变化,常不能完成患病前的一些日常生活活动,从而产生挫折感、无力感、社交隔离等不良心理反应。为了保证患者能获得安全、舒适的治疗性环境,得到适当的健康照顾,医护人员应营造良好的医院社会环境,与患者建立融洽的护患关系,创造和谐的气氛,帮助患者解除不良心理反应。

1. 护患关系 护患关系是一种服务者与服务对象之间特殊的人际关系,护士始终处于主导地位。护士在具体的医疗护理活动中,在解除患者的身心痛苦时,无论患者的年龄、性别、职业、职位的高低、信仰、文化背景、过去的经历如何,都应做到认真负责一视同仁。满足患者的身心需求,尊重患者的权利与人格。要建立良好的护患关系,护士应注意自己的语言、行为举止、工作态度和情绪等。

(1) 语言:在护患之间,语言是特别敏感的刺激物。它能影响人的心理及整个机体的状况,是心理护理的重要手段。因此,在于患者接触时,护士应善于运用语言,发挥语言的积极作用,让患者感到护士的诚恳、友善与热情,赢得患者的信任。

(2) 行为举止:行为是人在思想支配下的活动,是思想的外在表现,也是人际间沟通交流的另一种方式。不同患者的不同行为表现是护士认识疾病、进行诊断护理的重要依据。在护理活动中,护士的技术操作及其行为常受到患者的关注。因此,护士在行为举止上要端庄稳重、机敏果断,操作时动作应稳、准、轻、快,以增加患者的信任感,带给患者心理安慰。

(3) 工作态度:严肃认真、一丝不苟的工作态度可使患者获得安全感。治疗和护理效果的好坏,与患者对医护人员的信任程度有很大的关系。所以,护士应注意通过自己的工作态度来取得患者的信任。

(4) 情绪:护士的工作情绪对患者有很大的感染力,护士应以自己乐观、开朗、饱满的情绪去感染患者,引起患者良好的心理反应。

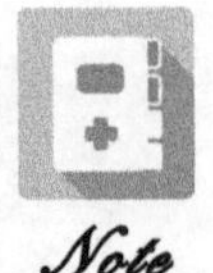

2. 患者与其他人的关系 除护患关系外,患者在医院内还应与其他人员建立一个良好的人际关系,护士应主动将其他医务人员和病友介绍给患者,鼓励患者与他们进行接触和沟通;提倡病友之间互

相帮助、互相照顾，引导病室内的群体气氛向积极的方向发展，从而调动患者的乐观情绪，更好地配合医疗护理工作的开展。另外，家属也是患者的重要社会支持系统，他们对患者的支持和理解有助于患者的康复。

3. 医院规则 医院必须以健全的规章制度来保证医疗、护理工作的正常进行。有些医院规则虽然对患者是一种约束，但有利于为患者创造良好的休息、疗养环境，更有利于医院感染的预防和控制，使患者的住院生活安全、充实，从而达到尽快康复的目的，然而医院规则的约束难免会对患者有一定的影响，如患者须遵从医生和护士的指导，不能完全按自己的意愿进行活动，因而产生压抑感；与外界接触减少，信息闭塞，只能在规定的探视时间内见到家属和亲友，易产生孤寂、焦虑感；需他人照顾的患者，由于缺少家属的陪伴，生活不便而加重心理负担等。护士应根据患者的不同情况和适应能力，主动热情地给予帮助和指导。如对新入院患者及时介绍医院规则，使其尽快熟悉环境，建立良好的人际关系；对自理能力受损，需他人照顾的患者，多巡视问讯，为其解决实际困难；对一般患者广泛宣传医院规章制度的意义等。只有得到患者的理解和配合，才能使患者尽快地适应有关医院规则而维持较好的身心状态，促进康复。

患者床单位的准备

一、床单位的设备

每个床单位应配备固定的设施，包括病床、全套卧具、床旁桌和椅、呼叫装置、照明灯、给氧装置、负压吸引等设施。

病床是病室的主要设备，卧床患者的休息、饮食、运动、治疗、护理等几乎均在病床上进行。因此，病床必须舒适、安全。

1. 常用的病床

钢丝床：床头、床尾可支起，以调节体位。床脚下装有小轮，便于移动。

木板床：骨科患者多用，有的则在钢丝床上放一木板。

电动控制多功能床：患者可通过按钮自行控制升降或改变体位。

2. 病床及被服类的规格要求

(1) 病床：长 200 cm、宽 90 cm、高 60 cm。

(2) 床垫：长宽与床规格相同，厚 9～10 cm，以棕丝、海绵垫或棉花等做垫芯，垫面选牢固的布料制作。

(3) 床褥：铺于床垫上面，长宽与床垫规格相同，一般用棉花做褥芯，棉布做褥面。

(4) 棉胎：长 230 cm，宽 160 cm，一般选用棉花、羽绒或人造棉花。

(5) 枕芯：长 60 cm，宽 40 cm，内装荞麦皮、木棉或高弹腈纶丝绵，以棉布做枕面。

(6) 大单：长 250 cm，宽 180 cm，一般选用棉布制作。

(7) 被套：长 250 cm，宽 170 cm，尾端开口处有布带或拉链。

(8) 枕套：长 65 cm，宽 45 cm。

(9) 橡皮中单：长 85 cm，宽 65 cm，两端各加白棉布 40 cm。

(10) 中单：长 170 cm，宽 85 cm，可用棉布制作也可选用一次性制品。

二、铺床技术

★(一) 铺备用床(技术 2-4)

【目的】

(1) 保持病室整洁、舒适、美观。

(2) 准备迎接新患者。

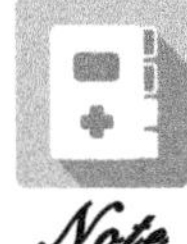

【实施】 见表 2-5。

表 2-5 铺备用床操作步骤

操作步骤	操作程序	注意要点
*操作前		
1. 评估	(1) 病室环境:有无患者进行治疗或进餐 (2) 病床:是否完好无破损,是否安全舒适 (3) 床上用物:是否洁净、齐全,是否适应季节需要 (4) 床旁设施:如中央供氧、呼叫器等是否完好无损	☆ 患者进餐或接受治疗时暂停铺床
2. 准备		
(1) 护士准备	护士衣帽整洁,修剪指甲,洗手,戴口罩	
(2) 用物准备	①床 1 张、床垫 1 个、床褥 1 个、棉胎 1 条、枕芯 1 个 ②护理车 1 辆、被套 1 个、大单 1 条、枕套 1 个、污衣袋 1 个 ③按取用顺序放置用物于护理车上,由下而上置枕芯、枕套、棉胎、被套、大单、床褥	☆ 方便操作
(3) 环境准备	环境清洁、宽敞、通风、光线充足,便于操作	
*操作中		
1. 准备床	固定床、调整床的高度	☆ 以免床移动
2. 移床旁桌椅	向左侧移开床旁桌,离床约 20 cm,移床旁椅至床尾正中,离床尾 15 cm	☆ 便于操作
3. 放置物品	将物品放于床尾椅上	☆ 便于取用
4. 检查床垫	从床头向床尾或反向翻转床垫、铺床褥于床垫	
5. 铺大单	(1) 取折叠好的大单放于床的正中处,中线与床中线对齐,分别向床头、床尾展开 (2) 铺近侧床头大单:一手将床头床垫托起,另一手伸过床头中线,将大单包塞于床垫下 (3) 包折床角 ①斜角法:在距床头 30 cm 处,向上提起大单边缘,使其同床边垂直,以床沿为界,上半三角覆盖于床上,下半三角平整地塞于床垫上,再将上半三角翻下塞于床垫下(图 2-5) (a) (b) (c) (d) 图 2-5 包床角 ②直角法:将上半三角底边角部分拉出,拉出部分的边缘与地面垂直,将拉出部分塞于垫下 (4) 同法铺近侧床尾,然后将中部下垂的大单拉紧平塞于床垫下 (5) 转至对侧,同法铺好对侧大单	☆ 包折床角,使之整齐、美观,不易松散,平紧的床单不易产生皱褶

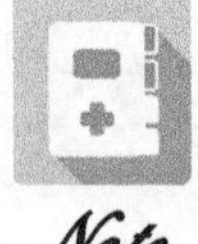
Note

续表

操 作 步 骤	操 作 程 序	注 意 要 点
6. 套被套		
◆ "S"式	(1) 取已折叠好的被套,放于床头,正面向外,开口端朝床尾;被套中线与床中线对齐,展开平铺于床上;开口端的上层倒转向上翻约 1/3 (2) 将折好的棉胎置于被套开口处,底边与被套开口边平齐,将棉胎上缘中点拉到被套封口处,并将竖折的棉胎向两边展开,与被套平齐;盖被的上缘平齐床头 (3) 至床尾,逐层拉平盖被,系带,然后将盖被的左右侧向内折和床沿平齐,铺成被筒;将尾端向内折叠于床尾上或塞于床垫下	☆ 有利于棉胎放入被套 ☆ 棉胎上端与被套封口紧贴避免头端空虚 ☆ 上缘平床头,以保证盖至患者肩部 ☆ 边缘向内折,与床沿平齐,使床面整齐、美观
◆ 卷筒式	(1) 被套正面向内,平铺于床上,开口端向床尾 (2) 棉胎平铺于被套上,上缘平齐于被套封口;将棉胎与被套上层一并自床尾到床头,自开口处翻转;至床尾,拉平各层,系带;余同上	☆ 棉胎与被套紧贴,翻转后使盖被表面平整
7. 套枕套	(1) 于床尾处套枕芯上,四角充实,系带 (2) 轻拍枕头,平放于床头,枕套开口一侧背门	
8. 移回桌椅	移回床旁桌椅,备用床即铺好(图 2-6) **图 2-6 备用床**	
*操作后		
1. 整理	整理用物,按消毒隔离原则处理相应物品	
2. 洗手	洗手	
3. 评价	(1) 操作方法正确、熟练、动作轻稳、节力 (2) 床铺平紧,整齐,各层床单中线对齐,四角方正,舒适、美观 (3) 被头充实、盖被平整、中线对齐;枕头平整、充实 (4) 病室及床单位整洁、美观、安全、舒适	

【注意事项】

(1) 符合铺床舒适、安全、实用、耐用、节力、省时的原则。

(2) 大单中缝与床中线对齐,四角平整、扎紧。

(3) 被头充实,盖被平整、两边内折对称。

(4) 枕头平整、充实,开口背门。

(5) 病室及患者单位环境整洁、美观。

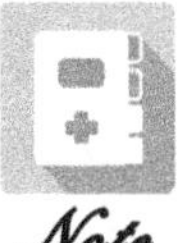

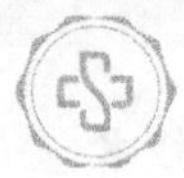

★(二) 铺暂空床(技术 2-5)

【目的】

(1) 迎接新患者入院。

(2) 供暂离床活动的患者使用。

(3) 维持病室的整洁、美观。

【实施】 见表 2-6。

表 2-6 暂空床操作步骤

操作步骤	操作程序	注意要点
*操作前		
1. 评估	(1) 新入院患者的病情以便准备相应的用物 (2) 住院患者是否可以暂时离开病床 (3) 其余同备用床	
2. 准备		
(1) 护士准备	护士衣帽整洁,修剪指甲,洗手,戴口罩	
(2) 用物准备	同备用床。必要时另备橡皮中单 1 条、布中单 1 条	
(3) 患者准备	对于住院患者,暂时离开病床,注意患者的安全	
(4) 环境准备	环境清洁、宽敞、通风、光线充足,便于操作	
*操作中		
1. 折被	移开枕头,将备用床的盖被上端向内折 1/4,然后扇形三折于床尾,并使之平齐	☆ 便于患者上床,保持病室整齐美观
2. 铺中单	取橡皮中单铺于床上,上缘距床头 45～50 cm,也可根据需要铺于床头部或床尾部,边缘与床头或床尾平齐,中线与床中线齐,将布中单以同法铺在橡皮中单上	☆ 根据病情需要选用,以保护床褥免受大小便或分泌物污染
3. 塞单	床沿中单下垂部分一并塞于床垫下,至对侧同上法拉紧铺好,暂空床即铺好(图 2-7) 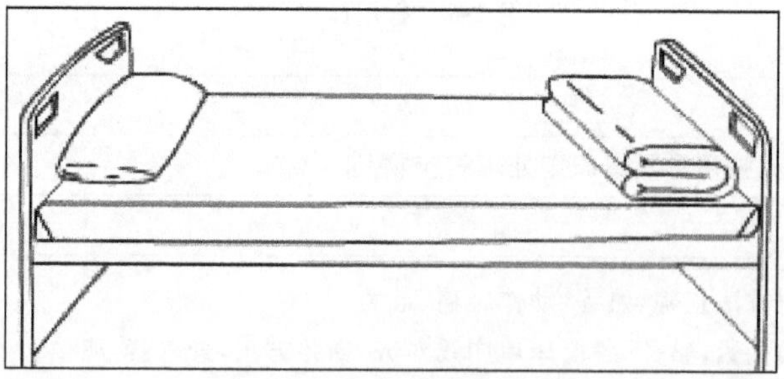 图 2-7 暂空床	
*操作后		
1. 整理	整理用物,按消毒隔离原则处理相应物品	
2. 洗手	洗手	
3. 评价	(1) 病床符合实用、耐用、舒适、安全的原则 (2) 病室及床单位环境整洁、美观 (3) 患者上下床方便,躺卧时感觉舒适 (4) 操作正确、熟练、计划性强	

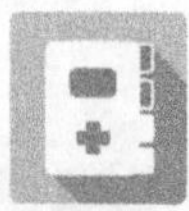

Note

【注意事项】

(1) 用物符合患者病情需要。

(2) 铺床时满足患者上下床时方便的原则。

(3) 其余同备用床。

★(三) 铺麻醉床(技术 2-6)

【目的】

(1) 便于接受和护理手术后患者。

(2) 使患者安全、舒适、预防并发症。

(3) 保护被褥不被污染,便于更换。

【实施】 见表 2-7。

表 2-7 铺麻醉床的操作步骤

操作步骤	操作程序	注意要点
*操作前		
1. 评估	(1) 病室环境:有无患者进行治疗或进餐 (2) 病床:是否完好无破损,是否安全舒适 (3) 床上用物:是否洁净、齐全,是否适应季节需要 (4) 床旁设施:如中央供氧、呼叫器等是否完好无损	☆ 患者进餐或接受治疗时暂停铺床
2. 准备		
(1) 护士准备	护士衣帽整洁,修剪指甲,洗手,戴口罩	
(2) 用物准备	①同备用床。另根据患者病情需要备 2 条橡皮中单、2 条布中单 ②麻醉护理盘:无菌巾内有治疗碗、张口器、压舌板、舌钳、牙垫、镊子、通气导管 1～2 根、吸氧导管 1～2 根、吸痰导管 1～2 根、纱布数块。无菌巾外有血压计、听诊器、治疗巾、护理记录单及笔、弯盘、棉签、胶布、别针、手电筒 ③天冷时备热水袋(加布套)	☆ 方便操作
(3) 环境准备	环境清洁、宽敞、通风、光线充足,便于操作	
*操作中		
1. 撤单	将床上原有各单、被罩、枕套全部撤下置于污衣袋内	☆ 降低术后感染概率
2. 洗手	洗净双手准备铺床	
3. 铺单	按暂空床铺法,铺好一侧大单及中段的橡皮中单、布中单;然后将另一橡皮中单、布中单铺于床头,使上端平齐床头,下端压在中部橡皮单及布中单上,下垂边缘部分一并塞于床垫下。至对侧,同法依次铺妥各单	
4. 铺盖被	两侧铺法同备用床,尾端系带后,向里或向外横向折叠与床尾齐;将盖被纵向折叠于一侧床边,开口处向门	☆ 便于将患者移到床上
5. 套枕套	将枕头横立于床头,开口背门	☆ 防患者躁动时头部碰撞床栏
6. 移桌椅	移回床旁桌,椅子放于盖被折叠侧	

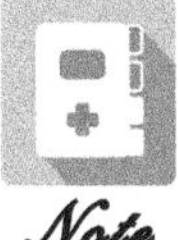

续表

操作步骤	操作程序	注意要点
7. 置物	将麻醉护理盘置于床旁桌上，根据需要，将热水袋加套后置于床中部及床尾的盖被内，麻醉床即铺好(图 2-8) 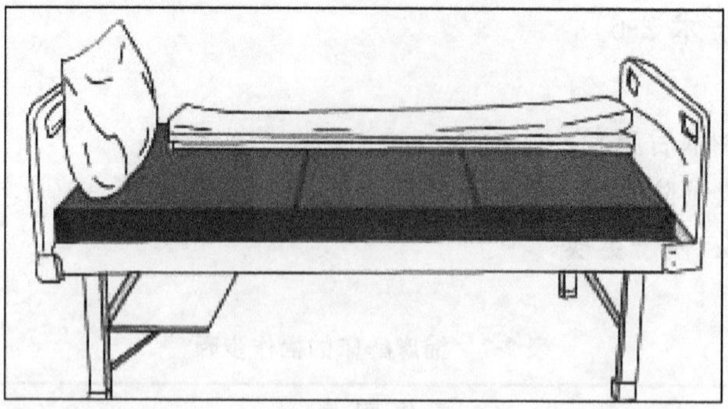 **图 2-8　麻醉床**	☆使患者温暖舒适，防止术后血液循环不良
*操作后		
1. 整理	整理用物，按消毒隔离原则处理污被单	
2. 洗手	洗手	
3. 评价	(1) 操作熟练，动作轻稳，符合省力原则 (2) 急救物品符合患者术后抢救、治疗的需要 (3) 适应于不同季节、不同手术后和麻醉后患者使用 (4) 其余同备用床。	

【注意事项】

(1) 铺麻醉床时符合患者病情需要。

(2) 准备用物需齐全，以满足急救及护理的需求。

(3) 保障患者的安全，使用热水袋时，防止烫伤。

(4) 其余同备用床。

★(四) 卧有患者床单位整理及更换(技术 2-7)

【目的】

(1) 更换或整理卧床患者的床单位，使病床平整、无皱褶，患者睡卧舒适，病室整洁美观。

(2) 观察病情，协助患者变换卧位，预防压疮及坠积性肺炎的发生。

【实施】 见表 2-8。

表 2-8　卧有患者床单位整理及更换操作步骤

操作步骤	操作程序	注意要点
*操作前		
1. 评估	(1) 患者的病情、意识状态、活动能力、配合程度等 (2) 患者病损部位、有无压疮的发生 (3) 环境是否安全、温暖，是否有患者进餐或治疗	
2. 准备		
(1) 护士准备	护士衣帽整洁，修剪指甲，洗手，戴口罩	
(2) 用物准备	护理车、护理车上层放置大单、被套、枕套、中单(酌情准备)、床刷、消毒扫床巾 1 条、酌情准备清洁衣裤 护理车下层备便器、便器巾	

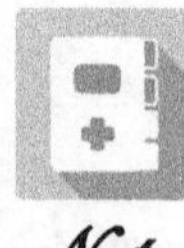
Note

续表

操作步骤	操作程序	注意要点
(3) 患者准备	①患者病情允许进行床单位的整理或更换 ②患者了解操作目的、配合要点	
(4) 环境准备	环境清洁、宽敞、通风、光线充足,便于操作	
*操作中		
1. 核对解释	核对患者,合理解释	
2. 准备	移开床旁桌、椅,松开盖被尾端,移枕到对侧	
3. 协助患者翻身侧卧	将其双手放于胸前,双腿屈曲,配合翻身,背向护士	
4-1 扫床法		
(1) 扫一侧床单	从床头到床尾松开各层床单,用带扫床巾的床刷分别扫净中单、橡皮中单后搭在患者身上;自床头至床尾扫净大单上渣屑,最后将各单逐层拉平铺好	☆ 注意扫净枕下及患者身下的碎屑
(2) 扫另一侧床单	协助患者翻身侧卧于扫净一侧,枕头随之移向近侧;转到对侧,同上法逐层扫净各单,拉平,铺好	
(3) 整理盖被	帮助患者平卧,整理盖被,将棉胎与被套拉平,折被筒,为患者盖好,被尾塞于床垫下或折叠于床尾	☆ 棉胎上端与被套封口齐平,避免被头空虚
(4) 整理枕头	取出枕头,轻轻拍松,协助患者取舒适卧位躺好,盖好被子	
4-2 侧卧更换床单法	适用于卧床不起,病情允许翻身者	
(1) 放置用物	各清洁单按更换顺序放于床尾椅上	
(2) 扫单收单	松开近侧各单,中单向上卷塞于患者身下,用带扫床巾的床刷扫净橡皮中单上的碎屑后搭在患者身上,同法将大单污面向内卷至患者身下,扫净床上碎屑	☆ 注意扫净患者身下及枕下的碎屑
(3) 铺清洁大单	将清洁大单的中线和床中线对齐,展开近侧大单,将对侧一半正面向内卷紧塞入患者身下;近侧部分按床头、床尾、中部顺序先后展开,拉紧铺好	☆ 大单由远侧向近侧卷至中线,再塞于患者身下
(4) 铺清洁中单	放下橡皮中单,铺布中单,中线对齐,展开近侧的一半,远侧一半卷进到患者身下;近侧下垂的两中单展开一并塞于床垫下	
(5) 翻身	移枕头至近侧,协助患者翻身面向护士	☆ 观察病情
(6) 扫单收单	转至对侧,松下各单,将污染的中单由患者身下取出,卷至床尾;扫净橡皮中单上的碎屑后搭于患者身上;然后将用过的大单从患者身下取出,由床头卷进至床尾,与中单一并扔入污衣袋内	☆ 污单不可随意扔在地上
(7) 铺清洁单	扫净床上碎屑,从患者身下取出清洁大单展开铺好,然后铺橡皮中单、布中单	☆ 各层拉紧铺好
(8) 更换被套	协助患者平卧,解开被套系带,取出棉胎铺在污被套上,并展平;取清洁被套内面向外,铺于棉胎上;一手伸入清洁被套内,抓住棉胎及被套上端一角,翻转清洁被套;同法翻转另一个角后,整理被头;一手抓住盖被上端,一手将清洁被套向下拉平,同时撤出污被套,丢入污衣袋内	☆ 避免被头空虚

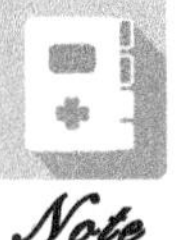

续表

操作步骤	操作程序	注意要点
(9) 整理盖被	将盖被上端请患者抓住或压在患者肩下,至床尾逐层拉平盖被后系带子,折成被筒为患者盖好	
(10) 换枕套	取出枕头,更换枕套,协助患者取舒适卧位	
5. 移回桌椅	移回床旁桌椅,放置妥当	
*操作后		
1. 整理	整理用物,按消毒隔离原则处理污被单	
2. 洗手	洗手	
3. 评价	(1) 操作熟练、正确、动作轻稳、省力 (2) 操作时能与患者进行有效沟通,满足患者的身心需求 (3) 患者感到安全、舒适,无并发症发生	

【注意事项】

(1) 床单位整理及更换床单位时,患者感觉舒适、安全。

(2) 操作过程中应与患者沟通交流,了解其心理状况及需要,增进护患关系,取得患者的配合。

【任务测试】

1. 王奶奶,72 岁,肺气肿入院,住院处工作人员打电话入病区准备接收新患者,护士小王准备铺床,下列不符合铺床省力原则的是(　　)。

A. 备齐用物,按序放置　　B. 身体靠近床沿　　C. 上身前倾,两膝直立
D. 下肢稍分开,保持稳定　　E. 使用肘部力量,动作轻

2. 钱爷爷,68 岁,行气管切开手术,进行人工呼吸,其病室环境应特别注意(　　)。

A. 保持安静　　B. 适当绿化　　C. 加强通风
D. 合理采光　　E. 调节适宜的温、湿度

3. 赵奶奶,76 岁,破伤风,神志清楚,全身肌肉阵发性痉挛、抽搐,所住病室环境,下列哪项不符合病情要求?(　　)

A. 室温 18～22 ℃　　B. 相对湿度 50%～60%　　C. 门、椅脚钉橡皮垫
D. 保持病室光线充足　　E. 护士要做到"四轻"

4. 李奶奶,62 岁,下楼梯时不慎摔倒,造成股骨颈、胫骨骨折,入院后在全麻下行手术治疗,护士小王为其准备床单位,下述哪项正确?(　　)

A. 将床上脏的被单换为清洁被单　　B. 在床头、中间、床尾各铺一橡胶中单和中单
C. 盖被三折于一侧床边,开口背门　　D. 枕头平放于床头,开口背门
E. 椅子置于接受患者一侧的床尾

5. 尚爷爷,72 岁,高血压性心脏病,入院调养,老人平时喜欢安静,要求住入单间,为保持病区环境安静,下列措施哪项不妥?(　　)

A. 推平车进门,先开门后推车　　B. 医护人员讲话应附耳细语　　C. 轮椅要定时注润滑油
D. 医护人员应穿软底鞋　　E. 病室门应钉橡胶垫

答案:1. C　2. E　3. D　4. B　5. B

(金　莉)

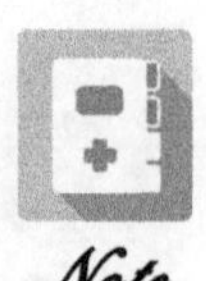

Note

任务 3　卧位安置的护理技术

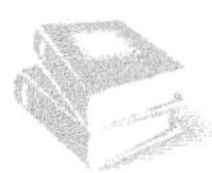

导入语

卧位是患者休息和适应医疗护理需要时所采取的卧床姿势。临床上常根据患者的病情与治疗需要为之调整相应的卧位。正确的卧位对增进患者舒适、治疗疾病、减轻症状、预防并发症及进行各种检查等均能起到良好的作用。

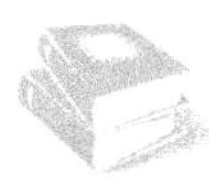

学习目标

知识目标	1. 了解保护具的使用及护理要点 2. 熟悉卧位的定义及性质 3. 掌握常见卧位的安置要点、适用范围 4. 熟练掌握卧位更换的方法及注意事项
技能目标	能够协助或指导患者取合适的卧位，并规范安全地为患者更换卧位
素质目标	具有高度的责任心、爱心，具有严谨求实的工作作风和团结协作的态度

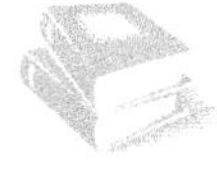

情景导入

马爷爷，75 岁，主诉 2 个月前无明显诱因下出现腹痛、腹胀，以上腹部为主，呈阵发性胀痛，持续时间短，伴恶心、呕吐，自行服用健胃消食片。近 1 周来恶心呕吐症状加重，呕吐频繁，呕吐水样黄色液体，平卧位时胸骨后烧灼疼痛明显，入院体格检查：T 36.8 ℃，P 82 次/分，R 20 次/分，BP 128/78 mmHg。神志清楚，急性病容，表情痛苦，腹平软，全腹无压痛、反跳痛，未触及包块。经进一步检查诊断为胃部恶性肿瘤、反流性食管炎。患者在全麻下行腹腔镜胃大部切除术，手术顺利，术后返回病房。护士为其安置好去枕仰卧位后，马爷爷的女儿为其垫上了枕头。

分析及实施

学习情境教学示例

卧位就是躺卧的姿势，为患者安置合适的卧位，维持正确的姿势，不但可以使其感到舒适，还可以协助诊断和治疗疾病，预防并发症。情景中的马爷爷在全麻下行腹腔镜胃大部切除术后返回病房，护士已经为其安置好去枕仰卧位，但马爷爷的女儿却为他垫上了枕头。这个不经意的动作一下子就改变了卧位，使马爷爷处于危险之中。为什么呢？这正是我们所要学习的内容。本次任务要了解什么是卧位，卧

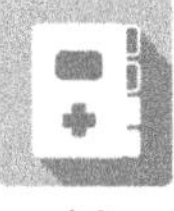

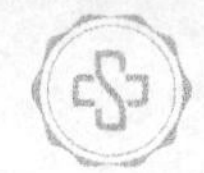

位的性质、常用的卧位有哪些，摆放的要求和适用的范围是什么。

学习领域	老年人门诊入院护理技术	所需学时：____学时
学习情境	卧位安置的护理技术	所需学时：____学时

根据教学大纲应获得的能力

1. 学生能描述卧位的定义及性质
2. 学生能列举常见卧位的种类、安置要点、适用范围
3. 学生能描述卧位更换的方法及注意事项
4. 学生能熟练正确地实施卧位更换的操作方法
5. 学生能运用恰当的方法制作小视频“入院护理技术”
6. 尊重患者，体现人文关怀

本学习情境的教学内容

卧位安置的护理技术

职业行动情境

马爷爷，75岁，主诉2个月前无明显诱因下出现腹痛、腹胀，以上腹部为主，呈阵发性胀痛，持续时间短，伴恶心、呕吐，自行服用健胃消食片。近1周来恶心呕吐症状加重，呕吐频繁，呕吐水样黄色液体，平卧位时胸骨后烧灼疼痛明显，入院体格检查：T 36.8 ℃，P 82次/分，R 20次/分，BP 128/78 mmHg。神志清楚，急性病容，表情痛苦，腹平软，全腹无压痛、反跳痛，未触及包块。经进一步检查诊断为胃部恶性肿瘤、反流性食管炎。患者在全麻下行腹腔镜胃大部切除术，手术顺利，术后返回病房。护士为其安置好去枕仰卧位后，马爷爷的女儿为其垫上了枕头

	任务
组织/导向	1. 体验式练习：请学生分成两大组，课后回到宿舍进行体验练习，一组学生采取仰卧位，另一组学生采取侧卧位的姿势，保持时间至少半小时 2. 思考：长时间采取一种卧位会有什么感受 3. 请学生讨论，你曾经采取的卧位方式有哪些，哪种更舒服
了解相关背景信息	1. 分析情景中的马爷爷全麻术后，护士为什么为其安置去枕仰卧位 2. 马爷爷的女儿为其垫上了枕头有什么不妥 3. 马爷爷全麻清醒后应考虑为其安置何种卧位 4. 老师讲解卧位的性质及意义
计划	1. 以小组为单位就马爷爷的情况绘制一份卧位安置的思维导图 2. 请对情景中的马爷爷及其女儿进行卧位安置的指导 3. 请将学生分为8组，分别阅读学习园地材料 (1) 一组：仰卧位 (2) 二组：侧卧位 (3) 三组：半坐卧位 (4) 四组：俯卧位 (5) 五组：端坐位 (6) 六组：头低足高和头高足低位 (7) 七组：膝胸卧位 (8) 八组：截石位
决定	1. 完成思维导图的绘制 2. 各小组编写剧本，马爷爷及其女儿进行卧位安置的指导 3. 以小组为单位就所负责项目内容准备教案，以图片演示

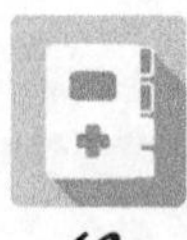

Note

续表

执行/展示	1. 各小组展示思维导图 2. 用抽签的方式选出两组在全班面前进行表演 3. 8 组同学按照每组负责的项目内容进行讲解，并能够演示（可以真人演示，也可以借助模拟人）
监督	1. 通过观察任务对每一项内容进行思考 2. 负责观察监督的学生，对角色扮演过程中的优缺点进行点评
评价/反思	在班级内进行讨论，通过小组自评、小组互评、教师点评三个环节进行评价和反思
系统化	小组讨论，如何为马爷爷更换卧位，由仰卧位更换为侧卧位，移向床头

常见卧位

一、卧位的分类

根据卧位的平衡性，可将卧位分为稳定性卧位和不稳定性卧位。卧位的平衡性与人体的重量、支撑面成正比，而与重心高度成反比，在稳定性卧位状态下，患者感到舒适和轻松；反之，在不稳定性卧位状态下，患者感到不舒适、不安全。

根据卧位的自主性程度，可将卧位分为主动卧位、被动卧位和被迫卧位三种。

1. 主动卧位（active lying position） 患者身体活动自如，能根据自己的意愿和习惯随意改变体位的卧位。常见于轻症患者、手术前以及恢复期患者。

2. 被动卧位（passive lying position） 患者自身无力变换卧位，躺卧于他人安置的卧位。常见于极度衰弱、昏迷、瘫痪的患者。

3. 被迫卧位（compelled lying position） 患者意识清晰，有变换卧位的能力，但由于疾病的影响或治疗的需要而被迫采取的卧位。如支气管哮喘急性发作的患者因呼吸极度困难而被迫采取端坐位。

二、常用卧位

1. 仰卧位 又称平卧位。根据病情或检查、治疗的需要又可分为以下三种类型。

1）去枕仰卧位

（1）姿势：去枕仰卧，头偏向一侧，两臂放于身体两侧，两腿伸直，自然放平，将枕横立于床头（图 2-9）。

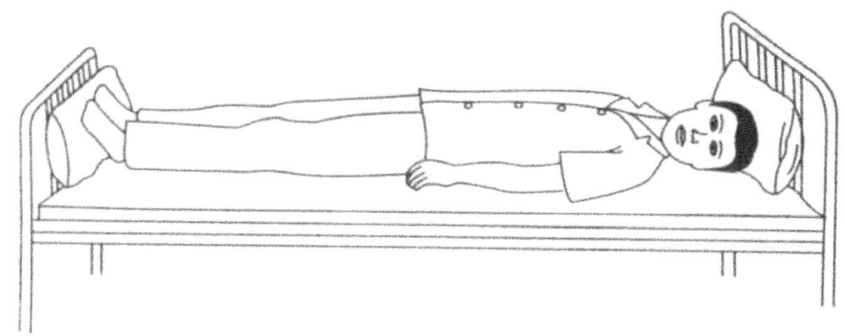

图 2-9 去枕仰卧位

（2）适用范围：昏迷或全身麻醉未清醒的患者，可避免呕吐物误入气管而引起窒息或肺部并发症；椎管内麻醉或脊髓腔穿刺后的患者，可预防颅内压降低而引起的头痛。

2）中凹卧位（休克卧位）

（1）姿势：用垫枕抬高患者的头胸部 10°～20°，抬高下肢 20°～30°（图 2-10）。

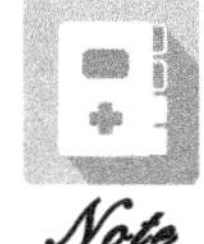

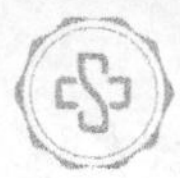

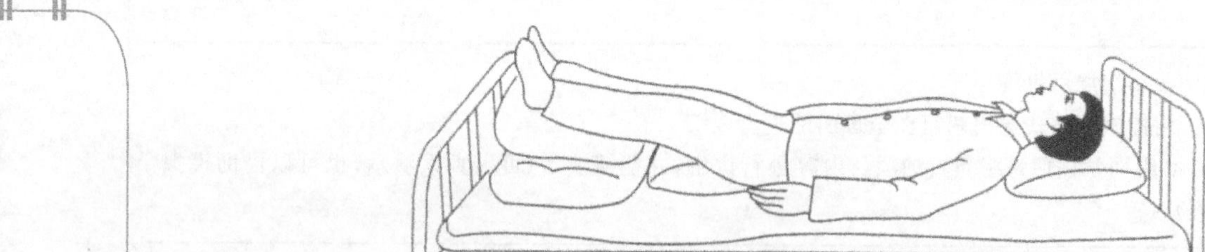

图 2-10　中凹卧位

(2) 适用范围：休克患者。抬高头胸部，有利于保持气道通畅，改善通气功能，从而改善缺氧症状；抬高下肢，有利于静脉血回流，增加心排出量而使休克症状得到缓解。

3) 屈膝仰卧位

(1) 姿势：患者仰卧，头下垫枕，两臂放于身体两侧，两膝屈起，并稍向外分开(图 2-11)。检查或操作时注意保暖及保护患者隐私。

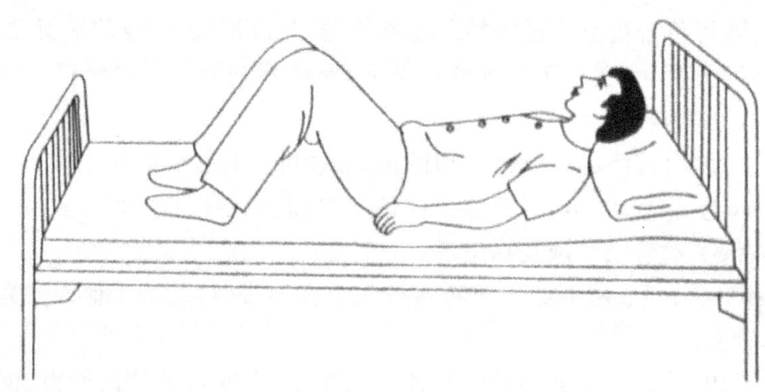

图 2-11　屈膝仰卧位

(2) 适用范围：胸腹部检查或行导尿术、会阴冲洗等。该卧位可使腹部肌肉放松，便于检查或暴露操作部位。

2. 侧卧位

1) 姿势　患者侧卧，臀部稍后移，两臂屈肘，一手放胸前，另一手放枕旁，下腿稍伸直，上腿弯曲。必要时在两膝之间、胸腹部、后背部放置软枕，以扩大支撑面，增加稳定性，使患者感到舒适与安全(图 2-12)。

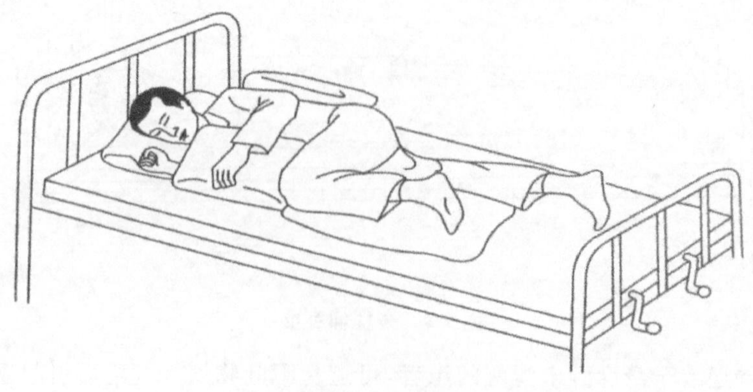

图 2-12　侧卧位

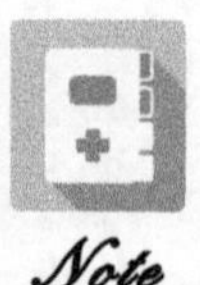
Note

2）适用范围

(1) 灌肠、肛门检查、配合胃镜、肠镜检查及臀部肌内注射等：臀部肌内注射时下腿弯曲，上腿伸直，可使注射部位肌肉放松。

(2) 预防压疮：侧卧位与平卧位交替，可避免局部组织长期受压。

3. 俯卧位

1）姿势　患者俯卧，两臂屈肘放于头部两侧，头偏向一侧，双腿自然伸直；胸下、髋部及踝部各放一软枕（图 2-13）。

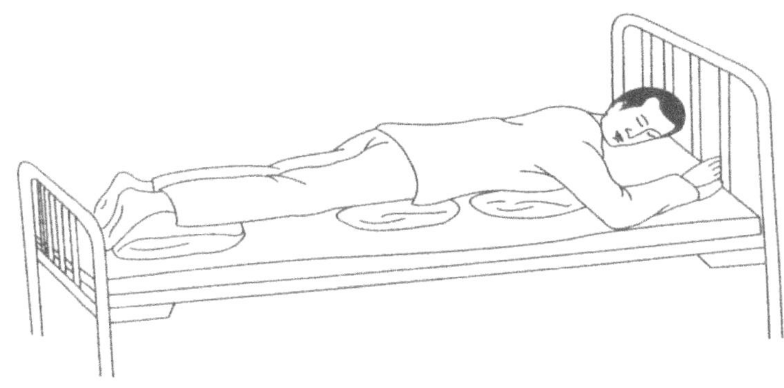

图 2-13　俯卧位

2）适用范围

(1) 脊椎手术后或腰、背、臀部有伤口，不能平卧或侧卧的患者。

(2) 腰、背部检查或配合胰、胆管造影检查时。

(3) 胃肠胀气所致腹痛的患者：取俯卧位时可使腹腔容积增大，缓解胃肠胀气所致的腹痛。

4. 半坐卧位

1）姿势

(1) 靠背架法：如无摇床，在床头垫褥下放一靠背架，将患者上半身抬高；患者屈膝，用大单包裹膝枕垫于膝下，大单两端固定于床沿，以防患者下滑；床尾足底垫软枕。放平时先放平下肢，再放平床头。

(2) 摇床法：患者仰卧，先摇起床头支架，使上半身抬高 30°～50°，再摇起膝下支架，防止患者下滑。必要时，床尾垫一软枕于患者的足底，防止足底触及床尾栏杆。放平时，先放平下肢，再放平床头（图 2-14）。

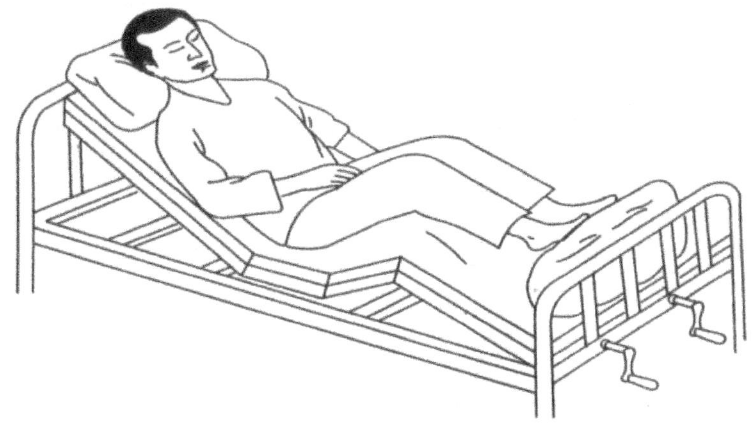

图 2-14　半坐卧位

2）适用范围

(1) 胸腔疾病、胸部创伤或心脏疾病引起呼吸困难的患者：采取半坐卧位，由于重力作用，部分血液滞留于下肢和盆腔，回心血量减少，从而减轻肺瘀血和心脏负担；同时可使膈肌位置下降，胸腔容量扩大，减轻腹腔内脏器对心肺的压力，肺活量增加，有利于气体交换，使呼吸困难的症状得到改善。

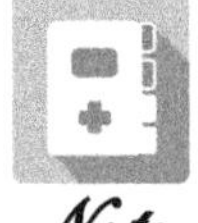

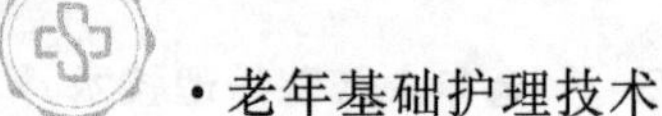

(2) 腹腔、盆腔手术后或有炎症的患者：采取半坐卧位，可使腹腔渗出液流入盆腔，促使感染局限，便于引流。因为盆腔腹膜抗感染能力较强，而吸收较弱，故可防止炎症扩散和减少毒素吸收，减轻中毒反应。同时采取半坐卧位还可防止感染向上蔓延引起膈下脓肿。此外，腹部手术后患者采取半坐卧位可松弛腹肌，减轻腹部切口缝合处的张力，缓解疼痛，促进舒适，有利于切口愈合。

(3) 某些面部及颈部手术后患者：半坐卧位可减少局部出血，利于伤口愈合。

(4) 疾病恢复期体质虚弱的患者：半坐卧位有利于患者从卧床向站立位过渡，使患者逐步适应体位改变，促进康复。

5. 端坐位

(1) 姿势：扶患者坐起，身体稍向前倾，床上放一跨床小桌，桌上放软枕，患者可伏桌休息，同时将床头抬高 70°～80°，背部放置一软枕，使患者也能向后倚靠；膝下支架抬高 15°～20°，防止下滑。必要时加床栏，以保证患者安全(图 2-15)。

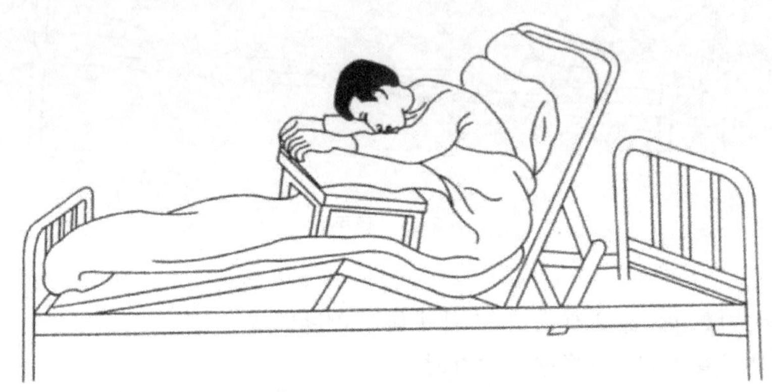

图 2-15　端坐位

(2) 适用范围：左心衰竭、心包积液、急性肺水肿、支气管哮喘发作的患者。因极度呼吸困难，患者被迫日夜端坐位。

6. 头高足低位

1) 姿势　患者仰卧，床头用支托物垫高 15～30 cm 或根据病情而定，床尾横立一枕，以防足部触及床尾栏杆。若为电动床可调节整个床面向床尾倾斜(图 2-16)。

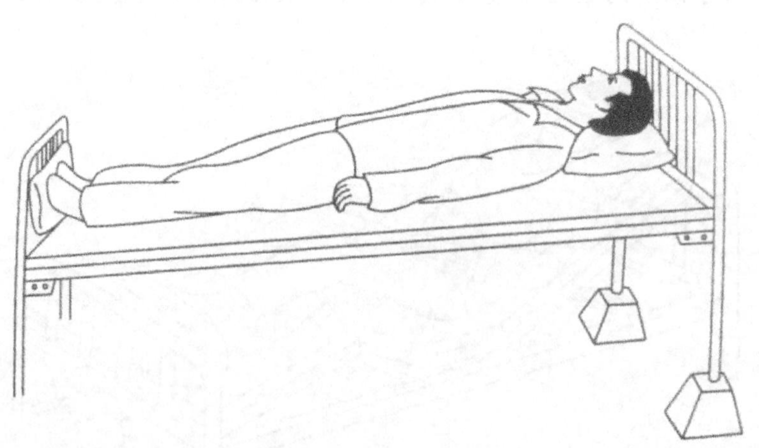

图 2-16　头高足低

2) 适用范围

(1) 颈椎骨折患者做颅骨牵引时，作为反牵引力。

(2) 减轻颅内压，预防脑水肿。

(3) 颅脑手术后的患者。

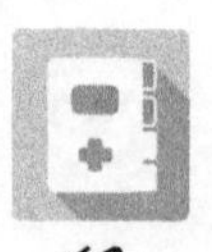

7. 头低足高位

1）姿势　患者仰卧，枕横立于床头，以防碰伤头部。床尾用支托物垫高 15～30 cm（图 2-17）。此卧位易使患者感到不适，不可长时间使用，颅内高压者禁用。

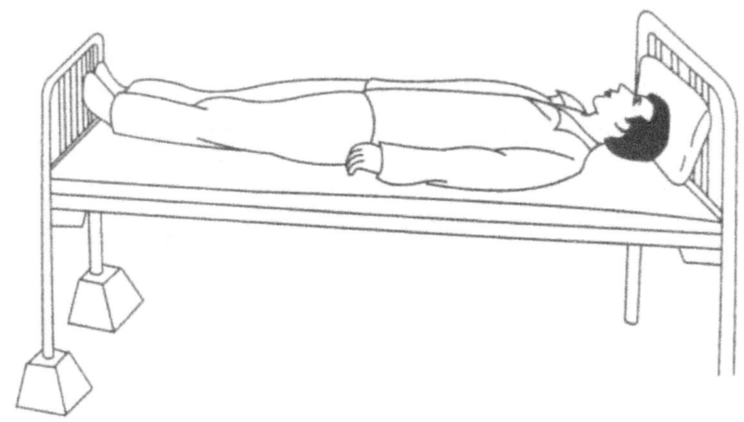

图 2-17　头低足高位

2）适用范围

（1）十二指肠引流术，有利于胆汁引流。

（2）肺部分泌物引流，使痰易于咳出。

（3）妊娠时胎膜早破，防止脐带脱垂。

（4）跟骨或胫骨结节牵引时，利用人体重力作为反牵引力，防止下滑。

8. 膝胸位

1）姿势　患者跪卧，两小腿平放于床上，稍分开；大腿和床面垂直，胸贴床面，腹部悬空，臀部抬起，头转向一侧，两臂屈肘，放于头的两侧（图 2-18）。

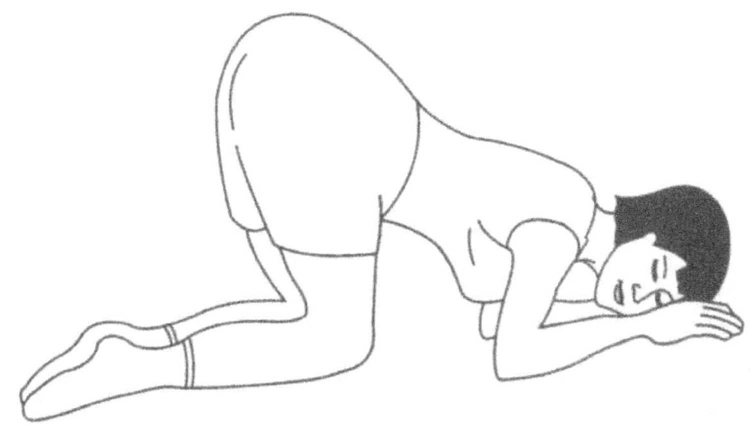

图 2-18　膝胸位

2）适用范围

（1）肛门、直肠、乙状结肠镜检查及治疗。

（2）矫正胎位不正或子宫后倾。孕妇进行矫正胎位时，应注意保暖，而且每次不应超过 15 分钟。

（3）促进产后子宫复原。

9. 截石位

1）姿势　患者仰卧于检查台上，两腿分开，放于垫有软垫的支腿架上，臀部齐台边，两手自然放在身体两侧或胸前（图 2-19）。采用此位时，应注意遮挡和保暖。

2）适用范围

（1）会阴、肛门部位的检查、治疗或手术，如膀胱镜、妇产科检查、阴道灌洗等。

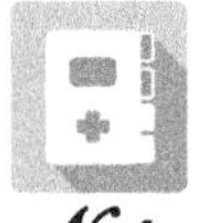

(2) 产妇分娩。

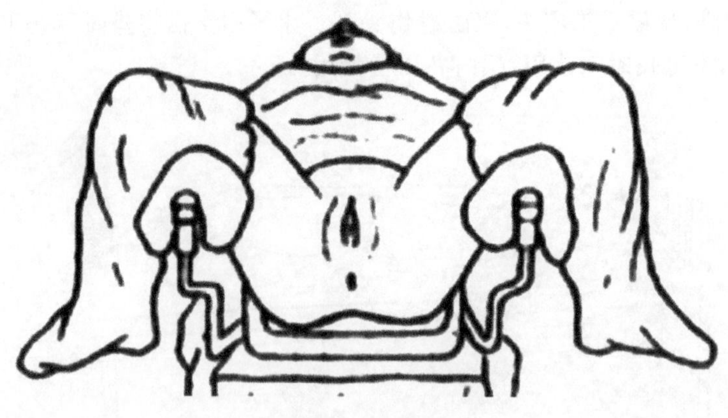

图 2-19　截石位

卧位更换技术

因疾病或治疗的限制，患者若需长期卧床，容易出现精神萎靡、消化不良、便秘、肌肉萎缩等症状；由于局部组织持续受压，血液循环障碍，易发生压疮；呼吸道分泌物不易咳出，易发生坠积性肺炎。因此，护士应定时为患者变换体位，以保持舒适和安全，并预防并发症的发生。

★一、协助患者移向床头(技术 2-8)

【目的】

协助已经滑向床尾又不能自行移动的患者移向床头，恢复舒适而安全的卧位。

【实施】　见表 2-9。

表 2-9　协助患者移向床头操作步骤

操作步骤	操作程序	注意要点
*操作前		
1. 评估	(1) 患者年龄、体重、病情、治疗、肢体活动情况，心理状态及合作程度 (2) 患者伤口局部敷料，输液、引流等治疗情况	
2. 准备		
(1) 护士准备	衣帽整洁，修剪指甲，洗手	
(2) 用物准备	根据病情准备好枕头等物品，必要时备换药碗、消毒液、无菌敷料等	
(3) 患者准备	了解移向床头的目的、过程及配合要点。情绪稳定，愿意合作	
(4) 环境准备	整洁、安静、安全	
*操作中		
1. 核对解释	核对床号、姓名，向患者及家属解释操作的目的、示范操作要点及配合事项	☆ 确认患者，取得合作
2. 固定	固定床脚轮，妥善安置各种导管、引流管及输液装置	☆ 避免导管脱落
3. 调整床头	视患者病情放平床头支架或靠背架，枕头横立于床头	☆ 避免撞伤患者
4. 松开盖被	必要时将盖被折叠至床尾或床一侧	
5. 移动患者	根据患者情况选择合适的方法	

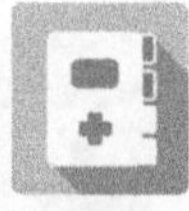

Note

续表

操作步骤	操作程序	注意要点
▲ 单人法	(1) 协助患者仰卧屈膝,双手握住床头栏杆或搭在护士肩部,也可抓住床边护栏 (2) 护士靠近床侧,两腿适当分开并适当屈膝,一手托住患者肩背部,另一手托住臀部 (3) 嘱患者两脚蹬住床面,在护士托起患者的同时,挺身上移	☆ 适用于体重较轻,且生活能部分自理的患者
▲ 双人法	(1) 协助患者仰卧屈膝 (2) 两名护士分别站于床的两侧,交叉托住患者颈肩部和臀部,或一人托住颈、肩部及腰部,另一人托住臀部及腘窝 (3) 两人同时用力,抬起患者移向床头	☆ 适用于病情较重或体重较重的患者
6. 检查安置	调整体位,放回枕头,保持患者肢体各关节处于功能位置;检查各种管道保持通畅;视病情需要可支起靠背架	
7. 整理用物	整理床单位,注意保暖	
* 操作后		
1. 整理	整理用物,按消毒隔离原则处理相应物品	
2. 洗手记录	洗手,记录翻身时间及皮肤状况,做好交接班	
3. 评价	(1) 护士操作规范,动作轻柔,符合节力原则 (2) 患者及家属对服务表示满意,患者无皮肤破损,无不适感 (3) 移动后,无意外发生,各种导管安全通畅	

【注意事项】

(1) 注意保护患者头部,避免头部碰撞床头栏杆而受伤。

(2) 移动患者时动作应轻稳,协调一致,不可推拖拉拽,以免擦伤皮肤。

★二、协助患者翻身侧卧(技术 2-9)

【目的】

(1) 协助不能起床的患者更换卧位,使患者感觉舒适。

(2) 配合临床检查、治疗和护理的需要。

(3) 预防并发症,如压疮、坠积性肺炎等。

【实施】 见表 2-10。

表 2-10 协助患者翻身侧卧操作步骤

操作步骤	操作程序	注意要点
* 操作前		
1. 评估	(1) 患者年龄、体重、病情、治疗、肢体活动情况,心理状态及合作程度 (2) 患者伤口局部敷料,输液、引流等治疗情况	
2. 准备		
(1) 护士准备	衣帽整洁,修剪指甲,洗手	
(2) 用物准备	视病情准备好枕头、床栏、翻身卡、笔	
(3) 患者准备	了解翻身侧卧的目的、过程及配合要点。情绪稳定,愿意合作	
(4) 环境准备	整洁、安静、安全	

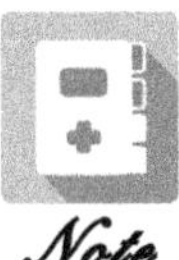

续表

操作步骤	操作程序	注意要点
*操作中		
1. 核对解释	核对床号、姓名，向患者及家属解释操作的目的、示范操作要点及配合事项	☆ 确认患者，取得合作
2. 固定	固定床脚轮，必要时拉起对侧床栏	☆ 保证患者安全
3. 安置	妥善安置各种导管、引流管及输液装置，避免翻身过程中导管脱落或扭曲受压	
4. 松开盖被	必要时将盖被折叠至床尾或床一侧	
5. 协助患者翻身	选择合适的方法	
▲ 单人法	(1) 将患者肩部、臀部移向护士侧床沿，再将患者双下肢移近护士侧床沿，协助或嘱患者屈膝 (2) 护士一手托肩，一手扶膝部，轻轻将患者转向对侧，使其背向护士	☆ 适用于体重较轻，且生活能部分自理的患者
▲ 双人法	(1) 两名护士站在床的同一侧，一人托住患者颈肩部和腰部，另一人托住臀部和腘窝，同时将患者稍抬起并移向近侧 (2) 两人分别托扶患者的肩、腰部和臀、膝部，轻轻将患者转向对侧	☆ 适用于重症或体重较重的患者
▲ 三人轴线翻身法	(1) 移去枕头，拉起对侧床栏 (2) 移动患者：一名护士固定患者头部，纵轴向上略加牵引，使头、颈部随躯干一起慢慢移动，第二名护士双手分别置于患者肩、背部，第三名护士双手分别置于患者腰部、臀部使患者头、颈、腰、髋保持在同一水平线上，移至近侧 (3) 三名护士同时翻转至侧卧，翻身角度不超过60°	☆ 适用于颈椎损伤的患者，无颈椎损伤时可两人完成轴线翻身 ☆ 三人动作应协调、平稳
6. 舒适卧位	按侧卧位的要求，在患者背部、胸前及两腿之间放置软枕；必要时使用床栏	☆ 促进患者安全、舒适
7. 检查安置	保持患者肢体各关节处于功能位置，检查各种管道并保持通畅	☆ 预防关节挛缩
8. 整理用物	整理床单位，注意保暖，指导患者及家属注意事项	
*操作后		
1. 整理	整理用物，按消毒隔离原则处理相应物品	
2. 洗手记录	洗手，记录翻身时间及皮肤状况，做好交接班	
3. 评价	(1) 护士操作规范，动作轻柔，符合省力原则 (2) 患者及家属对服务表示满意，患者无皮肤破损，无不适感 (3) 移动翻身后，无意外发生，各种导管安全通畅	

【注意事项】

(1) 若患者身上有各种导管或输液装置时，应先将导管安置妥当，移动、翻身后仔细检查导管是否有脱落、移位、扭曲、受压，以保持导管通畅。

(2) 移动患者时动作应轻稳，协调一致，不可拖拉，以免擦伤皮肤。应将患者身体稍抬起再行翻身。轴线翻身法翻转时，要维持脊柱的正常生理弯曲，以防加重脊柱骨折、脊髓损伤和关节脱位。

(3) 翻身时应注意为患者保暖并防止坠床，翻身后，需用软枕垫好肢体，以维持舒适而安全的体位。

(4) 为手术患者移动、翻身前应先检查伤口敷料，若已脱落或被分泌物浸湿，应先更换敷料并固定妥当后再移动、翻身，翻身后注意伤口不可受压；石膏固定者，应注意翻身后患处位置及局部肢体的血液循环情况，防止受压。

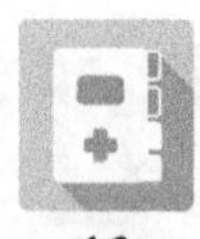
Note

(5) 颅脑手术者,应卧于健侧或平卧;颈椎或颅骨牵引者,翻身时不可放松牵引,并使头、颈、躯干保持在同一水平位翻动。

(6) 如发现皮肤发红或破损应及时处理,酌情增加翻身次数,同时记录于翻身卡上,并做好交接班。

(7) 移动、翻身时,护士应注意省力原则。

★三、保护具的使用(技术2-10)

【目的】

(1) 高热、谵妄、昏迷及危重患者,防止发生坠床、撞伤、抓伤等意外。

(2) 确保治疗、护理工作的进行。

【实施】 见表2-11。

表2-11 约束带的使用操作步骤

操作步骤	操作程序	注意要点
*操作前		
1. 评估	(1) 患者的年龄、病情、治疗、肢体活动情况,心理状态及合作程度 (2) 患者约束部位皮肤完整性、色泽、温度等 (3) 患者及家属对约束具使用的目的、注意事项、配合要点的了解	
2. 准备		
(1) 护士准备	衣帽整洁,修剪指甲,洗手	
(2) 用物准备	宽绷带、棉垫或者约束带	
(3) 患者准备	了解约束具使用的目的、注意事项,主动配合	
(4) 环境准备	整洁、安静、安全,温度适宜,光线充足,必要时进行遮挡	
*操作中		
1. 核对解释	核对床号、姓名,向患者及家属解释操作的目的及配合事项	
2. 固定	固定床脚轮,必要时拉起对侧床栏	☆ 保证患者安全
3. 松开盖被	必要时将盖被折叠至床尾或床一侧	
4. 约束		
(1) 宽绷带约束	先用棉垫包裹手腕或踝部,再用宽绷带打成双套结,套在棉垫外稍拉紧,使其不脱出,然后将带子固定于床沿上	☆ 常用于固定手腕和踝部
(2) 肩部约束带	将患者两侧肩部套进袖筒,腋窝衬棉垫,两袖筒上的细带子在胸前打结固定,将下面两条较宽的长带系于床头	☆ 限制患者坐起时使用
(3) 膝部约束带	两膝衬棉垫,将约束带横放于两膝上,宽带下的两头带各缚住一侧膝关节,然后将宽带两端系于床沿	☆ 固定膝部,限制下肢活动
5. 检查安置	保持患者肢体各关节处于功能位置,保持适当的活动度	
6. 整理	整理床单位,注意保暖,指导患者及家属注意事项	
*操作后		
1. 整理	整理用物,按消毒隔离原则处理相应物品	
2. 洗手,记录	洗手,记录约束带使用时间、部位等	
3. 评价	(1) 患者安全无意外发生,无并发症 (2) 护士操作方法正确 (3) 患者及家属对约束表示理解和满意	

【注意事项】

(1) 使用约束带前应先向患者及家属解释清楚,可用可不用时应尽量不用。

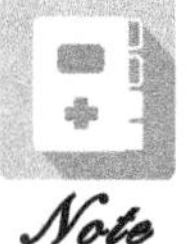

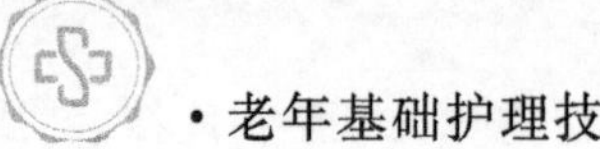

(2) 保护性制动措施,只宜短期使用,同时须注意患者的卧位舒适,要经常更换体位。

(3) 被约束的部位,应放衬垫,约束带的松紧要适宜,并定时放松,按摩局部以促进血液循环。

(4) 约束时应将患者的肢体置于功能位置。

【任务测试】

1. 李爷爷,65 岁,胃癌,在全麻下行胃大部分切除术。术后返回病房,护士应为其安置的卧位为(　　),李爷爷清醒后,护士可为其安置的卧位为(　　)。

A. 侧卧位　　B. 去枕仰卧位　　C. 膝胸卧　　D. 截石位　　E. 半坐卧位

2. 朴奶奶,65 岁,无痛性血尿 1 周,疑为膀胱癌,遵医嘱做膀胱镜检查。应协助其采用的卧位为(　　)。

A. 侧卧位　　B. 仰卧位　　C. 膝胸卧位　　D. 截石位　　E. 半坐卧位

3. 马爷爷,72 岁,反复咳嗽、咳痰 11 年,近 3 年来劳累后心悸、气促。入院时发绀明显,呼吸困难,应采取(　　)。

A. 侧卧位　　B. 仰卧位　　C. 膝胸位　　D. 端坐位　　E. 头高足低位

4. 赵爷爷,68 岁,昏迷,体重较重,护士采用双人法为其行翻身侧卧,翻身时应注意(　　)。

A. 一人托住患者的肩部和背部,另一人托住患者的腰部和臀部

B. 一人托住患者的颈肩部和腰部,另一人托住患者的臀部和腘窝

C. 一人托住患者的颈肩部和腰部,另一人托住患者的臀部

D. 一人托住患者的颈肩部,另一人托住患者的臀部和腘窝

E. 一人托住患者的颈部和背部,另一人托住患者的臀部和腘窝

5. 李奶奶,67 岁,肺源性心脏病,身体瘦弱,体虚无力,护士为其行单人协助患者翻身侧卧时,应注意(　　)。

A. 使患者两腿平放伸直　　B. 协助患者手臂放于身体两侧

C. 翻身后使患者上腿伸直　　D. 护士手扶患者肩部和膝部以助翻身

E. 协助患者先将臀部移向床沿

答案:1. B,E　2. D　3. D　4. B　5. D

(金　莉)

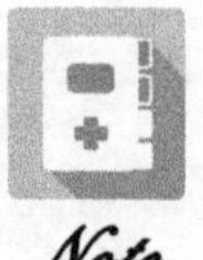

Note

任务 4　医疗与护理文件记录

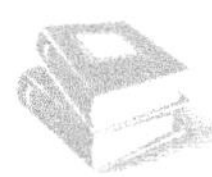

导入语

医疗和护理文件是医院和患者重要的档案资料，记录了患者疾病发生、发展、诊断、治疗、护理及转归的全过程，是现代医学的法定文件，由医生和护士共同完成。护理文件是护士对患者的病情和实施护理措施的原始文字记载。无论在临床治疗与护理、护理科研与教学、护理管理和法律上均有重要价值。

学习目标

知识目标	1. 了解医疗与护理文件记录的意义 2. 熟悉医疗与护理文件的保管要求、排列顺序 3. 掌握医疗与护理文件记录的原则、体温单的绘制、执行医嘱注意事项、液体出入量记录、特别护理记录单书写、病室交班报告书写要求 4. 熟练正确完成体温单的绘制
技能目标	能够规范熟练地完成体温单的绘制
素质目标	具有严谨求实的工作作风和对待工作学习一丝不苟的态度

情景导入

邵奶奶，68 岁，因转移性右下腹疼痛伴恶心 2 天入院。查体：T 38.2 ℃，P 86 次/分，R 19 次/分，BP 128/86 mmHg。心肺功能正常，右下腹麦氏点压痛反跳痛明显，腹肌紧张，未触及明显包块。诊断：急性阑尾炎。患者于 8:30 在硬膜外麻醉下行“阑尾切除术”，于 10:30 回病房，测体温 38.3 ℃。医嘱：青霉素皮试，青霉素 800 万单位静脉滴注，bid。12:00 体温 38.9 ℃，护士为其行酒精拭浴，30 分钟后测量体温降至 37.8 ℃。16:00 主诉刀口疼痛难忍，医嘱：哌替啶 50 mg im q6h prn，19:00 时又诉伤口疼痛，难以入眠。

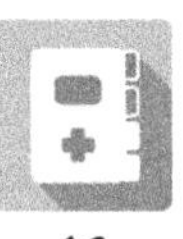

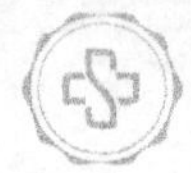

分析及实施

医疗与护理文件的记录与管理

医疗与护理文件包括医疗文件和护理文件两部分，是医院和患者重要的档案资料，也是教学、科研、管理及法律上的重要资料，是具有法律效应的文件，是为法律所认可的证据。

一、医疗与护理文件记录的意义

1. 提供信息 医疗与护理文件是关于患者病情变化，诊疗护理及疾病转归全过程的全面、及时、客观、动态的记录，是医护人员进行正确诊断治疗和护理的依据，也是联系各级医护人员之间交流与合作的桥梁。护理记录内容如生命体征、出入量、身高、体重、危重症观察记录等，常是医生了解患者病情进展、治疗护理效果、调整治疗方案的重要参考依据。

2. 提供教学与科研资料 完整、标准的医疗护理记录，是最好的教学资料，同时也是科研的重要资料，尤其对回顾性研究具有重要的参考价值。它也为流行病学研究、传染病管理等提供了统计学方面的原始资料，是医疗卫生管理机构制定方针政策的重要依据。

3. 提供评价依据 各项医疗护理记录是等级医院评审、医务人员考核重要的参考依据，并可在一定程度上反映出医院的医疗护理水平、管理质量、学术水准，因此它是衡量医院医疗护理管理水平的关键指标之一。

4. 提供法律依据 医疗护理文件属合法文件，为法律认可的依据。其内容反映了患者在住院期间接受治疗与护理的具体方案及措施，因此只有认真书写各项记录，对患者在院内期间病情、治疗、护理做好及时、完整、准确的描述，才能为法律提供有效依据并确实保障医务人员的合法权益及为患者提供有效证据。

5. 医务人员医学思维的训练与养成 这是最高端的病历价值。病历体现着医务人员在医疗活动中的思维逻辑，清晰的医学思维模式是写好病历的关键。

二、医疗与护理文件记录的原则

客观、及时、准确、完整、清晰、简要、规范是书写各项医疗与护理记录的基本原则。

1. 客观 病历是医护人员根据问诊、体格检查、辅助检查以及对病情的详细观察所获得的资料，经过归纳、分析、整理、书写而成，记载患者的信息，反映患者病情，是真实的信息，不应是医生或护士的主观解释和有偏见的资料，它是客观的。

2. 及时 医疗与护理文件应按照规定的格式、内容在规定的时限内完成，不得拖延或提前完成，更不能漏记、错记，以保证记录时效性，如口头医嘱的补记、抢救记录的补记(遇到紧急情况，来不及当时记录抢救情况应在抢救结束后 6 小时内据实补记，并注明补记时间和抢救完成时间)、上级护士修改病历等。

3. 准确 记录的内容必须真实、无误，尤其对患者的主诉和行为，记录者必须是执行者。记录的时间应为实际给药、治疗、护理的时间，而不是下医嘱的时间或事先安排好的时间。病历书写应使用阿拉伯数字书写日期和时间，采用 24 小时制记录。一般时间记录年、月、日、时；抢救记录、患者病程记录、抢救时间、死亡时间、医嘱执行时间等应记录至分钟。

4. 完整 眉栏、页码须逐项填写完整。尤其是护理表格应按要求逐项填写，避免遗漏。记录应连续，每项记录后签全名，以示负责。如患者出现病情恶化、拒绝接受治疗护理或有自杀倾向、意外、请假外出、并发症先兆等特殊情况，应详细记录并按应急流程及时报告相关人员，详细交接班等。

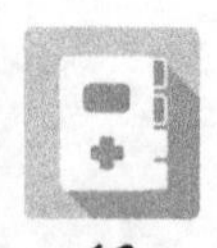

Note

5. 简要 记录内容应尽量简洁、流畅、重点突出。使用医学术语和公认的缩写，避免笼统，含糊不清或过多修辞，以方便医护人员快速获取相关信息，节约时间。

6. 清晰 记录应按医疗机构所规定颜色的钢笔或签字笔书写，字迹清楚、端正、不出格、不跨行或滥用简化字。书写过程中出现错字，应当用双线划在错字上，保留原记录清楚、可辨、并注明修改时间，修改人签名。不得采用刮、涂、粘等方法掩盖或去除原来的字迹。

7. 规范 医疗与护理文件记录必须符合临床基本诊疗和护理常规和规范，符合《医疗事故处理条例》《医院投诉管理办法》等相关法律、法规配套文件的要求，主管部门制定的有关护理病历书写格式的基本框架，各省市制定的医疗护理病历书写规范与管理规定等。

三、医疗与护理文件保管的原则

医疗与护理文件是医院重要的档案资料，由门诊病历和住院病历两部分组成。门诊病历内容包括门诊病历首页（门诊手册封面）、病历记录、化验单（检验报告）、医学影像检查资料等。住院病历内容包括住院病案首页、住院志、体温单、医嘱单、检查记录、病程记录（含抢救记录）、护理记录、出院记录（或死亡记录）、疑难病历讨论记录、会诊意见、上级医生查房记录等。由于医疗与护理记录是医护人员临床实践的原始文件记录，对医疗、护理、教学、科研、执法等方面都至关重要，所以医疗机构应建立病历管理制度，设置专门部门或配备专（兼）职人员，具体负责本机构病历和病案的保存和管理工作。

（一）管理要求

（1）医疗机构应严格病历管理，严禁任何人涂改、伪造、隐匿、销毁、抢夺、窃取病历。

（2）各种医疗与护理文件按规定放置，记录和使用后必须放回原处。

（3）必须保持医疗与护理文件的清洁、整齐、完整、防止污染、破损、拆散、丢失。

（4）除涉及对患者实施医疗活动的医务人员及医疗服务质量监控人员外，其他任何科研机构和个人不得擅自查阅该患者的病历。应科研教学需要查阅病历的，需经患者就诊的医疗机构有关部门同意后查阅，阅后应当立即归还，不得泄露患者隐私。

（5）住院病历因医疗活动或复印、复制等需要带离病区时，应当由病区指定专门人员负责携带和保管。公安、司法机关因办理案件，需要查阅、复印或者复制病历资料的，医疗机构应当在公安、司法机关出具采集证据的法定证明及执行公务人员的有效身份证明后予以协助。

（6）医疗与护理文件应妥善保存。各种记录保存期限如下。

①体温单、医嘱单、特别护理记录单作为病历的一部分随病历放置，患者出院后送病案室长期保存。

②门（急）诊病历档案的保存时间自患者最后一次就诊之日起不少于 15 年。

③病区交班报告本由病室保存 1 年，以备需要时查阅。

（7）患者本人或其代理人、死亡患者近亲属或其代理人、保险机构有权复印或复制的内容包括：门急诊病历和住院病历中的住院志（即入院记录）、体温单、医嘱单、化验单（检验报告）、医学影像检查资料、特殊检查（治疗）同意书、手术同意书、手术及麻醉记录单、病理报告、护理记录、出院记录及国务院卫生行政部门规定的其他病历资料。

（8）发生医疗事故争议时，医疗机构应当在患者或者其代理人在场的情况下封存死亡病历讨论记录、疑难病例讨论记录、上级医生查房记录、会诊意见、病程记录等，封存的病历可以是复印件，由医疗机构负责医疗服务质量监控的部门或者专（兼）职人员保管。

（二）病历排列顺序

1. 住院期间病历排列顺序

（1）体温单（按时间先后倒排）。

（2）医嘱单（按时间先后倒排，包含长期医嘱单和临时医嘱单，长期医嘱单在前）。

（3）入院记录。

（4）病史及体格检查。

（5）病程记录。

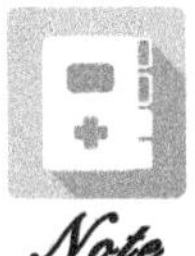

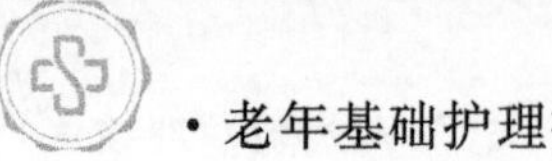

(6) 各种病例讨论记录、会诊记录单、病危通知单。

(7) 病情检查治疗知情同意书。

(8) 麻醉记录、手术记录、手术清点记录、麻醉前(后)访视记录、手术安全核查记录等。

(9) 分娩、产褥等记录单。

(10) 特殊检查治疗记录单。

(11) 各种检验和检查报告单，按日期自上而下顺排，粘贴于专用纸齐左边线上。

(12) 放射、心电图、超声、CT 等报告单。

(13) 病危护理记录单(按页数顺排，如正在进行病危护理记录时，放在特护夹内)。

(14) 输血治疗同意书。

(15) 输血治疗申请单。

(16) 输血记录单。

(17) 患者输血不良反应回报单。

(18) 病历首页。

(19) 入院证。

(20) 门诊病历。

(21) 既往住院病历或其他医院就诊的有关记录。

2. 出院(转院或死亡)历排列

(1) 病历首页。

(2) 出院记录或死亡记录。

(3) 入院记录。

(4) 病程记录。

(5) 各种病历讨论记录、会诊记录单、病危(重)通知单。

(6) 各种病情检查治疗知情同意书。

(7) 术前小结。

(8) 麻醉记录。

(9) 手术记录。

(10) 手术安全核查记录加 CHA 手术风险评估表。

(11) 手术清点记录。

(12) 麻醉术前访视记录、麻醉术后访视记录。

(13) 分娩、产褥记录。

(14) 特殊检查治疗记录单。

(15) 检验报告单(按检查日期顺序从前至后粘贴、排列)。

(16) 输血治疗同意书。

(17) 输血记录申请单。

(18) 输血记录单。

(19) 患者输血不良反应回报单。

(20) 放射、心电图、内窥镜、超声、CT、病理等辅助检查报告单。

(21) 病危患者护理记录。

(22) 长期医嘱单(按日期排序)。

(23) 临时医嘱单(按日期排序)。

(24) 体温单(按日期排序)。

(25) 入院证、转科单。

(26) 既往住院病历及其他医院就诊记录。

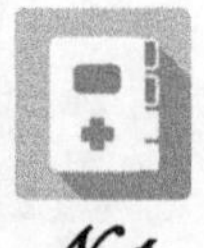
Note

医疗与护理文件的书写

体温单是重要的护理文件，是病案的重要组成部分。主要记录患者体温、脉搏、呼吸、血压和其他有关情况，如入院、出院、分娩、手术、转科或死亡时间，大便、小便、液体出入量、血压、体重等，以护士填写为主，为掌握病情提供重要依据。医嘱单是医生根据病情需要，为达到诊治目的而拟定的书面嘱咐，由医护人员共同执行。医嘱单的种类包括长期医嘱、临时医嘱、备用医嘱。通过本节学习，掌握体温单、医嘱单、液体出入量记录及其他护理文书的书写，了解护理病历内容，能够认真、细致、正确书写护理文书，保证其正确性、原始性和完整性。

一、体温单

（一）内容

1. 眉栏 包括患者姓名、性别、年龄、科别、病室、床号、入院日期、住院病历号、科号、记录号等项目。

2. 一般项目栏 包括日期、住院日数/手术分娩后日数、时间。

3. 体温、脉搏绘制栏 包括体温、脉搏描记及呼吸次数记录区；40～42 ℃之间记录患者入院、转入、分娩、出院、死亡时间及手术等项目。

4. 特殊项目栏 包括血压、体重、身高、小便次数、大便次数、入量、出量、过敏药物、页码等。

（二）绘制要求

1. 书写 眉栏用蓝墨水笔或碳素墨水笔填写。

2. 一般项目栏 除特殊说明外，均为阿拉伯数字。“日期”填写时每页第一日及跨年度第一日应填写年-月-日，如(2016-10-15)，其余6天只填日期。遇跨月的第一日须填写月-日(如11-01)，其余只填日期。“住院日数”自住院日起为“1”连续写至出院。“手术后日数”手术次日为术后第一日，依次填写至第14日止；如在14日内又行第2次手术，则将第1次手术天数作为分母，第2次手术天数作为分子填写。

3. 40～42 ℃横线之间 用红钢笔或红碳素笔在40～42 ℃之间相应的时间格内纵行填写入院、转入、分娩、死亡、出院时间及手术，除手术不写时间及手术名称外，其余均采用24小时制填写时间。

4. 体温、脉搏、呼吸的绘制

(1) 体温符号 口腔温度用蓝点“●”标示，腋下温度用蓝叉“×”表示，直肠温度用蓝圈“○”标示，相邻温度用蓝线相连。

物理降温30分钟后测得的体温用红圈“○”表示，绘制在物理降温前体温的同一纵格内，用红圈“○”表示，并用红虚线与降温前体温相连，下次测得的体温与降温前体温相连。

体温低于35 ℃时，为体温不升，则用蓝笔在35 ℃线上画一蓝点“●”，并在蓝点处用下划箭头“↓”标示，长度不超过两小格，再与相邻体温相连，或在体温描述栏35 ℃以下写“T不升”。患者临时外出、检查等2小时内，一律补测。

若患者体温与前次测量体温数值差异较大或与病情不符，则应重新测量，确定无误后在原体温上方用蓝笔写上一小写英文字母“v”，以示核实过。

(2) 脉搏 脉率以红点“●”表示，心率以红圈“○”表示，相邻的脉搏和心率分别以红线相连。记录脉搏短绌时，心率与脉率各以红线相连，在两曲线之间用红笔竖线填满。脉搏短绌消失后只绘制脉搏。

当体温与脉搏重叠时，先绘制体温符号，再用红笔在体温外以红圈“○”表示脉搏。如系肛温先以篮圈“○”表示体温，其内画红点“●”表示脉搏。

(3) 呼吸 单位为次/分，用蓝墨水笔或碳素墨水以阿拉伯数字填写在相应的呼吸格内，不写单位，表示每分钟呼吸次数；如每日记录呼吸两次以上，应在相应的呼吸格内，上下交错记录，每页首记呼吸从

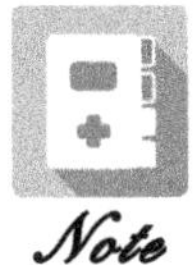

上开始写。使用呼吸机患者的呼吸记录在呼吸记录区相应时间栏内以 R 表示。

5. 特殊项目栏

(1) 血压(mmHg) 用数字表示。记录采用分数式，即收缩压/舒张压(130/80)，次数按护理常规或医嘱进行，新入院患者应测量血压并记录，住院患者每周至少记录一次。如一日内连续测量血压时，则应记录在相应的时间格内，上午写在前半格内，下午写在后半格内，术前血压写在前面，术后血压写在后面。

(2) 出入量(mL) 记录前一日 24 小时出入总量，分子为出量，分母为入量。也有的体温单中入量和出量分栏记录，可遵医嘱或将护理常规 24 小时总摄入量和总出量分别填写在相应栏内。

(3) 大便次数 每 24 小时记录一次，记录前一日的大便次数，从入院第二天开始填写，每天记录一次。无大便记为"0"，灌肠以"E"表示，灌肠后排便以"E"作为分母，排便作为分子，例如：1/E 表示灌肠后排便一次；1 2/E 表示自行排便一次，灌肠后又排便 2 次；3/2E 表示灌肠 2 次后排便 3 次。大便失禁或人工肛门以"※"表示。

(4) 尿量(mL 或次) 记录前一日即 24 小时尿液总量或小便次数，填入相应日期内。小便失禁用"*"表示；导尿以"C"表示，如 1000 mL/C 表示导尿患者排尿 1000 mL。

(5) 体重(kg) 新入院当日和每周测一次体重并记录。因病情等原因不能测体重者此栏内按患者具体情况记录"卧床"或"平车"。

(6) 身高(cm) 新入院当日应根据病情测量身高并记录。

(7) 药物过敏 用蓝墨水笔或碳素墨水笔填写药名与括号，阳性用红笔写"+"表示；如有过敏史应用红笔记录过敏的药物；多种药物过敏时，可依次填写；皮试结果阳性者，应在当天的体温单上填写药物名称。

(8) 空格 可作为需观察增加的内容和项目，如记录抽出液、痰液量、特殊用药、管路情况等。

(9) 页码 页码用蓝墨水笔或碳素墨水笔阿拉伯数字填写。

【注意事项】

(1) 填写体温单各项时，应仔细核对姓名、床号、日期、时间。

(2) 绘制时体温、脉搏、呼吸要求数据正确清晰，点圆线直、点线分明、连线平直、大小粗细和颜色深浅一致，卷面整洁。

二、医嘱单

医嘱是医生根据患者病情的需要而拟定的治疗计划和护理措施的书面嘱咐，由医护人员共同执行。医嘱单是供医生直接写医嘱所用，包括长期医嘱单(表 2-12)和临时医嘱单(表 2-13)。医嘱单存在于病历中，作为整个诊疗过程的记录之一和结算依据，也是护士执行查对医嘱的依据。

表 2-12 长期医嘱单

姓名： 科室： 病室： 床号： 住院号：

起始		医嘱内容	医生签名	护士签名	执行时间	停止		医生签名	护士签名
日期	时间					日期	时间		

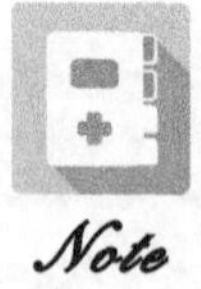

表 2-13 临时医嘱单

姓名： 科室： 病室： 床号： 住院号：

日期	时间	医嘱内容	医生签名	执行时间	执行者签名

（一）医嘱的内容

包括日期、时间、住院号、床号、姓名、护理常规、护理级别、隔离种类、饮食、卧位、药物及剂量和用法、各种治疗和检查、医生护士的签名。

（二）医嘱的种类

1. 长期医嘱 写在长期医嘱单上，有效期为 24 小时以上，至医生注明停止时间后失效，如护理级别、疾病护理常规、饮食、病重或病危通知书、各种特殊体位、特殊处理（如测血压、脉搏、呼吸、液体出入量等）、常用口服药、注射用药、静脉点滴用药等。

2. 临时医嘱 写在临时医嘱单上，有效时间在 24 小时内，应在短时间内执行，有的必须立即执行（st），如地西泮 10 mg im st，一般仅执行一次；有的临时医嘱限定时间执行，如会诊、手术、检验等；另外出院、转科、死亡等也列入临时医嘱。

3. 备用医嘱 根据病情需要分为长期备用医嘱和临时备用医嘱。

（1）长期备用医嘱（prn） 有效时间 24 小时以上，医生写在长期医嘱单上，必要时使用，由医生注明停止时间失效，如哌替啶 50 mg im q6h prn。

（2）临时备用医嘱（sos） 仅在医生开写 12 小时以内有效，写在临时医嘱单上，必要时使用，过期未执行则失效，如地西泮 5 mg po sos。

4. 医嘱的处理 医嘱处理原则：先急后缓，先临时后长期，医嘱执行者须在医嘱单上签全名。

（1）长期医嘱 医生开具的长期医嘱在长期医嘱单上，必须注明日期和时间，并签全名。护士将长期医嘱栏内医嘱分别转抄至各种执行单上（服药单、治疗单、饮食单等），转抄时需注明执行时间并签全名。定期执行的长期医嘱应在执行卡上注明具体执行的时间，如 20%甘露醇 250 mL ivgtt Bid，在输液单上应注明 20%甘露醇 250 mL 8 am，4 pm。

（2）临时医嘱 医生开具的临时医嘱在临时医嘱单上，必须注明日期和时间，并签上全名。需立即执行的医嘱护士在执行后必须写上执行时间并签全名。有限定执行时间的临时医嘱，护士应转抄在临时治疗本或交班记录本上。凡需下一班执行的临时医嘱应交班。

（3）备用医嘱 ①长期备用医嘱必须注明执行时间，如哌替啶 50 mg im q6h prn。护士将长期备用医嘱抄写在执行单上，每次执行后，在临时医嘱单上记录执行时间并签全名，供下一班参考。每次执行前必须了解上次执行时间。②临时备用医嘱可暂不处理待患者需要时执行，执行后按临时医嘱处理。过时未执行，则由护士用红笔在该项医嘱内写“未用”二字。

（4）停止医嘱处理 停止医嘱时，应把相应执行单上注明停止日期和时间并签全名，同时注销有关卡片如注射卡，服药卡等；并在医嘱单原医嘱后，填写停止日期、时间，签全名。

（5）重整医嘱 当长期医嘱超过 3 张或医嘱调整项目较多时需重整医嘱。重整医嘱时，由医生进行，应在原医嘱最后一行下面用红笔画一横线，在线以下写“重整医嘱”和日期、时间、签名。另取一张医嘱单，在第一行格内写“重整医嘱”，并在日期和时间栏内注明当时重整医嘱的日期和时间，再将红线以上有效的长期医嘱按原日期、时间的排列顺序抄于红“重整医嘱”四字以下，抄录完毕，核对无误后签全名。

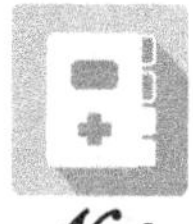

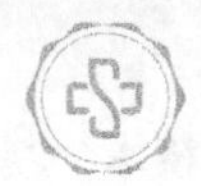

当手术、分娩、或转科后要重整医嘱时，可在原医嘱最后一行下面用红笔画一横线，表示以前医嘱全部停止，并在红线下面用红笔写上“手术医嘱”“分娩医嘱”或“转科医嘱”，然后重新开写医嘱，核对后签名。医生重整医嘱后，由当班护士核对无误后在整理之后的有效医嘱执行者栏内签上全名。若患者死亡，无须开医嘱，在原长期医嘱最后一行划一红线，以示所有长期医嘱停止，并注销各执行单上的长期医嘱，通知营养室停止供应膳食。

（三）注意事项

（1）医嘱必须由执业医生签名后方为有效。一般情况下，护士不执行口头医嘱，在抢救或手术过程中医生下口头医嘱时，护士应先复述医嘱内容，双方确认无误后方可执行，抢救结束后，医生应当据实补记医嘱（不得超过 6 小时）。写错或取消医嘱时不能任意涂改，应在该医嘱上用红笔写“取消”二字，签医生全名，并通知护士。

（2）对有疑问的医嘱，必须核对清楚后方可执行。

（3）医嘱需每班、每日核对，每周总查对，查对后签时间和查对人全名。

（4）凡需下一班执行的临时医嘱要交班，并在护士交班记录上注明。

（5）有药物过敏试验的医嘱，应将结果记入医嘱内，阳性者用红笔写“＋”，阴性者用蓝笔写“－”，并注明药物批号。

（6）处理医嘱时，要做到准确、细致、及时、认真。要求字迹清楚，不得涂改。

三、特别护理记录单

特别护理记录是指护士根据医嘱和病情对危重患者住院期间护理过程的客观记录，常用于危重、抢救、大手术后、特殊治疗和需要严密观察病情变化的患者，以便及时了解和全面掌握患者情况，观察治疗或抢救后的效果（表 2-14）。

表 2-14　特别护理记录单

姓名：　　　　科室：　　　　病室：　　　　床号：　　　　住院号：

日期/时间	体温/℃	脉搏/（次/分）	呼吸/（次/分）	血压 mmHg	管路护理	皮肤护理	血氧饱和度/（%）	入量/mL		出量/mL		病情及治疗	签名
								项目	数量	项目	数量		

（一）内容

（1）眉栏记录单要求填写患者的姓名、性别、年龄、科别、住院号或病案号、床号、诊断、页码、记录日期和时间，护士签名等。

（2）应根据相应专科护理特点、密切观察、客观记录包括记录患者的主诉、生命体征、意识情况、液体出入量、吸氧方式及流量、皮肤情况、各种仪器监测指标与管道护理情况、病情变化、护理措施、主要医嘱执行情况、治疗效果等。

（3）不同专科的护理记录表格可以根据专科特点设计，以简化、实用为原则。

（二）书写要求

（1）用蓝墨水笔书写眉栏各项。

（2）日期记录为“月-日”，时间采用 24 小时制，具体到分钟。首次记录和跨年度的第一次记录应写“年-月-日”。

（3）首次书写特别护理记录单者，须有疾病诊断、目前病情，伤口引流等情况。

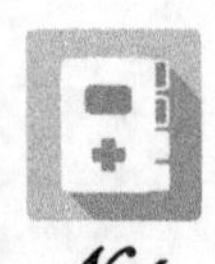

（4）护士应详细记录液体出入量，单位为毫升（mL），入量包括输液、输血、饮食含水量及饮水量（包

括口服及鼻饲管、肠管输注的营养液等）；出量包括尿量、大便、呕吐量、出血量、各种引流量等，除记录液量外，还应将液体颜色、性状、记录于病情栏内。下午 7 时应小结日间（7:00—19:00）液体出入量，在项目栏内写“12 小时小结”或“×小时小结”，并用蓝黑笔双线标识；次晨 7 时用蓝黑笔总结 24 小时（7:00—7:00）液体出入量，并用红笔双线标识，然后记录在体温单上。

（5）手术患者应重点记录麻醉方式、手术名称、患者返回病房时间、生命体征、伤口情况、引流情况等。

（6）危重患者护理记录每班应有小结，记录时间超过 24 小时者，应由夜班护士进行 24 小时总结，不足 24 小时的按实际记录时数进行总结。记录不足 24 小时因特殊原因离院（死亡、转院、转科）时，也应有小结。小结内容包括：液体出入量、生命体征最高值与最低值（生命体征最高值与最低值在病情栏内描述）、特殊用药等，并根据相应专科特点记录病情。

（7）书写抢救记录时要详细记录叙述病情变化经过情况，如神志、血压、脉搏、瞳孔的变化过程，抢救过程中按时间顺序记录所采取的具体措施，如药物治疗（药名、剂量、用法等）、气管插管、呼吸机的使用、心肺复苏、监护仪、除颤器等的使用等。对发生发展的情况所采取的抢救措施要记录具体时间。抢救结束后，务必准确记录停止抢救时间。抢救过程中，如不能按时完成记录，应在抢救工作结束后 6 小时内及时书写并补全护理记录。

（8）根据患者皮肤的情况如实记录，皮肤正常者以“√”表示；出现异常情况者（如压疮、出血点、破损、水肿等）以“×”表示，并在病情观察栏内具体描述异常情况。

（9）管路护理要根据患者置管情况填写相关置管名称，如静脉置管、导尿管、引流管等，管路正常以“√”表示，管路异常以“×”表示，并在病情栏内描述。

（10）每次记录均需签全名，一次记录多行时在最后一行签全名。

四、病室交班报告

病区交班报告（表 2-15），也叫交班记录，是护士的工作日志，是由值班护士针对值班期间病区情况及患者病情动态变化等书写的书面交班报告，也是向接班护士交代的工作重点。接班护士通过阅读病区交班报告，可全面掌握前一班的工作动态和患者的情况以及本班需要继续观察的问题和实施的护理措施，使护理工作连续、不间断进行，对患者实施全程优质的护理提供保障。

表 2-15　病区交班报告

_________科_________病区　　　　　　　　　　　　　　　　年　　月　　日

患者总数 / 病情 / 床号　姓名　诊断	白班　患者总数	夜班　患者总数	夜班　患者总数
	入院　出院　转出	入院　出院　转出	入院　出院　转出
	转入　手术　分娩	转入　手术　分娩	转入　手术　分娩
	初生　病危　死亡	初生　病危　死亡	初生　病危　死亡

（一）书写要求

（1）写交班报告前应巡视患者，在掌握病情的基础上书写。

（2）书写内容应全面、准确真实、简明扼要、重点突出，要用医学术语。

（3）字迹清楚、不得任意涂改，一律使用碳素墨水笔或蓝黑墨水书写。

（4）填写时，先写床号、姓名、诊断，后报告体温、脉搏、呼吸、血压，再简要记录病情、治疗和护理等情况。

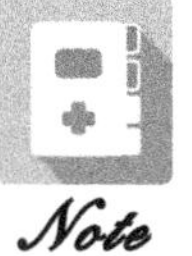

（5）对新入院、转入、手术、分娩患者，在诊断的下方分别用红笔注明“新”“转入”“手术”“分娩”，危重患者作红色标记“※”或用红笔注明“危”。

（6）各班于交班前1小时填写交班报告，每班写完报告，注明页数并签全名。

（二）书写顺序

（1）填写眉栏及表格上所列各项，如病室、患者总数、入院、出院、转入、转出、死亡、手术、分娩及病重人数。

（2）根据下列顺序按床号先后书写报告：先写离开病区的患者（出院、转出、死亡）；再写进入病区的患者（入院、转入）；最后写本班重点交班患者（手术、分娩、危重及有异常情况及特殊检查前患者等）。

（3）同一项目中有多个患者的，按床号先后顺序书写。

（三）交班内容

（1）出院、转出、死亡患者　说明离开时间，转出患者注明转往何院、何科；死亡患者简明扼要记录抢救过程、抢救时间及死亡时间。

（2）新入院或转入的患者　应报告入科时间，患者主诉、主要症状、体征、既往史、过敏史、存在的护理问题、给予的治疗和护理措施及效果等。

（3）危重患者　应报告患者的生命体征、意识、病情动态、特殊的抢救治疗、护理措施及其效果、下一班注意事项等。

（4）手术患者　应报告进入手术室时间、麻醉方式、手术名称、术后回病房时间、施行何种手术、手术经过、清醒时间、回病室后情况，如生命体征、意识状态、切口敷料有无渗血，是否已排尿、排气，各种引流管是否通畅及引流液情况，输液、输血及镇痛药的应用等。

（5）手术、检查和待行特殊治疗的患者　应报告须注意的事项、术前用药和准备情况等。

（6）产妇　应报告产式、胎次、产程、分娩时间、会阴切口及恶露等情况。

（7）老年、幼儿和生活不能自理的患者　应报告生活护理情况，如口腔护理、压疮护理及饮食护理等。

还应报告上述患者的心理状态和需要接班者重点观察项目及完成的事项。夜间应注明患者睡眠情况。

因交班报告不属于病历内容，随着优质护理的开展，为减少护士文书书写，将时间还给患者，交班报告应予简化，主要记录患者出入院等流动情况，重点交班患者可以护理记录为依据。

五、护理病历

将患者的健康资料、护理问题、护理措施、护理记录和效果评价，运用于护理程序的过程中并记录，这些记录构成护理病历，一般包括入院评估表、住院评估表、护理计划单、护理记录单、出院指导和健康教育等。

1. 入院评估表（表2-16）　对新入院患者进行初步护理评估，旨在找出患者的健康问题，确立护理诊断，包括患者的一般资料、现在健康状况、既往健康状况、心理状况、社会状况等。

表2-16　入院护理评估表

姓名________ 性别________ 年龄________ 科别________ 病室________ 床号________

住院号________ 职业________ 民族________ 出生地________ 婚姻________

入院诊断：________________ 入院时间：　年　月　日　时　分

入院病情：□危重　□一般　入院方式：□门诊　□急诊　□步行　□轮椅　□平车

文化程度________ 宗教信仰________ 联系地址________

联系人________ 与患者关系________ 电话号码________

病史与主诉：________________________________

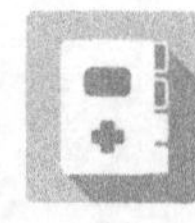

续表

查体：体温　　℃　脉搏/心率　　次/分　□正常　□异常：□快　□慢　□短绌

血压　　mmHg　呼吸　　次/分　□正常　□异常：□快　□慢　□深　□浅　□端坐呼吸　□气管切开

□插管　□辅助器　□用氧

瞳孔：□正常　□异常：异常的描述________________

意识状态：□清醒　□嗜睡　□恍惚　□昏迷　精神状态：□正常　□紧张　□恐惧　□其他

皮肤：□颜色正常　□异常：□苍白　□潮红　□黄疸　□其他

□完整　□破损：部位________大小________cm^2　□压疮：________度　部位________大小________cm^2

口腔情况：□无义齿　□有义齿　其位置__________　黏膜：□完整　□破损　□其他__________

视力情况：□正常　□异常：描述__________　听力：□正常　□异常：描述：__________

排泄：小便：□正常　□失禁　□尿频　□尿潴留　□保留尿管　□人工瘘管　□其他__________

大便：□正常　□失禁　□腹泻　□便秘　□便血　□其他

其他：□呕吐　□呕血　□大量出汗　□引流

运动能力：□正常　□异常：描述________________

语言能力：□正常　□含糊不清　□失语

自理能力：□完全自理　□部分依赖　□完全依赖

家庭社会情况：职业________文化程度________　婚姻状况________　子女________　医疗费支付形式________

生活习惯：吸烟__________饮酒__________饮食__________睡眠__________

过敏史：药物__________食物__________其他__________

心理-社会方面

1. 情绪状态　镇静　易激动　焦虑　恐惧　悲哀　无反应

2. 就业状态　固定职业　丧失劳动力　失业　待业

3. 沟通　希望与更多的人交往　语言交流障碍　不愿与人交往

4. 与亲友关系　和睦　冷淡　紧张

5. 遇到困难最愿意向谁倾诉　父母　配偶　子女　其他

入院后的治疗与护理：

____

____

____

____

____

签名：__________　记录时间：__________

2. 住院评估表　护士对住院患者进行评估，根据患者病情每班、每天或数天进行评估，以便全面掌握患者病情的动态变化。

3. 护理计划单　护士对患者实施整体护理的计划。主要内容包括护理诊断、护理目标、护理措施和效果评价等。

4. 护理记录单　护士用运护理程序的方法为患者解决问题的记录单。包括患者的护理诊断/问题、护士所采取的措施及执行护理措施后的效果等。常用记录格式为 PIO 格式(表 2-17)：P(problem)、I(intervention)、O(outcome)。

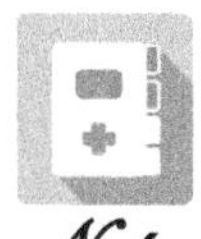

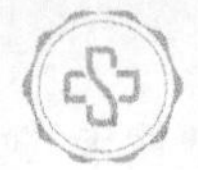

表 2-17　护理记录单(PIO 格式)

科室　　姓名　　性别　　年龄　　病房　　床号　　住院号

日期	时间	护理记录			签名
		P	I	O	

5. 健康教育计划　为了降低或消除影响患者健康的危险因素，树立患者的健康意识，促使患者改变不健康的行为和生活方式，养成良好的习惯，医院制定了帮助患者掌握健康知识的学习计划与技能训练计划。

(1) 住院期间的健康教育计划　①入院须知、病区环境介绍、医护人员概况；②疾病诱发因素、疾病预防、发展过程及心理因素对疾病的影响；③针对疾病采取的治疗及护理方案；④有关的检查及注意事项；⑤用药的作用及副作用；⑥饮食与活动的注意事项；⑦疾病康复措施等。

(2) 出院指导　对患者出院后的休息、活动、饮食、服药、伤口护理、复诊、生活习惯等方面进行指导。教育和指导的方式有讲解、图片、多媒体资料、示范、模拟等。

由于年龄、文化结构、生活习惯等差异，不同患者同一疾病所采用的健康教育方式也可能不相同，同一患者同一疾病的不同阶段采取的健康教育方式也不尽相同。所以护士要对患者进行全面分析与评估，有针对性地给予个体化健康教育，促进患者早日康复。

【任务测试】

1. 孙爷爷，76 岁，患急性胆囊炎住院，护士在为其安排病历时，放在第一页的是(　　)。

A. 住院病历首页　　B. 医嘱单　　C. 体温单

D. 化验单　　E. 入院记录

2. 余爷爷，78 岁，因哮喘入院，医嘱“中流量吸氧 prn”，此医嘱属于(　　)。

A. 长期医嘱　　B. 长期备用医嘱　　C. 临时医嘱

D. 临时备用医嘱　　E. 立即执行医嘱

3. 张爷爷，62 岁，胆结石术后，主诉伤口疼痛难忍，早 10 时医生开出医嘱：强痛定 100 mg im sos，此项医嘱失效时间为(　　)。

A. 当天下午 2 时　　B. 当天下午 10 时　　C. 第二日下午 10 时

D. 第三日下午 10 时　　E. 医生开出停止时间

4. 赵奶奶，65 岁，阑尾炎术后，体温 39.2 ℃，护士小杨行酒精拭浴为其进行物理降温，降温后 30 分钟测得的体温用(　　)表示。

A. 红点　　B. 蓝点　　C. 红圈　　D. 蓝圈　　E. 蓝叉

5. 周爷爷，63 岁，肠梗阻入院，医生下医嘱，下列不属于长期医嘱的项目是(　　)。

A. 外科护理常规　　B. 禁食　　C. 青霉素 160 万单位　im　bid

D. 肥皂水灌肠明晨　　E. 地西泮 5 mg po qn

答案：1. C　2. B　3. B　4. C　5. D

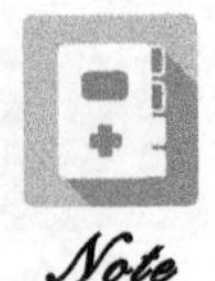

Note

附

体温单

姓名 张×× 性别 女 年龄 62 入院日期2020年8月27日 科别 普外 床号 12 住院号283659

日期	2020/8/27						28						29						30						31						9/1						1/2					
住院日数	1						2						3						4						5						6						7					
术后日数							手术						1						2						II/3						1/4						2/5					
时间	4	8	12	16	20	24	4	8	12	16	20	24	4	8	12	16	20	24	4	8	12	16	20	24	4	8	12	16	20	24	4	8	12	16	20	24	4	8	12	16	20	24
呼吸		19	20	18				19	18	19				20	21	22	20				20		21			20	20	21	20			20	21	20	21			19		®		

体温 42℃ 41℃ 40℃ 39℃ 38℃ 37℃ 36℃ 35℃

脉搏 180 160 140 120 100 80 60 40 20

入院—八时四十五分

手术

手术

出院—十五时三十分

拒测

请假

	2020/8/27	28	29	30	31	9/1	1/2
大便次数	1	*	0	0	2/E	1	
血压mmHg	120/80	120/80 118/78	120/80	120/80			
总入量mL	2050	2200	2000	2100			
总出量mL	2000	2000	1950	2000			
引流量mL							

（张 健）

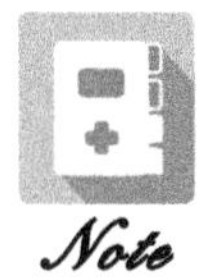

任务 5　标本采集护理技术

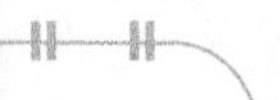

导入语

随着科学技术的飞跃发展，新仪器、新技术的应用，检验手段向着微量、自动、多项目发展，及时、准确地为临床医学提供了诊断、治疗、预后的信息和依据。只有临床医生、护士、检验人员共同努力，积极配合，才能保证检验结果的正确性。其中，护士对标本采集的质量在标本检测数据的可靠度上起着至关重要的因素，如操作的规范程度、是否选用合格的试管仪器、标本运送的是否稳妥及时等。因此，护士应不断学习，提高自身业务能力，加强采集标本前后的质量控制，为临床提供准确有效的标本信息。

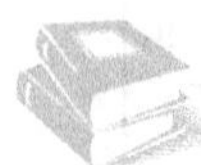

学习目标

知识目标	1. 了解标本采集的意义 2. 熟悉标本采集的目的 3. 掌握采集标本的原则、各类标本采集的操作要点、注意事项 4. 熟练正确完成静脉采血技术
技能目标	能够规范准确地采集患者的血液、尿、便、痰及咽拭子标本
素质目标	尊重患者隐私，体现人文关怀

情景导入

李爷爷，72 岁，10 余年慢性支气管哮喘，14 天前患者受凉后出现午后及夜间发热，清晨发作哮喘，患者主诉“间断发热伴咳嗽、咳痰 14 天”，体温波动于 37.1～37.8 ℃之间，于当地诊所给予“柴胡、安痛定”后降至正常，12 天前再次发热，体温最高达 41 ℃，伴咳嗽，咳黄白痰，发热前寒战，伴乏力，肌肉酸痛，恶心，腹泻数次，为黄色稀水便，无胸痛及咯血，无盗汗，无腹痛。遵医嘱血常规，留取尿常规标本，便培养标本，痰培养标本。

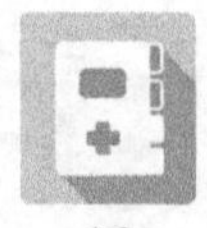

Note

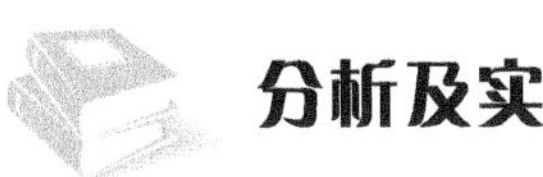

分析及实施

标本采集意义与原则

一、标本采集的意义

标本(specimen)是指采集患者体内的一小部分血液、体液、排泄物、分泌物等,并用物理、化学及生物方法和实验室技术进行检验。标本检验在一定程度上反映出机体正常的生理现象和病理改变。其意义如下:①协助疾病诊断;②观察病情变化;③制定治疗、护理措施;④推测病程进展。检验结果的正确与否直接影响到疾病的诊断与治疗,而高质量的检验标本是获得准确而可靠的检验结果的首要环节,因此,掌握正确的标本采集方法是极为重要的,是护士应该掌握的基本知识和基本技能之一。

二、标本采集的原则

在采集各种检验标本时,总体应遵循以下基本原则。

(一) 遵医嘱

严格按照医嘱采集各种标本。医生填写的检验申请单,应字迹清楚,目的明确,申请人签全名。护士应认真查对,如护士对申请单有疑问,应及时找相关医生核实,核实无误后方可执行。

(二) 采集标本前做好充分准备

(1) 采集标本前护士应明确检验项目、检验目的、采集标本量、采集的方法及注意事项。

(2) 采集标本前应向患者耐心解释留取标本的目的和要求,消除其思想顾虑,取得患者的信任与合作。

(3) 根据采集标本的种类及目的,选择合适的采集容器,并在选择的容器外贴上检验单附联(电子条形码),注明患者科别、床号、住院号、姓名、检验目的、标本采集日期和送检时间。

(4) 护士操作前应修剪指甲,洗手,戴口罩、帽子和手套,必要时穿隔离衣、戴防护镜等。

(三) 严格执行查对制度

查对是保证标本采集无误的重要环节。采集前应认真查对医嘱,核对检验申请单项目、患者的床号、姓名、住院号等,确认无误后方可进行采集。采集完毕及送检前再次进行查对。

(四) 正确采集标本

采集标本时要及时准确。采集细菌培养标本,要严格遵守无菌技术的操作原则,不可混入防腐剂、消毒剂及其他药物,以免影响检验结果,并在使用抗生素前采集。若已使用抗生素或其他药物,应在血药浓度最低时采集,并在检验单上注明。需要患者自己留取标本时(如中段尿、24 小时尿标本、痰标本、大便标本中病理成分的采集等),要详细告知患者标本留取方法、注意事项,以保证采得高质量符合要求的标本。

(五) 及时送检

标本采集后应及时送检,不可放置时间过久,以免影响检查结果。特殊标本(如血气分析等)还需注明采集时间、立即送检。各类标本应区分运送容器,注意容器的密闭性和安全性。运送途中应妥善放置,防止过度震荡、标本容器破损等。原则上,除门诊患者自行采集的某些标本(如尿、便标本)允许患者自行送往实验室外,其他一律由医护人员送检。

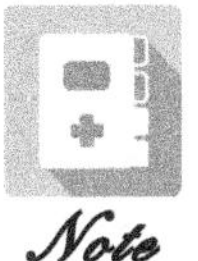

标本采集技术

血液检查是临床最常用的检验项目之一，它可反映机体各种功能及异常变化，为判断患者病情进展程度以及治疗疾病提供参考。

毛细血管采血法常用作血常规和部分血生化检查，常用采血部位为耳垂和手指末梢。一般从无名指末梢取血，操作方便且可获较多血量，婴幼儿可从拇指或足跟部采血。耳垂采血疼痛较轻，操作方便，但血液循环较差，受气温影响较大，检查结果不够恒定。一般由检验科工作人员执行，具体实施方法从略。

★一、静脉血标本采集技术(技术 2-11)

静脉血标本采集(intravenous blood sampling)是自静脉抽取静脉血标本的方法。

常用的静脉采血部位如下。

(1) 四肢浅静脉：上肢常用肘部浅静脉(贵要静脉、肘正中静脉、头静脉)、腕部及手背静脉；下肢常用大隐静脉、小隐静脉及足背静脉。

(2) 颈外静脉：婴幼儿在颈外静脉采血。

(3) 股静脉：股静脉位于股三角区，在股神经和股动脉的内侧。

【目的】

(1) 全血标本常用于测定血沉、血常规及血液中某些物质如血糖、尿素氮、肌酐、尿酸、肌酸、血氨的含量。

(2) 血清标本常用于测定肝功能、血清酶、脂类、电解质等。

(3) 血培养标本常用于培养检测血液中的病原菌。

【实施】 见表 2-18。

表 2-18 静脉血标本采集操作步骤

操作步骤	操作程序	注意要点
*操作前		
1. 评估	(1) 患者的病情、治疗情况、意识状态、肢体活动能力 (2) 患者及家属对静脉血标本采集的目的、方法、注意事项及配合要点了解 (3) 患者情绪稳定，有无饮食、运动、吸烟、药物以及饮酒、茶或咖啡等 (4) 静脉充盈度及管壁弹性，穿刺部位的皮肤状况如有无水肿、结节、瘢痕、伤口等	
2. 准备		
(1) 护士准备	衣帽整洁，修剪指甲，洗手，戴口罩	
(2) 用物准备	注射盘、一次性注射器或一次性真空采血器(包括双向采血针及持针器、真空采血管，见图 2-20 和图 2-21)、止血带、一次性治疗巾、注射用小垫枕、胶布、检验单、试管架、无菌手套、手消毒液，生活垃圾桶、医用垃圾桶、锐器回收盒	

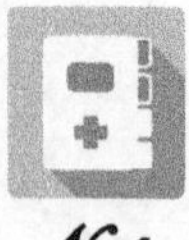

Note

续表

操作步骤	操作程序	注意要点
(2) 用物准备	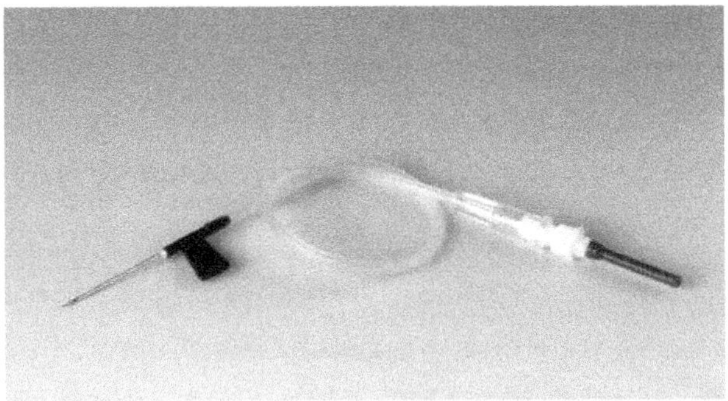 图 2-20　双向采血针 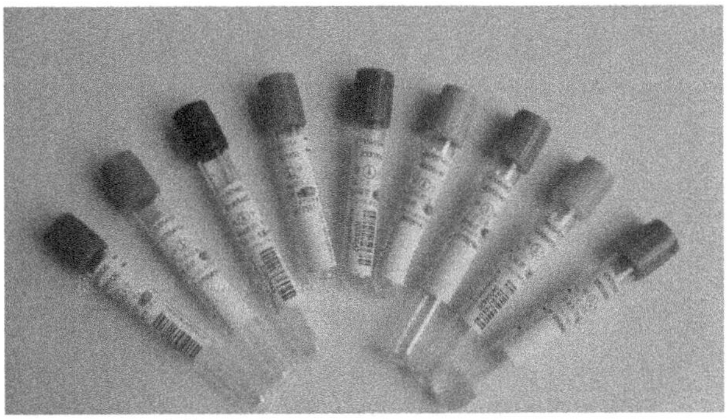 图 2-21　真空采血器 根据采集标本的不同，另备： (1) 血清标本：干燥管 (2) 血培养标本：酒精灯、火柴、培养试管或血培养瓶 (3) 全血标本：抗凝管	
(3) 患者准备	患者情绪稳定，做好采血准备	
(4) 环境准备	整洁、安静、安全，光线充足或有足够的照明	
* 操作中		
1. 核对解释	核对患者床号、姓名，解释操作的目的、配合注意事项	☆ 确认患者，取得合作
2. 选择静脉	取舒适体位，选择合适的静脉，戴手套	☆ 一般选用贵要静脉、肘正中静脉、头静脉
3. 垫枕铺巾	在穿刺部位下垫小枕，将治疗巾铺于小垫枕上	☆ 充分暴露穿刺部位
4. 系止血带，消毒	在穿刺点上方（近心端）约 6 cm 处扎止血带，嘱患者握拳，常规消毒穿刺部位（直径大于 5 cm），待干	☆ 止血带尾端背离穿刺部位
5. 二次核对	再次核对床号、姓名	☆ 再次确认患者
6. 采集静脉血标本		

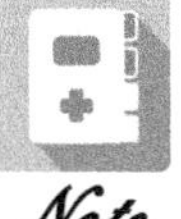

续表

操作步骤	操作程序	注意要点
▲ 一次性注射器采血	(1) 穿刺:持一次性注射器或头皮针,左手拇指绷紧静脉下端皮肤使其固定,右手持注射器,示指固定针栓,针尖斜面朝上,与皮肤成 15°～30°角自静脉上方或侧方刺入皮下再刺入静脉 (2) 抽血:见回血后抽取所需血量 (3) 拔针按压:抽血完毕,松止血带,嘱患者松拳,迅速拔出针头,无菌干棉签按压局部 1～2 分钟 (4) 将注射器活塞略向后抽,让血液全部流回针筒内,按检验要求将血液注入恰当容器 ①血培养标本:如为密封瓶,可先除去密封瓶铝盖中心部分,常规消毒瓶塞,更换针头后再将血液注入瓶内,轻轻摇匀;如为三角烧瓶,可先松开瓶口纱布,取出瓶塞,在酒精灯上消毒瓶口,更换针头将血液注入瓶内,轻轻摇匀,再在酒精灯上消毒瓶口后塞紧,扎紧纱布 ②全血标本:取下针头,将血液沿管壁缓慢注入盛有抗凝剂的试管内,轻轻摇动,使血液与抗凝剂充分混匀 ③血清标本:取下针头,将血液沿管壁缓慢注入干燥试管内	☆ 穿刺时一旦出现局部血肿,立即拔出针头按压局部,另选其他静脉重新穿刺 ☆ 注意按压部位和时间,避免出现皮下血肿 ☆ 凝血功能障碍患者按压时间延长至 10 分钟 ☆ 勿将泡沫注入 ☆ 避免震荡,以免红细胞破裂溶血
▲ 真空采血器采血	(1) 穿刺:取下真空采血针护套,持采血针,同注射器采血法行静脉穿刺 (2) 采血:见回血,将采血针另一端拔掉护套,刺入真空管,采血至需要量,松止血带,嘱患者松拳,取下真空管 (3) 拔针、按压:取无菌干棉签置于穿刺部位,迅速拔出针头,按压局部 1～2 分钟	☆ 不可先将真空采血管与采血针头相连 ☆ 多管采血者待血流缓慢时,取下真空管将针管插入另一个真空管
7. 再次查对	再次核对化验单、患者、标本	☆ 操作后查对
8. 整理	协助患者取舒适卧位,整理床单位、清理用物,交代注意事项	
*操作后		
1. 整理	整理用物,按消毒隔离原则分类处理相应物品	
2. 记录、送检	洗手,摘口罩,记录,将标本同化验单及时送检	☆ 特殊标本注明采集时间
3. 评价	(1) 操作过程符合无菌操作原则 (2) 操作过程注意关心患者,舒适,清洁 (3) 采集方法及标本容器选择正确	

【注意事项】

(1) 严格执行查对制度和无菌操作制度。

(2) 通常情况下采血时间以上午 7—9 时较为适宜。做生化检验,应在清晨空腹时采血,事先通知患者抽血前勿进食以免影响检验结果。采集细菌培养标本尽可能在使用抗生素前或伤口局部治疗前、高热寒战期进行。若服用药物应予以注明,以便解释结果时参考。

(3) 严禁在输液、输血的针头处直接抽取血标本,最好在对侧肢体采集;若为乳腺切除术后,应在手术对侧手臂采血。

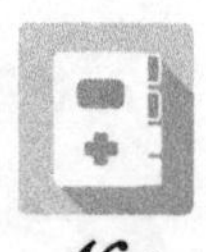

(4) 使用注射器采血时只能向外抽,而不能向静脉内推,以免形成空气栓塞。

(5) 采全血标本时,血液注入容器后,立即轻轻旋转摇动试管 8～10 次,使血液和抗凝剂混匀,避免血液凝固血培养标本应注入无菌容器内，不可混入消毒剂、防腐剂及药物，以免影响检验结果。

(6) 一般血培养取血 5 mL，对亚急性细菌性心内膜炎患者，为提高培养阳性率，采血 10～15 mL。

(7) 同时抽取不同种类的血标本，应先注入血培养瓶，再倒入抗凝管，最后注入干燥试管。

(8) 真空管采血时，不可先将真空采血管与采血针头相连，以免试管内负压消失而影响采血。

★二、动脉血标本采集技术(技术 2-12)

动脉血标本采集是从动脉抽取血标本的方法。常用动脉有桡动脉、肱动脉及股动脉。

采集动脉血标本，做血液气体分析，常用于呼吸衰竭、酸碱平衡失常的监护及机械通气参数调节、疗效分析和预后判断。

【实施】 见表 2-19。

表 2-19 动脉血标本采集操作步骤

操作步骤	操作程序	注意要点
* 操作前		
1. 评估	(1) 患者的病情、治疗情况、意识状态及肢体活动能力；吸氧或呼吸机使用等治疗情况 (2) 患者对动脉血标本采集的认识和合作程度 (3) 患者穿刺部位的皮肤，有无红肿、瘢痕、结节等，以及动脉搏动情况	
2. 准备		
(1) 护士准备	衣帽整洁，修剪指甲，洗手，戴口罩	
(2) 用物准备	①注射盘、按需备一次性注射器或动脉血气针、肝素适量、一次性治疗巾、注射用小垫枕、无菌纱布、无菌手套、无菌软木塞或橡胶塞、小沙袋、检验单、手消毒液 ②生活垃圾桶、医用垃圾桶、锐器盒	
(3) 患者准备	了解动脉血标本采集相关知识，情绪稳定，愿意配合	
(4) 环境准备	整洁、安静、安全，光线适宜，必要时用屏风或围帘遮挡患者	
* 操作中		
1. 核对解释	核对床号、姓名，解释操作的目的、配合注意事项	
2. 选择动脉	取舒适体位，选择合适的动脉，一般选用桡动脉、肱动脉或股动脉	
3. 垫枕铺巾	在穿刺部位下垫小枕，将治疗巾铺于小垫枕上	☆ 充分暴露穿刺部位
4. 常规消毒	常规消毒穿刺部位皮肤，范围大于 5 cm	
5. 二次核对	再次核对床号、姓名	☆ 再次确认患者
6. 采集动脉血标本		
▲ 普通注射器采血	(1) 取注射器抽吸肝素 1 mL，湿润注射器管腔后弃去余液 (2) 常规消毒护士左手示指和中指或戴无菌手套，用左手示指和中指触及动脉搏动最明显处并固定动脉于两指间 (3) 右手持注射器在两指间垂直刺入或与动脉走向成 40°角刺入动脉，见有鲜红色血液涌进注射器 (4) 右手固定穿刺针的方向和深度，左手抽取血液至所需量	☆ 以防血液凝固 ☆ 严格执行无菌操作原则

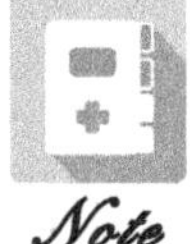

续表

操作步骤	操作程序	注意要点
▲ 动脉血气针采血	(1) 取出并检查动脉血气针,将血气针活塞拉至所需的血量刻度,血气针筒自动形成吸引等量血液的负压。 (2) 穿刺方法同上,见有鲜红色回血,固定血气针,血气针会自动抽取所需血量	☆ 采血量一般为 1 mL
7. 拔针按压	采血毕,迅速拔出针头,局部用无菌纱布加压按压 5～10 分钟,必要时用小沙袋压迫止血	☆ 凝血功能障碍者适当延长按压时间,直至无出血为止
8. 密封混匀	使用一次性注射器采血时,针头拔出后应立即刺入软木塞或橡胶塞,使用动脉采血针采血拔针后,取下针头,套上针帽,并轻轻搓动注射器使血液与肝素混匀	☆ 以隔绝空气,以免影响检测结果 ☆ 防血标本凝固
9. 再次查对	再次核对化验单、患者、标本	☆ 操作后查对
10. 整理	协助患者取舒适卧位,整理床单位、清理用物,并交代注意事项	
* 操作后		
1. 整理	整理用物,按消毒隔离原则分类处理相应物品	
2. 记录、送检	洗手,记录,将标本同化验单及时送检	☆ 即刻送检,以免影响检测结果
3. 评价	(1) 操作过程符合无菌操作原则 (2) 操作过程注意关心患者,舒适,清洁 (3) 正确采集标本,标本质、量均符合检验要求,送检及时	

【注意事项】

(1) 严格执行查对制度和无菌操作原则。

(2) 桡动脉穿刺点为前臂掌侧腕关节上 2 cm、动脉搏动明显处;股动脉穿刺时,患者取仰卧位,下肢伸直略外展外旋,穿刺点在腹股沟股动脉搏动明显处。

(3) 拔针后局部用无菌纱布或沙袋加压止血,以免出血或形成血肿,凝血功能障碍患者按压时间适当延长。

(4) 血气分析标本必须与空气隔绝,立即送检。

(5) 有出血倾向者慎用动脉穿刺法采集动脉血标本。

★三、尿标本采集技术(技术 2-13)

尿液的组成和性状不仅与泌尿系统疾病直接相关,还能反映机体的代谢状况。临床上常采集尿标本做物理、化学、细菌学等检查,以了解病情、协助诊断或观察疗效。

常见尿标本分三种,分别为常规标本、培养标本及 12 小时或 24 小时标本。

【目的】

(1) 尿常规标本用于检查尿液的颜色、透明度、有无细胞和管型,可测定比重,并做尿蛋白和尿糖定性检测等。

(2) 尿培养标本用于细菌培养或细菌敏感试验,以了解病情,协助临床诊断和治疗。

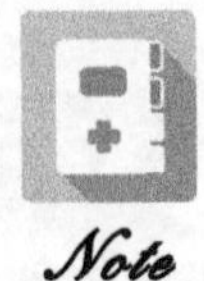
Note

(3) 12 小时或 24 小时尿标本用于各种尿生化检查、尿糖定量或尿浓缩查结核杆菌等检查。

【实施】 见表 2-20。

表 2-20 尿标本采集操作步骤

操 作 步 骤	操 作 程 序	注 意 要 点
* 操作前		
1. 评估	(1) 患者的年龄、性别、病情、临床诊断、意识状态、排尿情况等 (2) 患者心理状况及合作程度 (3) 患者及家属对留取尿标本的目的、方法和配合要点的了解程度	
2. 准备		
(1) 护士准备	衣帽整洁,修剪指甲,洗手,戴口罩	
(2) 用物准备	根据采集标本的不同可进行如下准备,另外还需准备检验单、手消毒液、医用手套、生活垃圾桶、医用垃圾桶 ①尿常规标本:一次性尿常规标本容器,必要时备便盆或尿壶 ②尿培养标本:无菌标本试管、无菌手套、无菌棉球、消毒液、长柄试管夹、火柴、酒精灯、便器、屏风、必要时备一次性导尿包 ③12 小时或 24 小时尿标本:集尿瓶(容量 3000～5000 mL)、防腐剂	
(3) 患者准备	能理解采集尿标本的目的、方法及注意事项,能主动配合	
(4) 环境准备	整洁、安静、安全,必要时进行屏风或围帘遮挡	
* 操作中		
1. 核对解释	核对床号、姓名,解释操作的目的、注意事项	☆ 确认患者,取得合作
2. 采集尿标本		
▲ 尿常规标本	(1) 能自理的患者,给予标本容器,嘱其将晨起第一次尿留于尿标本容器内,留取 30～50 mL 即可 (2) 行动不便的患者,协助患者在床上使用便器,收集尿液于标本容器中 (3) 留置导尿的患者,于集尿袋下方引流孔处打开橡胶塞收集尿液	☆ 晨尿浓度较高,未受饮食影响,检验结果较准 ☆ 测定尿比重需留 100 mL
▲ 尿培养标本	(1) 中段尿留取法 ①屏风遮挡,协助患者取适宜的卧位,放好便器 ②按导尿术清洁、消毒外阴 ③嘱患者排尿,弃去前段尿,用试管夹夹住试管于酒精灯上消毒试管口后,接取中段尿 5～10 mL,再次消毒试管口和盖子,快速盖紧试管,熄灭酒精灯 ④清洁外阴,协助患者穿好裤子,整理床单位,处理用物 (2) 导尿术留取法　按照导尿术插入导尿管将尿液引出	☆ 应在患者膀胱充盈时留取 ☆ 保护患者隐私 ☆ 防止外阴部细菌污染标本,消毒从上至下,一次一个棉球 ☆ 留取标本时勿触及容器口
▲ 12 小时或 24 小时尿标本	(1) 将检验单附联贴于集尿瓶上,注明科别、床号、姓名、留取尿液的起止时间 (2) 留取 12 小时尿标本,嘱患者于下午 7 时排空膀胱后开始留取尿液至次晨 7 时留取最后一次尿液;若留取 24 小时尿标本,嘱患者于早晨 7 时排空膀胱后,开始留取尿液,至次晨 7 时留取最后一次尿液 (3) 将 12 小时或 24 小时的全部尿液盛于集尿瓶内,测总量,记录于检验单上	☆ 必须在医嘱规定的时间内留取 ☆ 集尿瓶应放在阴凉处,根据检验要求在尿中加防腐剂 ☆ 请患者将尿液先排在便器或尿壶内,然后再倒入集尿瓶内

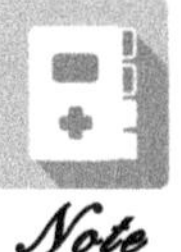

续表

操作步骤	操作程序	注意要点
3. 整理	协助患者取舒适卧位，整理用物	
＊操作后		
1. 整理	整理用物，按消毒隔离原则分类处理相应物品	
2. 记录、送检	洗手，记录，将标本同化验单及时送检	☆ 记录尿液总量、颜色、气味等
3. 评价	(1) 根据检验要求，正确留取尿标本 (2) 护患沟通良好，患者了解留取尿标本的注意事项	

【注意事项】

(1) 女患者月经期不宜留取尿标本，做早孕诊断试验应留取晨尿。

(2) 会阴部分泌物过多时，应先清洁或冲洗再收集。

(3) 留取尿培养标本时，应严格执行无菌操作，防止标本污染，影响检验结果。

(4) 留取 12 小时或 24 小时尿标本，集尿瓶应放在阴凉处，根据检验项目加入防腐剂，防腐剂应在患者留取尿液后加入(常见防腐剂的用法见表 2-21)。

表 2-21　常见防腐剂的用法

防腐剂	用法	作用	临床应用
甲醛	每 30 mL 尿液加 40%甲醛 1 滴	防腐和固定尿中有机成分	艾迪计数(12 小时尿细胞计数)
甲苯	第一次尿倒入后，每 100 mL 尿液中加 0.5%～1%甲苯 2 mL，使之形成薄膜覆盖于尿液表面，防止细菌污染。如果检测钠、钾、氯等则需加 10 mL	保持尿中化学成分不变	尿蛋白定量、尿糖定量及钠、钾、氯等的定量检测
浓盐酸	24 小时尿中共加 5～10 mL	保持尿液在酸性环境中，防止尿中激素被氧化	内分泌系统的检查，如 17-酮类固醇、17-羟类固醇等

★四、粪便标本采集技术(技术 2-14)

粪便标本的检验结果有助于评估患者的消化系统功能，协助诊断、治疗疾病。根据检验目的的不同，其标本的留取方法也不同，且留取方法与检验结果密切相关。

粪便标本分四种：常规标本、细菌培养标本、隐血标本和寄生虫或虫卵标本。

【目的】

(1) 常规标本用于检查粪便的性状、颜色、细胞等。

(2) 粪便培养标本用于检查粪便中的致病菌。

(3) 便隐血标本用于检查粪便内肉眼不能察见的微量血液。

(4) 寄生虫标本用于检查粪便中的寄生虫、幼虫以及虫卵计数检查。

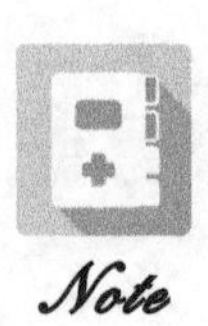

【实施】 见表2-22。

表2-22 粪便标本采集操作步骤

操作步骤	操作程序	注意要点
*操作前		
1. 评估	(1) 患者的年龄、性别、病情、临床诊断、意识状态、排便情况、心理状况及合作程度等 (2) 患者及家属对留取标本的目的、方法和配合要点的了解程度	
2. 准备		
(1) 护士准备	衣帽整洁,修剪指甲,洗手,戴口罩	
(2) 用物准备	根据检验目的的不同可进行如下准备,另外还需准备检验单、手套、手消毒液、生活垃圾桶、医用垃圾桶 ①常规标本:便盒(内附棉签或检便匙)、清洁便盆 ②培养标本:无菌培养瓶、无菌棉签、消毒便盆 ③隐血标本:便盒(内附棉签或检便匙)、清洁便盆 ④寄生虫标本:便盒(内附棉签或检便匙)、透明胶带或载玻片(查找蛲虫)、清洁便盆	
(3) 患者准备	能理解采集标本的目的、方法及注意事项,能主动配合	
(4) 环境准备	整洁、安静、安全,必要时进行屏风或围帘遮挡	
*操作中		
1. 核对解释	核对床号、姓名,解释操作的目的、注意事项	
2. 排尿	屏风遮挡,请患者排空膀胱	☆ 避免大、小便混合而影响检验结果
3. 收集粪便标本		
▲ 常规标本	(1) 嘱患者排便于清洁便盆内 (2) 用检便匙取中央部分或黏液脓血部分约5 g,置于检便盒内送检	
▲ 培养标本	(1) 嘱患者排便于消毒便盆内 (2) 用无菌棉签取中央部分粪便或黏液脓血部分2~5 g置于培养瓶内,盖紧瓶塞送检	
▲ 便隐血标本	嘱患者留取标本前三天禁食肉类、肝类、血类、含大量叶绿色的蔬菜和含铁制剂 第四天按常规标本留取	
▲ 寄生虫及虫卵标本	(1) 检查寄生虫及虫卵:嘱患者排便于便盆内,用检验匙取不同部位带血或黏液部分5~10 g送检 (2) 检查阿米巴原虫:将便器加温至接近人体的体温。排便后标本连同便盆立即送检 (3) 检查蛲虫:嘱患者睡觉前或清晨未起床前,将透明胶带贴于肛门周围处。取下并将已粘有虫卵的透明胶带面贴在载玻片上或将透明胶带对合,立即送检验室做显微镜检查	☆ 保持阿米巴原虫的活动状态,因阿米巴原虫在低温的环境下失去活力而难以查到 ☆ 及时送检,防止阿米巴原虫死亡
4. 整理	协助患者取舒适卧位,整理用物	
*操作后		
1. 整理	整理用物,按消毒隔离原则分类处理相应物品	

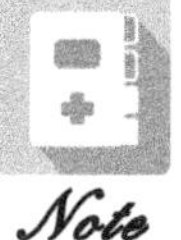

续表

操作步骤	操作程序	注意要点
2. 记录、送检	洗手，记录，将标本同化验单及时送检	☆ 记录粪便量、性状、颜色、气味等
3. 评价	(1) 根据检验要求，正确留取便标本，符合检验要求 (2) 护士操作规范，尊重患者，注重保护患者隐私 (3) 护患沟通良好，患者了解留取尿标本的注意事项	

【注意事项】

(1) 采集培养标本时，若患者无便意，可用长棉签蘸 0.9%氯化钠溶液，由肛门插入 6～7 cm，顺一个方向轻轻旋转后退出，将棉签置于培养瓶内，盖紧瓶盖。

(2) 患者腹泻时的水样便应盛于容器中送检。

(3) 如患者服用驱虫药或做血吸虫孵化检查，应该留取全部粪便。

(4) 检查阿米巴原虫，在采集标本前几天，不应给患者服用钡剂、油质或含金属的泻剂，以免金属制剂影响阿米巴虫卵或胞囊的显露。

★五、痰标本采集技术(技术 2-15)

痰液是气管、支气管和肺泡所产生的分泌物，正常情况下分泌很少。当呼吸道黏膜受到刺激时，分泌物增多，痰量也增多，但大多清晰、呈水样。当肺部炎症、肿瘤时，痰量增多、不透明并伴有性状改变。

临床上常用的痰标本分为常规痰标本、痰培养标本、24 小时痰标本三种。

【目的】

(1) 常规痰标本：检查痰液中的细菌、虫卵或癌细胞等。

(2) 痰培养标本：检查痰液中的致病菌，做药敏试验。

(3) 24 小时痰标本：检查 24 小时的痰量，并观察痰液的性状，协助诊断。

【实施】 见表 2-23。

表 2-23 痰标本采集操作步骤

操作步骤	操作程序	注意要点
*操作前		
1. 评估	(1) 患者的年龄、病情、治疗情况，心理状态及合作程度等 (2) 患者及家属对留取痰标本的目的、方法和配合要点的了解程度	
2. 准备		
(1) 护士准备	衣帽整洁，修剪指甲，洗手，戴口罩	
(2) 用物准备	根据检验目的的不同进行如下准备，另外还需准备检验单、手套、手消毒液、生活垃圾桶、医用垃圾桶 ①常规痰标本：痰盒 ②痰培养标本：无菌痰盒或培养皿、漱口溶液 ③24 小时痰标本：容量 500 mL 清洁广口集痰瓶 ④无力咳痰者或不合作者：集痰器、吸痰用物(吸引器、吸痰管)、一次性手套、0.9%氯化钠溶液。如收集痰培养标本需备无菌用物	
(3) 患者准备	了解痰标本采集的相关知识，已漱口	
(4) 环境准备	整洁、安静、安全	

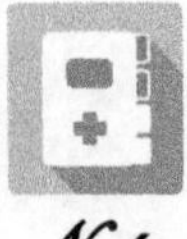
Note

续表

操作步骤	操作程序	注意要点
*操作中		
1. 核对解释	核对床号、姓名，解释操作的目的、注意事项	
2. 收集痰标本		
▲常规标本	(1) 能自行留痰者 ①晨起未进食，漱口 ②深呼吸数次后用力咳出气管深处的痰液置于痰盒中 (2) 无力咳痰或不合作者 ①合适体位，叩背，戴手套 ②集痰器分别连接吸引器和吸痰管吸痰，置痰液于集痰器中	☆晨起痰量较多，痰内细菌也多，可提高阳性率 ☆去除口腔中杂质 ☆吸取 2～5 mL 痰液
▲痰培养标本	(1) 能自行留痰者 ①晨起未进食，先用朵贝尔溶液漱口，再用清水漱口 ②深呼吸数次后用力咳出气管深处的痰液置于无菌痰盒或培养皿中 (2) 无力咳痰或不合作者：同常规标本收集	☆物品均需无菌
▲24 小时痰标本	(1) 晨起 7 时漱口后第一口痰起至次晨 7 时漱口后第一口痰止 (2) 24 小时痰液全部收集在痰盒内	☆正常人无痰液或痰量很少，24 小时约 25 mL
3. 整理	协助患者取舒适卧位，整理用物	
*操作后		
1. 整理	整理用物，按消毒隔离原则分类处理相应物品	
2. 记录、送检	洗手，记录，记录痰液的外观、性状、色、质、量，24 小时痰标本应记录总量，将标本同化验单及时送检	
3. 评价	(1) 根据检验要求，正确留取痰标本，符合检验要求 (2) 护患沟通良好，患者了解留取尿标本的注意事项	

【注意事项】

(1) 若痰液不易咳出，可配合雾化吸入、叩背等方法，使痰液稀释、松动易于咳出。

(2) 嘱患者不可将唾液、漱口水、鼻涕等混入痰液中。

(3) 若筛查肿瘤细胞，应用 10%甲醛溶液或 95%酒精溶液固定痰液后立即送验。

(4) 做 24 小时痰量和分层检查时，应嘱患者将痰吐在无色广口瓶内，需要时可加少许苯酚防腐。

(5) 痰培养标本的采集过程中注意无菌操作。

★六、咽拭子标本采集技术(技术 2-16)

正常人咽峡部培养应有口腔正常菌群，而无致病菌生长，在机体全身或局部抵抗力下降和其他外部因素作用下可以出现感染等而导致疾病。

【目的】

取咽部及扁桃体分泌物做细菌培养或病毒分离，以协助诊断。

【实施】 见表 2-24。

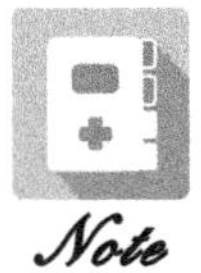

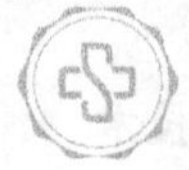

表 2-24　咽拭子标本采集操作步骤

操作步骤	操作程序	注意要点
*操作前		
1. 评估	(1) 患者的年龄、病情、治疗情况，心理状态及合作程度等 (2) 患者及家属对咽拭子标本采集的目的、方法和配合要点的了解程度	
2. 准备		
(1) 护士准备	衣帽整洁，修剪指甲，洗手，戴口罩	
(2) 用物准备	无菌咽拭子培养管、酒精灯、火柴、压舌板、化验单、手消毒液、生活垃圾桶、医用垃圾桶	
(3) 患者准备	了解咽拭子标本采集的相关知识，愿意配合	
(4) 环境准备	整洁、安静、安全、室温适宜、光线充足	
*操作中		
1. 核对解释	核对床号、姓名，解释操作的目的、注意事项	
2. 暴露咽喉部	点燃酒精灯，嘱患者张口，发"啊"音	☆ 必要时使用压舌板
3. 取标本	用无菌咽拭子培养管内长棉签擦拭两侧腭弓、咽及扁桃体上分泌物	
4. 消毒试管口	在酒精灯火焰上消毒试管口及塞子，然后将棉签插入试管中，塞紧	
5. 再次查对	协助患者取舒适卧位	
6. 整理	整理用物	
*操作后		
1. 整理	按消毒隔离原则分类处理相应物品	
2. 记录、送检	洗手，记录，将标本同化验单及时送检	
3. 评价	(1) 根据检验要求，正确留取标本，符合检验要求 (2) 护患沟通良好，患者了解留取标本的注意事项，积极主动配合	

【注意事项】

(1) 避免在进食后 2 小时内留取标本，以防呕吐。

(2) 做真菌培养时，须在口腔溃疡面上采集分泌物。

(3) 注意棉签不要触及其他部位，防止污染标本，影响检验结果。

(4) 动作要轻稳、敏捷，以免增加患者不适。

【任务测试】

1. 吴爷爷，68 岁，患亚急性细菌性心内膜炎，护士为其采血做血培养，取血量是(　　)。

A. 1～2 mL　B. 5～6 mL　C. 7～10 mL　D. 10～15 mL　E. 3～5 mL

2. 郑奶奶，73 岁，因急性胆囊炎入院，需做手术。现需同时采集多种血标本，那么注入标本容器的顺序是(　　)。

A. 抗凝—血清—培养　B. 血清—培养—抗凝　C. 培养—血清—抗凝

D. 培养—抗凝—血清　E. 血清—抗凝—培养

3. 江奶奶，68 岁，冠心病入院，做肝功能检查时，采血标本的容器需用(　　)。

A. 肝素抗凝管　B. 清洁干燥管　C. 血培养皿　D. 草酸钾瓶　E. 石蜡油管

4. 韩爷爷，72 岁，腹泻 3 天入院，为其进行便常规检测，标本检验的目的是(　　)。

A. 查粪便中的致病菌　B. 查肉眼不能察见的微量血液

Note

C. 查粪便性状、颜色、细胞　　D. 查粪便中的寄虫

E. 查粪便中是否有细菌

5. 姜奶奶，65 岁，尿频尿急入院检查，疑为尿路感染，为其采集尿培养标本进行检测，下列操作哪项不对？（　　）

A. 用导尿法取标本　　B. 取晨起第一次中段尿

C. 外阴严格消毒后留取中段尿　　D. 采集后立即送验

E. 取中段尿 5～10 mL

答案：1. D　2. D　3. B　4. C　5. B

（郑敏娜　白　柳）

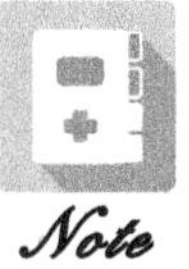

模块3

老年人生活护理技术

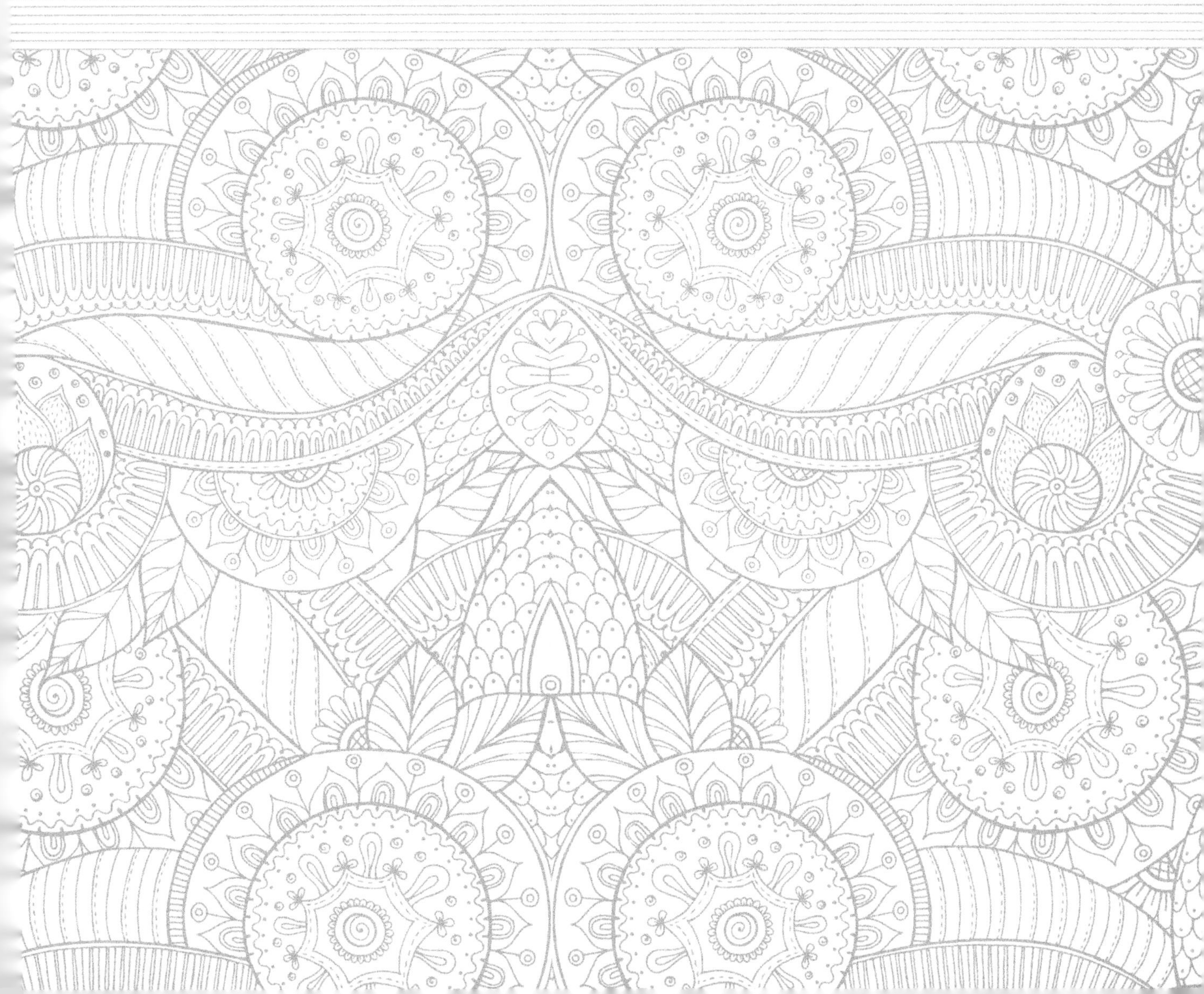

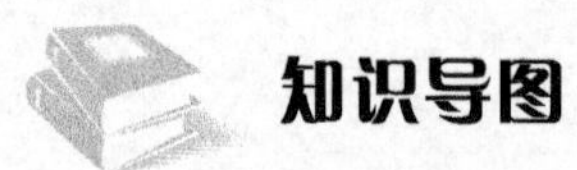

知识导图

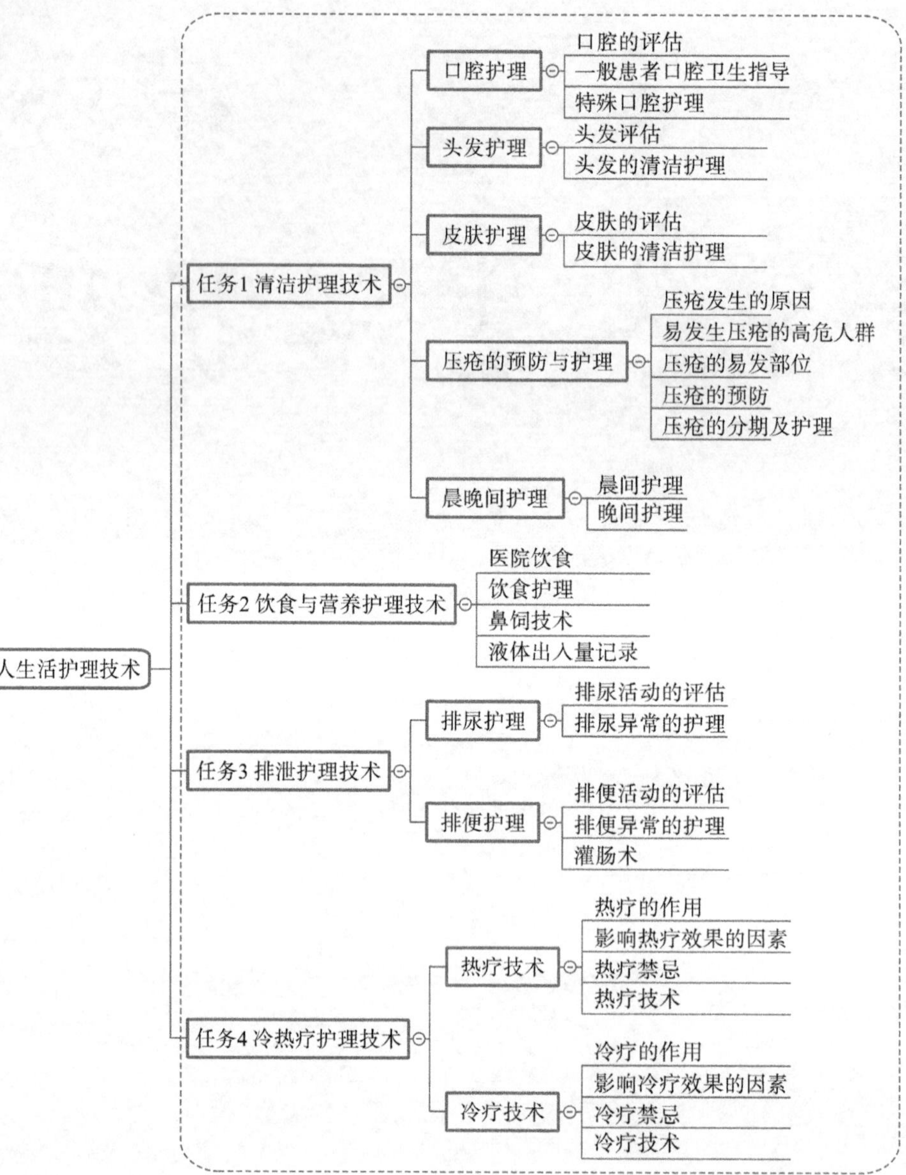
★模块3 老年人生活护理技术
任务1 清洁护理技术
口腔护理
口腔的评估
一般患者口腔卫生指导
特殊口腔护理
头发护理
头发评估
头发的清洁护理
皮肤护理
皮肤的评估
皮肤的清洁护理
压疮的预防与护理
压疮发生的原因
易发生压疮的高危人群
压疮的易发部位
压疮的预防
压疮的分期及护理
晨晚间护理
晨间护理
晚间护理
任务2 饮食与营养护理技术
医院饮食
饮食护理
鼻饲技术
液体出入量记录
任务3 排泄护理技术
排尿护理
排尿活动的评估
排尿异常的护理
排便护理
排便活动的评估
排便异常的护理
灌肠术
任务4 冷热疗护理技术
热疗技术
热疗的作用
影响热疗效果的因素
热疗禁忌
热疗技术
冷疗技术
冷疗的作用
影响冷疗效果的因素
冷疗禁忌
冷疗技术

任务 1　清洁护理技术

导入语

清洁是人的基本需要，是维持和获得健康的重要保证。在日常生活中，每个健康的人都能满足自身清洁的需要。但当患病时，由于疾病原因，自理能力降低，无法满足自身清洁的需要，这对患者生理和心理都会产生不良影响。因此，护士应及时评估患者清洁状况，做好生活护理工作，使患者在生理、心理上感到轻松、愉快，预防感染及并发症的发生。

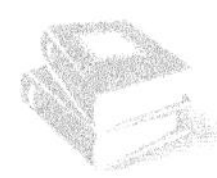

学习目标

知识目标	1. 了解口腔、头发、皮肤清洁对患者康复的重要性 2. 熟悉口腔、头发、皮肤评估内容；床上洗头、床上擦浴方法，压疮发生的原因，晨晚间护理目的、护理方法 3. 掌握特殊口腔护理方法；压疮的概念、预防、分期、临床表现和护理
技能目标	能为患者实施清洁卫生健康教育，规范熟练地完成口腔护理、压疮的预防护理操作
素质目标	培养学生优质护理服务意识

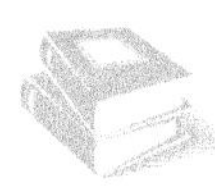

情景导入

于奶奶，78 岁，平时身体硬朗，独居，生活能自理。在自家菜园种菜时，不慎摔倒导致股骨颈骨折，入院采取全髋关节置换术，术后绝对卧床休息。今晨护士查房，于奶奶反应头皮及身体发痒，检查发现其头发及脖颈有泥土，欲为其进行头发护理和皮肤护理。由于术后伤口疼痛，于奶奶不愿翻身活动，护士发现其尾骶部皮肤有一面积为 3 cm×3 cm 的皮肤发红。

分析及实施

口 腔 护 理

口腔是病原微生物侵入人体的途径之一。健康人的口腔内存有大量的致病菌和非致病菌。在正常情况下，通过进食、饮水、刷牙漱口等活动起到清洁口腔的作用，一般不会引起口腔问题。当患病时，由于不能经口进食，唾液分泌减少，口腔干燥，口腔自净能力下降，以及抗生素、激素、免疫制剂等大量使

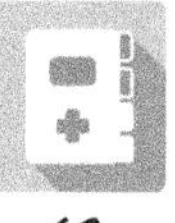

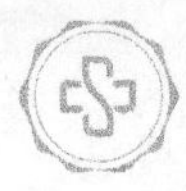

用,导致机体免疫功能紊乱或菌群失调,口腔内细菌迅速繁殖,引起口臭及口腔感染,甚至全身感染。同时,口腔出现问题还会导致患者的食欲下降、局部疼痛,影响营养物质的摄入。另外,口腔异味、牙齿缺失、破损或不洁则会影响个人形象,给社会交往带来消极影响。

一、口腔的评估

1. 口唇 口唇的色泽、湿润度、有无出血、裂口、痂皮等。

2. 口腔气味 口腔有无异常气味,如烂苹果味、氨臭味等。

3. 口腔黏膜 黏膜的颜色、湿润度、完整性,是否有出血、脓液、溃疡、疱疹等。

4. 牙龈 牙龈的颜色、有无肿胀、萎缩、出血、溃疡等。

5. 牙齿 牙齿的数量是否齐全,有无义齿、龋齿、牙结石、牙垢、牙缝等。

6. 舌 舌苔的颜色、湿润度、有无覆盖物及覆盖物的颜色等。

7. 腭 腭部、扁桃体、悬雍垂的颜色,有无肿胀及异常分泌物等。

二、一般患者口腔卫生指导

护士应向患者及家属宣传口腔卫生的重要性,介绍口腔护理的有关知识,并指导患者进行正确的口腔清洁方法,鼓励患者保持良好的口腔卫生习惯,每日2～3次常规进行口腔清洁。

1. 刷牙 刷牙可清除牙齿表面以及牙龈边缘下面的牙菌斑。为了全面清洁牙齿,应将牙刷的毛面与牙齿成45°角,勿使牙刷顶端离开牙齿表面,牙刷以环形前后刷动,每次只刷2～3个牙齿。使用牙刷顶部的刷毛以振动的方式刷洗前排的牙齿内面。清洁牙齿咬合面时,应前后刷洗,最后刷洗舌面。刷牙后彻底漱口对清除口腔内的食物碎屑和残留牙膏十分重要。

(1) 牙刷 应尽量选择外形较小的牙刷,便于刷到牙齿的各面。可选软毛牙刷,这样不会磨损牙龈,并可按摩牙龈部位。波浪形牙刷更易清除颊面和近中牙面菌斑。牙刷应保持清洁干燥,并经常更换。

(2) 牙膏 不应具有腐蚀性,含氟牙膏具有抗菌及保护牙齿的作用,可推荐患者使用。牙膏不宜长期使用一种类型,应轮流更换。

2. 牙线 刷牙不能完全清除牙齿周围的牙菌斑和碎屑,牙线(图3-1)可清除牙齿间的牙菌斑,预防牙周病,协助清除口腔碎屑,每日应使用牙线1～2次。使用牙线时,首先拉出一小段,将线头两端略松地缠于两手的示指或中指上2～3圈。先清洁下面牙齿,用大拇指或中指支撑将牙线拉直,引导牙线沿牙齿侧面缓和地滑进牙缝内,同时带出食物残渣;将牙线贴紧牙齿的邻接牙面并使其略成C形,然后上下左右缓和地刮动,清洁牙齿的表面、侧面以及牙龈深处的牙缝;刮完牙齿的一边邻面后,再刮同一牙缝的另一邻面,直至牙缝中的食物残渣、牙菌斑及软牙垢随牙线移动而被带出为止。清洁上面牙齿时用一只手的拇指和另一手的示指握住牙线;当清洁内侧牙齿时将拇指置于牙齿的外面移动牙线,防止面颊部干扰牙线移动。当牙线变脏或有磨损时,换一节干净牙线,使用牙线后彻底漱去刮下的食物残渣、牙菌斑及软牙垢。操作过程中避免损伤牙龈。

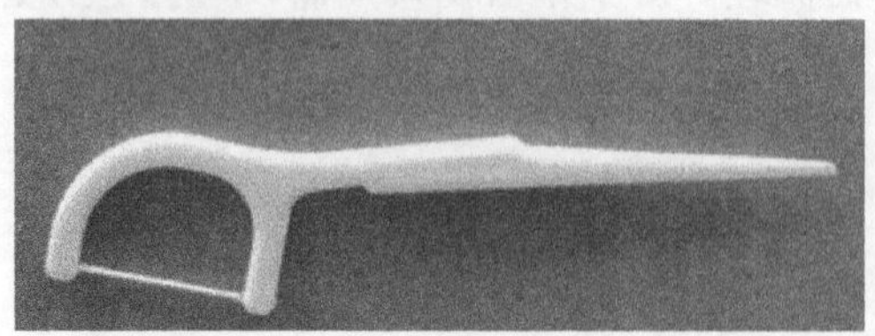
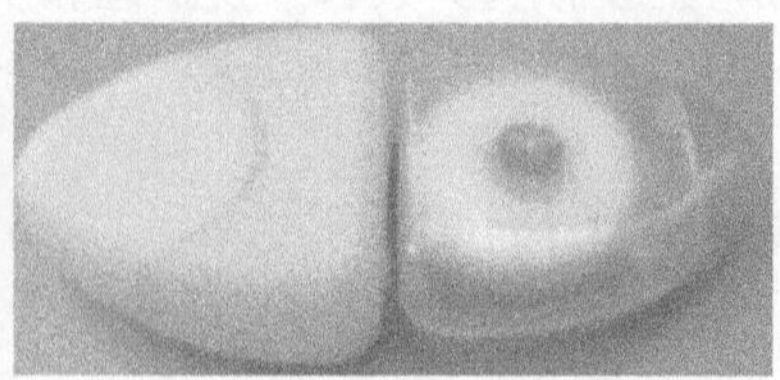

图3-1 牙线

3. 义齿清洁护理 义齿是人工制作的牙齿,义齿同样会积存食物碎屑,每日至少应清洁2次,用牙刷、牙膏彻底清洁义齿内外两面,再以冷水冲净。晚上应将义齿取下,使牙龈得到充分休息。为防止义齿丢失或损坏,取下的义齿应浸没于贴有标签的冷水中,每日换水1次,不可浸于热水中,也不可用酒精等消毒液,以免变色、变形和老化。

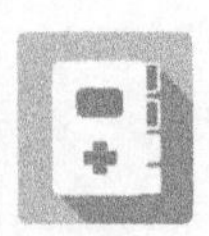

Note

★三、特殊口腔护理(技术 3-1)

对昏迷、禁食、鼻饲、危重、高热、口腔疾病、术后等生活不能自理的患者,应每日进行特殊口腔护理2～3次。

【目的】

(1) 保持口腔清洁、湿润,使患者舒适,预防口腔感染等并发症。

(2) 去除口臭、牙垢,增进食欲,保持口腔正常功能。

(3) 观察口腔黏膜和舌苔的变化、口腔气味变化,提供病情变化的动态信息,协助诊断。

【用物】

(1) 常用漱口液　见表 3-1。

表 3-1　口腔护理常用漱口溶液

名　称	作　用
生理盐水	清洁口腔、预防感染
1%～3%过氧化氢溶液	除臭、抗菌
1%～4%碳酸氢钠溶液	用于真菌感染
0.02%呋喃西林溶液	清洁口腔,广谱抗菌
2%～3%硼酸溶液	防腐、抑菌
0.1%醋酸溶液	用于铜绿假单胞菌感染
0.08%甲硝唑溶液	用于厌氧菌感染

(2) 常用外用药　石蜡油、冰硼散、西瓜霜、新霉素、锡类散等。

【实施】　见表 3-2。

表 3-2　口腔护理操作步骤

操作步骤	操作程序	注意要点
*操作前		
1. 评估	(1) 患者的病情、自理能力、心理反应、合作程度等 (2) 患者口腔情况,包括口唇、口腔黏膜、牙、牙龈、舌、扁桃体、口腔气味等	
2. 准备		
(1) 护士准备	衣帽整洁,修剪指甲,洗手,戴口罩	
(2) 用物准备	①口腔护理盘　治疗碗(内盛漱口溶液、无菌棉球、镊子、弯血管钳)、治疗巾、弯盘、吸水管、杯子(内盛漱口液)、棉签、手电筒、必要时备张口器等 ②选择合适外用药	
(3) 患者准备	了解口腔护理的目的和方法,并愿意配合操作	
(4) 环境准备	整洁、安静、安全,光线适宜	
*操作中		
1. 核对	携用物至床边,核对患者并解释	☆确认患者

Note

续表

操作步骤	操作程序	注意要点
2. 安置患者	协助患者侧卧或仰卧，头偏向一侧，面向护士，铺治疗巾于患者颌下，置弯盘于口角旁湿润于口唇	☆ 保护床单、枕头及患者的衣服不被浸湿
3. 漱口	协助患者用漱口液漱口	☆ 昏迷患者禁止漱口，以防误吸
4. 观察	嘱患者张口，一手持手电筒，另一手用压舌板轻轻撑开颊部，观察口腔情况；如有活动性义齿者应先取下	☆ 注意口腔有无出血、溃疡、特殊气味；长期应用抗生素、激素者有无真菌感染
5. 擦洗		
(1) 擦洗牙外侧面	协助患者用温水漱口，嘱患者咬合上下牙齿，用压舌板轻轻撑开对侧颊部，用弯血管钳夹紧含有漱口液的棉球由内向门齿纵向洗。同法擦洗对侧	☆ 擦洗时动作轻柔，以免碰伤黏膜和牙龈，尤其是凝血功能差的患者
(2) 擦洗牙内面与咬合面	嘱患者张口，依次擦洗对侧牙齿上内侧面、上咬合面、下内侧面、下咬合面；以弧形擦洗对侧颊部。同法擦洗近侧	
(3) 擦洗腭与舌	擦洗硬腭部、舌面及舌下	
6. 漱口	协助患者漱口，擦净口唇及面部；清点棉球	☆ 让患者感觉口腔清爽
7. 观察	再次观察口腔，检查口腔是否清洁，酌情使用外用药	☆ 口唇干裂者可涂石蜡油或唇膏；口腔黏膜有溃疡者可涂溃疡膏
8. 整理	撤去弯盘及治疗巾，整理用物及床单位，安置患者	
*操作后		
1. 整理	整理用物，按消毒隔离原则分类处理相应物品	☆ 传染病患者的用物按消毒隔离原则处理
2. 洗手记录	洗手，记录口腔护理时间等	
3. 评价	(1) 护患沟通有效，患者理解口腔护理的目的，积极配合 (2) 护士操作轻稳、规范，擦拭到位，无遗漏 (3) 患者口腔无异味，感到舒适、清新 (4) 患者及家属学会有关口腔清洁和保健的方法	

【注意事项】

(1) 擦洗动作要轻柔，特别是对凝血功能不良的患者，防止碰伤黏膜及牙龈。

(2) 昏迷患者禁忌漱口，需用张口器时，应从臼齿处放入。牙关紧闭者不可使用暴力使其张口，以免造成损伤。

(3) 擦洗时须用血管钳夹紧棉球，每次只夹一个，防止棉球遗留在口腔内，棉球不可过湿，以防患者将溶液吸入呼吸道。

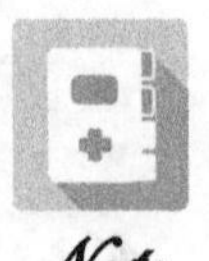

(4) 如有活动义齿,应先取下浸泡在清水中保存。

(5) 传染病患者用过的物品按隔离消毒原则处理。

头发护理

保持头发的清洁、整齐是人们日常清洁卫生的一项重要内容。头发不洁,除散发难闻的气味外,还可导致脱发和其他头皮疾病。干净整齐的头发不但可以预防感染的发生,还可以使人感到舒适、增强自信。对于病情较重、生活自理能力下降的患者,护士应协助进行头发护理。

一、头发评估

1. 头发卫生状况 评估头发的分布、长度、清洁状况、有无光泽;头发的脆性与韧性、干湿度、尾端有无分叉;头皮有无瘙痒、破损、病变或皮疹等。

2. 自理能力状况 评估患者是否卧床,有无肢体活动受限,自行梳发或洗发的能力,梳发或洗发时需要部分协助还是完全协助。

3. 头发护理知识 评估患者或家属对头发清洁护理重要性和相关知识的了解程度,如梳发、洗发的正确方法及头发护理用具的选择等。

二、头发的清洁护理

头发的清洁护理包括床上梳头、床上洗头和灭头虱及头虮三种方法。

★(一) 床上梳头技术(技术 3-2)

【目的】

(1) 维护患者的形象,增强其自信心,建立良好的护患关系。

(2) 去除头皮屑,使头发整齐、清洁,减少感染机会。

(3) 按摩头皮,刺激头部血液循环,促进头发的生长和代谢。

【实施】 见表 3-3。

表 3-3 床上梳头操作步骤

操作步骤	操作程序	注意要点
*操作前		
1. 评估	(1) 患者的病情、自理能力、心理反应、合作程度,对头发护理知识了解的程度 (2) 患者头发情况,包括毛发的分布、颜色、密度、长度、脆性与韧性、干湿度及卫生情况等。还应注意观察毛发有无光泽、发质是否粗糙、分叉、有无虱虮,头皮有无瘙痒、抓痕及擦伤等	
2. 准备		
(1) 护士准备	衣帽整洁,修剪指甲,洗手,戴口罩	
(2) 用物准备	治疗巾、梳子、30%酒精、塑料袋(放脱落头发)	
(3) 患者准备	患者理解梳发目的,能配合操作	
(4) 环境准备	整洁、安静、安全,光线适宜,舒适	
*操作中		
1. 解释	核对患者并解释	

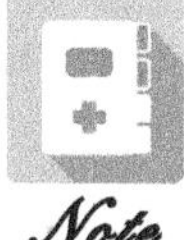

续表

操作步骤	操作程序	注意要点
2. 准备	对可坐起的患者，协助其坐起，治疗巾铺于肩上；对卧床的患者，铺治疗巾于枕头上，协助患者头偏向一侧	☆ 避免头皮屑和碎发落于患者身上及枕头上
3. 梳发	将头发由中间梳向两边。一手握住一股头发，另一手拿梳子，由发根梳到发梢。长发或遇有打结，可将头发绕在示指上，由发梢梳向发根慢慢梳理，如头发打结成团，可用30%酒精湿润后，再慢慢梳理。同法梳理另一侧	☆ 避免过度牵拉，造成患者痒痛
4. 编辫	根据患者需要将头发编辫或扎成束	☆ 不宜辫得太紧，以免疼痛或阻碍血液循环
5. 撤治疗巾	将脱落的头发置于纸袋中，撤下治疗巾	
6. 整理	协助患者取舒适卧位，整理床单位，清理用物	
*操作后		
1. 整理	整理用物，按消毒隔离原则处理相应物品	
2. 洗手记录	洗手，记录梳发时间及护理后的效果	
3. 评价	(1) 护患沟通有效，患者能积极配合并了解头发护理的知识 (2) 护士动作轻柔，梳发方法得当，患者未感到疼痛不适 (3) 患者头发外观整洁，感觉舒适	

【注意事项】

(1) 梳头过程中，动作要轻柔，避免损伤头发，增加患者疼痛。

(2) 头发打结处，用30%酒精充分湿润，以便于梳理。

★(二) 床上洗头技术(技术3-3)

【目的】

(1) 使头皮整齐、清洁，预防感染的发生。

(2) 按摩头皮，刺激头部血液循环，促进头发的生长及代谢。

(3) 维护患者的自尊和自信。

【实施】 见表3-4。

表3-4 床上洗发操作步骤

操作步骤	操作程序	注意要点
*操作前		
1. 评估	(1) 患者的病情、自理能力、心理反应、合作程度 (2) 患者头发情况	
2. 准备		
(1) 护士准备	衣帽整洁，修剪指甲，洗手，戴口罩	

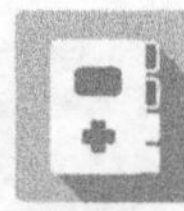

Note

续表

操作步骤	操作程序	注意要点
(2) 用物准备	①马蹄形垫洗发 a. 治疗车上层:治疗盘内备马蹄形垫、小橡胶单、大毛巾、毛巾、洗发液、冲洗用的水杯、眼罩或纱布、胶布、别针、棉球2只(以不脱脂棉球为宜)、必要时备大橡胶单和治疗巾、外裹隔水薄膜的毛巾、橡胶管、血管钳 b. 治疗车下层:水壶(内盛温水40～45 ℃,或根据患者习惯调节)、脸盆、污水桶,必要时备便盆及便盆巾 c. 梳子、镜子、护肤霜(患者自备)、电吹风、纸袋 ②扣杯法　另备脸盆、搪瓷杯、毛巾2条、薄膜、橡胶管 ③洗头车法　另备洗头车	
(3) 患者准备	患者理解洗发目的,能配合操作;按需要给予便盆,协助患者排便	
(4) 环境准备	整洁、安静、安全,光线适宜,根据季节关窗,调节室温至22～26 ℃,必要时用屏风遮挡	
*操作中		
1. 解释	核对并解释,按需要给予便盆	☆ 身体过于虚弱的患者不宜洗发
2. 环境	移开床头桌椅	
3. 安置患者	摇平床头,协助患者仰卧,垫橡胶中单及大毛巾于枕上,移枕于患者肩下,松开患者衣领向内反折,将毛巾围于颈部,用别针固定	☆ 保护床单、枕头 ☆ 避免沾湿衣服
4. 卧位舒适	使患者卧位舒适	
(1) 马蹄形垫法	将马蹄形垫置于床头侧边,马蹄形垫开口接污水桶,助患者斜角屈膝仰卧,头置于马蹄形内	☆ 无马蹄形垫,可自制马蹄形卷代替
(2) 洗头车法	将洗头车推至床头,患者斜角屈膝,头枕于洗头车的头托上,或将接水盘置于患者头下	☆ 可垫枕于两膝下,使患者舒适
(3) 扣杯法	铺橡胶单和治疗巾于患者头部床单上,放脸盆一只,盆底放一块毛巾,其上倒扣一只搪瓷杯,杯上垫一块四折毛巾(外裹一层隔水薄膜)。将患者头部枕于毛巾上。脸盆内置一橡胶管下接污水桶	☆ 橡胶管内充满水,用血管钳夹紧 ☆ 利用虹吸原理,将污水引入污水桶内
5. 保护眼耳	用不吸水棉球塞于耳道内,纱布或眼罩遮盖两眼	☆ 防止水入眼及耳内
6. 洗发	松开、梳顺头发,试水温后充分湿润头发,倒洗发液于手心,涂遍头发,用手指指腹轻轻地按摩头皮、揉搓头发,方向由发际到头顶部,梳去脱落头发置于纸袋,然后用温水边冲便揉搓,直至冲净为止	☆ 揉搓过程中,避免用指甲抓,以防抓伤头皮
7. 移去用物	松开颈部毛巾包住头发,撤去马蹄形垫(或脸盆、接水盘,或移去洗头车),去除耳内棉球及遮眼纱布,用毛巾擦干患者面部,酌情使用护肤霜	☆ 注意保暖
8. 干发	移枕头、橡胶单、大毛巾于患者头部,协助患者卧于床正中,用包头的毛巾擦干头发,再用大毛巾或电吹风吹干头发,梳理成患者习惯的发型	☆ 及时擦干头发,防止患者受凉
9. 整理	整理床单位,清理用物,协助患者取舒适卧位	

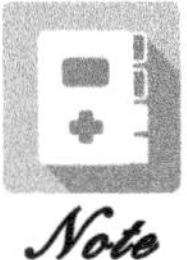
Note

续表

操作步骤	操作程序	注意要点
*操作后		
1. 整理	整理用物,按消毒隔离原则处理相应物品	
2. 洗手记录	洗手,记录洗发时间及护理效果	
3. 评价	(1) 护患沟通有效,患者能积极配合并了解头发护理的知识 (2) 护士操作轻稳、省力,保证患者安全 (3) 患者头发清洁,感觉舒适	

【注意事项】

(1) 操作中应随时观察患者的病情变化,如患者出现病情变化时,应停止操作。

(2) 注意室温和水温,及时擦干头发防止患者受凉。

(3) 洗发时间不宜过长,以免患者疲劳。

(4) 防止水流入眼及耳内,避免沾湿衣服和床单。

★(三) 灭头虱及头虮(技术 3-4)

虱子是一种吸血昆虫,寄居于人体的主要有体虱、头虱和阴虱三种。这与卫生条件差,环境污秽有关,接触传染。头虱生长于头发和头皮上,体积小呈卵圆形,浅灰色。其卵(虮)很像头屑,以一种黏性物质紧紧附着在头发上,不易去掉。头虱可吸附在发根使局部皮肤瘙痒,抓伤容易引起感染。虱子寄生于人体,除了吸血、影响休息外,还是斑疹伤寒和回归热等疾病的重要传播媒介。

杀灭虱子不但可以解除患者痛苦,预防虱子传播疾病,还可防止虱子在病区内传播。对有头虱的男性患者可动员其剃去头发,女性患者可将头发剪短,但必须在患者同意情况下,然后再行灭虱、灭虮,剪下的头发用纸包好烧掉。

【目的】

消灭头虱及头虮,使患者舒适并预防疾病的感染与传播。

【实施】 见表 3-5。

表 3-5 灭头虱及头虮操作步骤

操作步骤	操作程序	注意要点
*操作前		
1. 评估	(1) 患者的病情、自理能力、心理反应、合作程度 (2) 患者头虱、虮情况,头皮有无瘙痒、抓痕及擦伤等,毛发的分布、颜色、密度、长度、脆性与韧性、干湿度及卫生情况等	
2. 准备		
(1) 护士准备	修剪指甲,洗手,戴口罩,穿好隔离衣、戴好帽子、手套	☆ 以免受虮、虱传染
(2) 用物准备	治疗盘内备洗头用物、治疗巾 2～3 块、塑料帽子、篦子、治疗碗、纱布、隔离衣、纸袋、布口袋、清洁衣裤和被服。常用的药液有百部酊(百部 30 g 加 50%酒精 100 mL,再加 100%乙酸 1 mL,装于瓶中盖严,48 小时后即可使用)	
(3) 患者准备	了解灭头虱的目的,愿意合作,必要时动员患者剪短发,剪下的头发装入纸袋焚烧	☆ 便于彻底灭虱
(4) 环境准备	整洁、安静、安全,光线适宜,根据季节关窗,调节室温为 22～26 ℃,必要时用屏风遮挡	☆ 如病情许可,可在处置室进行,以维护患者自尊

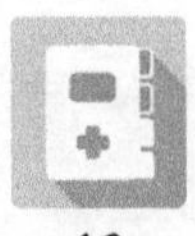

续表

操作步骤	操作程序	注意要点
*操作中		
1. 核对解释	核对患者并解释，评估患者头发状况	
2. 用药	按洗头法做好准备，将头发分成若干小股，用布蘸灭虱药液，按顺序擦遍头发，同时用手搓，使之浸透所有头发。反复揉搓 10 分钟后戴上帽子，包住头发	☆ 注意防止药液滴到患者面部及眼部 ☆ 用药后注意观察患者局部及全身反应
3. 除虱、虮	24 小时后取下帽子，用篦子篦去死虱和虮，并清洗头发	☆ 如仍有活虱，须重复用灭虱药液杀灭
4. 更衣	灭虱完毕，为患者更换衣裤、被服，将污衣裤及被服放入布袋内	☆ 防止虮、虱传播
5. 整理	清理用物，整理床单位，安置患者	
*操作后		
1. 整理	整理用物，按消毒隔离原则处理相应物品，篦子上的棉花，用纸包好焚烧，梳子和篦子消毒后用刷子刷净备用	☆ 凡患者用过的布类，接触过的隔离衣，装入布袋内，扎好袋口，送高压灭菌
2. 洗手记录	洗手，记录灭虱时间及效果	
3. 评价	(1) 护患沟通有效，患者能积极配合 (2) 患者头发清洁，无头虱、虮，感觉舒适	

【注意事项】

(1) 操作者应严格遵守操作规程防止虱的传播。

(2) 涂抹灭头虱药液时，也应注意观察患者局部和全身的反应。

皮肤护理

皮肤是人体最大的器官，完整的皮肤具有保护机体、调节体温、吸收、分泌、排泄及感觉等功能。皮肤的新陈代谢迅速，排泄的废物，如皮脂及脱落的表皮碎屑，与外界病原微生物及尘埃结合成污物，黏附于皮肤表面，若不及时清洁，将会引起皮肤炎症。汗液呈酸性，可刺激皮肤，使其抵抗力降低，破坏其屏障作用，成为各种病原微生物入侵门户，造成各种感染。因此，护士应加强对卧床患者的皮肤护理。

一般情况良好，有自理能力的患者，可采用淋浴或盆浴，病情较重、长期卧床、活动受限、生活不能自理的患者，可选用床上擦浴。

一、皮肤的评估

完整正常的皮肤评估应注意：体位、环境因素、汗液量、皮脂分泌、水肿和色素沉着情况。

1. 皮肤的颜色和温度 了解皮肤的血液循环情况及有无感染，皮肤颜色的特殊改变，如皮肤颜色苍白、发绀、发红、黄疸、色素沉着等。

2. 皮肤的柔软度和厚度 应柔软，厚度适中。

3. 皮肤的弹性 一般老年人或脱水患者，皮肤弹性较差。检查：从前臂内侧提起一点皮肤，再放松时，如果皮肤很快复原，表明皮肤弹性很好。

4. 皮肤的完整性 有无破损、斑点、丘疹、水疱、硬结，患者对冷、热的感觉。

5. 皮肤的清洁度 散发气味、出汗情况、皮脂分泌量、污浊情况。

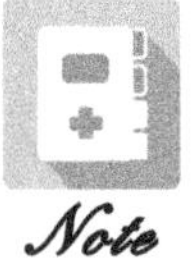

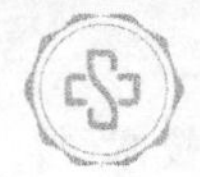

二、皮肤的清洁护理

★(一) 淋浴和盆浴(技术 3-5)

【目的】

(1) 满足患者对舒适和清洁的基本需要。

(2) 促进皮肤的血液循环，预防感染和压疮等并发症的发生。

【实施】 见表 3-6。

表 3-6 淋浴盆浴操作步骤

操作步骤	操作程序	注意要点
*操作前		
1. 评估	(1) 患者的机体状况及自行完成沐浴的能力 (2) 皮肤的清洁状况及有无异常改变 (3) 患者皮肤的清洁习惯及对清洁卫生知识的了解程度	
2. 准备		
(1) 护士准备	衣帽整洁，修剪指甲，洗手，戴口罩	
(2) 用物准备	浴皂或沐浴液、毛巾两条、浴巾、清洁衣裤等	
(3) 患者准备	了解沐浴的目的，协助做好用物准备	
(4) 环境准备	整洁、安静、安全，光线适宜。调节好室温及水温，室温 22～26 ℃，关闭门窗，检查浴室内安全情况	
*操作中		
1. 交代	确定沐浴的方式和时间，向患者交代有关事项，交代信号铃的使用方法，如感到虚弱无力、眩晕等应立即按铃呼叫、寻求帮助	☆ 贵重物品妥善保存
2. 携带用物	送患者入浴室，浴室不闩门，可在浴室外挂“正在使用”的牌子示意，以防意外	☆ 便于及时帮助患者
3. 沐浴	沐浴时护士应守护在旁或在可呼唤到的地方，以观察患者反应并及时提供帮助。需协助的患者，护士应进入浴室，协助患者脱衣、沐浴及更衣；盆浴患者，护士应扶持患者进出浴盆。浴盆浸泡不超过 20 分钟，防止浸泡过久导致疲倦	☆ 注意患者洗浴时间，时间过长应给予询问，防止发生意外
4. 安置患者	沐浴毕，观察患者的一般情况，安置患者于舒适卧位	
*操作后		
1. 整理	整理浴室，清理用物	
2. 洗手记录	洗手，记录洗浴时间及效果	
3. 评价	(1) 患者沐浴过程安全，无意外发生 (2) 患者皮肤清洁，感到温暖、舒适	

【注意事项】

(1) 妊娠 7 个月以上的孕妇禁用盆浴；衰弱、创伤及患心脏病需卧床休息的患者，均不宜沐浴。

(2) 传染病患者，应根据病种、病情按隔离原则进行处理。

(3) 沐浴应在饭后 1 小时进行，以免影响消化。

(4) 应注意防止患者受凉、烫伤、滑倒、晕厥等意外的发生，若遇患者发生晕厥等意外，应立即进行救治处理。

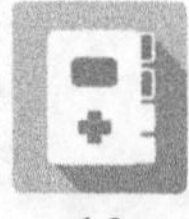

Note

★(二) 床上擦浴技术(技术 3-6)

【目的】

(1) 保持患者皮肤清洁，使患者舒适。

(2) 促进机体血液循环，增强皮肤的排泄功能，预防感染和压疮等并发症的发生。

(3) 观察患者的一般情况，提供病情信息。

【实施】 见表 3-7。

表 3-7 床上擦浴操作步骤

操作步骤	操作程序	注意要点
*操作前		
1. 评估	(1) 患者的病情、意识状态、肢体活动能力及自理能力，皮肤的清洁状况 (2) 患者的卫生习惯，患者及家属对皮肤清洁知识的了解程度和要求	
2. 准备		
(1) 护士准备	衣帽整洁，修剪指甲，洗手，戴口罩	
(2) 用物准备	脸盆二个、水桶二个、水温计、毛巾二条、浴巾、浴皂、梳子、小剪刀、50%酒精、护肤用品(爽身粉、润肤剂)、清洁衣裤。另备便盆、便盆布和屏风。浴皂或沐浴液、毛巾两条、浴巾、清洁衣裤等	
(3) 患者准备	了解沐浴的目的，协助做好用物准备	
(4) 环境准备	整洁、安静、安全，光线适宜，关好门窗，调节室温为 22～26 ℃	
*操作中		
1. 核对解释	核对患者并解释，根据患者情况放平床头或床尾，放下或移去近侧的床栏	☆ 确认患者，以取得合作
2. 放置用物	将用物放在便于操作处，脸盆放于床边桌或椅上，倒入热水约 2/3 满，调试水温在 40～45 ℃，也可按患者习惯调节	☆ 饭后不宜立即擦洗 ☆ 维护患者自尊；防止受凉
3. 擦面颈部	将微湿小毛巾如手套式包在右手上，先擦洗眼睛(由内眦向外眦)，然后依次擦洗一侧额部、颊部、鼻翼、耳后、下颌及颈部，同法擦另一侧。用较干毛巾再同法擦洗一遍	☆ 注意洗净耳后、耳廓，勿用肥皂洗眼部周围
4. 擦身	为患者脱上衣，在擦洗部位下面铺大毛巾，按顺序擦洗两上肢及胸腹部。先用涂皂液的湿毛巾擦洗一遍，再用湿毛巾擦去皂液，清洗毛巾后再擦洗至皂液干净，尤其要注意脐部的擦洗。女患者应注意乳房下皮肤皱褶处的清洁，最后用浴巾边按摩边擦干	☆ 避免弄湿床铺 ☆ 酌情换水、毛巾及盆 ☆ 注意清洗腋窝与指缝处
5. 擦背	协助患者侧卧，背朝向护士，铺大毛巾于身体下面，按顺序擦洗颈部、背部、臀部，根据情况按摩背部。将患者双手浸泡于面盆内热水中，洗净、擦干，为患者换上清洁衣服	☆ 注意皮肤有无异常
6. 擦洗会阴	更换盆、水及毛巾，协助患者仰卧、脱去裤子，清洗会阴	☆ 换盆、水及毛巾后清洗会阴
7. 擦洗下肢	再次换水及毛巾，铺大毛巾于一侧腿下，按顺序擦洗髋部、大腿、小腿；同法擦洗另一侧下肢，为患者更换清洁裤子	☆ 擦洗过程中观察病情及皮肤情况

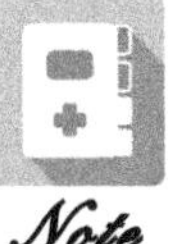

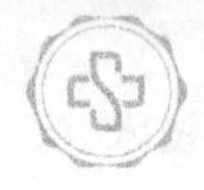

续表

操作步骤	操作程序	注意要点
8. 浸泡双足	协助患者两腿屈膝,置小橡胶单、浴巾于患者足下,足盆置于浴巾上,将患者双脚移入盆内热水中浸泡、洗净、擦干	
9. 整理	整理床单位,安置患者取舒适卧位	☆ 根据需要梳发、剪指甲及更换床单
*操作后		
1. 整理	整理用物,按消毒隔离原则处理相应物品	
2. 洗手记录	洗手,记录患者皮肤卫生情况、操作效果及患者反应	
3. 评价	(1) 患者皮肤清洁,感觉舒适 (2) 护士操作方法得当,保证患者安全 (3) 护患沟通有效,患者了解床上擦浴目的和方法,积极配合	

【注意事项】

(1) 擦洗过程中,应密切观察患者的病情变化,当患者出现寒战、面色苍白等情况时,应立即停止擦洗,给予适当处理。

(2) 擦洗动作要敏捷、轻柔,减少翻动和暴露,防止患者受凉,注意保护患者的自尊。

(3) 操作中动作要轻柔敏捷,尽量减少体力消耗。

(4) 皮肤有伤口的患者,擦浴时应避免弄湿敷料,必要时沐浴后予以适当处理。

压疮的预防及护理

压疮(pressure sores)是指局部组织长期受压,血液循环障碍,局部组织持续缺血、缺氧、营养不良而导致的软组织溃烂和坏死。因为压力是引起压疮最重要的因素,故又称压力性溃疡(pressure ulcer)。

一、压疮发生的原因

1. 力学因素 造成压疮的三个主要物理力是压力、摩擦力和剪切力。通常是2～3种力联合作用而致。

(1) 压力 压力是指局部组织所承受的垂直压力。单位面积内所承受的压力越大,组织发生坏死所需的时间越短。垂直压力是引起压疮的最主要原因。

(2) 摩擦力 摩擦力易损害皮肤的角质层,增加患者对压疮的易感性。床褥和坐垫皱褶不平、有渣屑、挪动时拖拉拽患者,均会产生较大的摩擦力。

(3) 剪切力 剪切力是摩擦力与压力共同产生的作用力,剪切力与体位有密切的关系,通常发生于半坐卧位患者的骶尾部。因为患者平卧抬高床头时身体下滑,皮肤与床面之间产生摩擦力,加上皮肤垂直方向的重力,从而导致剪切力的产生。

2. 局部经常受潮湿刺激 造成潮湿的情况有出汗、伤口引流液外渗、大小便失禁等。当皮肤受潮湿刺激时,出现酸碱度改变,皮肤表皮角质层的保护能力下降,皮肤组织破溃,容易继发感染。

3. 全身营养不良或水肿 营养状况是压疮形成的重要因素。全身营养障碍,营养摄入不足,皮下脂肪减少,肌肉萎缩,一旦受压,受压处缺乏肌肉和脂肪组织的保护,引起血液循环障碍而出现压疮。水肿患者的皮肤顺应性下降,容易受损,因而容易导致压疮的发生。

4. 年龄 年老体弱时,皮肤弹性差,松弛而干燥,皮下脂肪减少,肌肉萎缩,加上尿液和粪便的刺激,导致皮肤表皮保护能力下降,皮肤组织极易破损而感染。

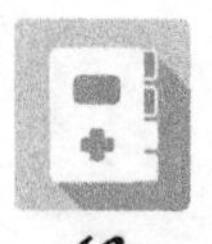
Note

二、易发生压疮的高危人群

1. 老年人 皮肤松弛、干燥，缺乏弹性，皮肤脂肪萎缩变薄，易损性增加。

2. 肥胖者 过重的体重造成骨隆突处压力增加。

3. 瘦弱者 骨隆突处皮下脂肪层薄，缓冲作用减弱。

4. 神经系统疾病者 如痴呆、昏迷不醒者，其自发性活动减弱或丧失；瘫痪者，部分肢体活动障碍。

5. 发热者 排汗增多，汗液刺激皮肤，同时消耗大量能量。

6. 因医疗措施限制活动者 如牵引、石膏固定、手术患者。

7. 水肿患者 水肿降低了自身的抵抗力。

8. 疼痛者 为避免疼痛处于强迫体位而不敢活动者。

9. 服用镇静剂者 自发性身体活动减少。

10. 排便失禁者 大、小便失禁者皮肤经常受到污物、潮湿的刺激。

三、压疮的易发部位

压疮多发生于缺乏脂肪组织保护、无肌肉包裹或肌层较薄、经常受压的骨隆突处，与卧位有密切关系。

1. 仰卧位 好发于枕骨粗隆、肩胛部、肘部、脊椎体隆突处、骶尾部、足跟部(图 3-2)。

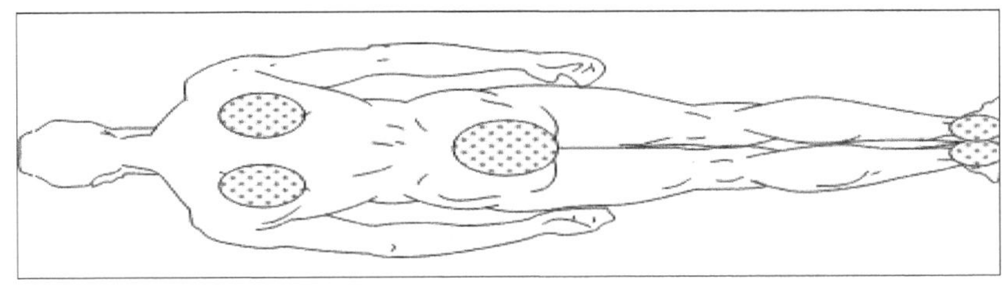

图 3-2 仰卧位压疮好发部位

2. 侧卧位 好发于耳廓、肩峰、肘部、髋部、膝关节的内外侧、内外踝(图 3-3)。

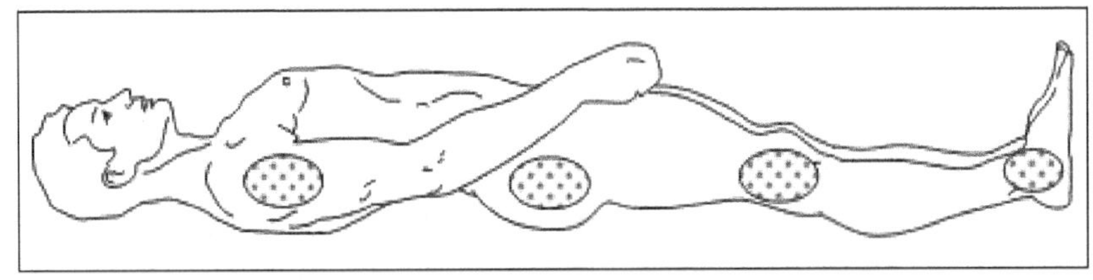

图 3-3 侧卧位压疮好发部位

3. 俯卧位 好发于耳廓、面颊、肩峰、女性乳房、肋缘突出部、男性生殖器、髂前上棘、膝部、足趾(图 3-4)。

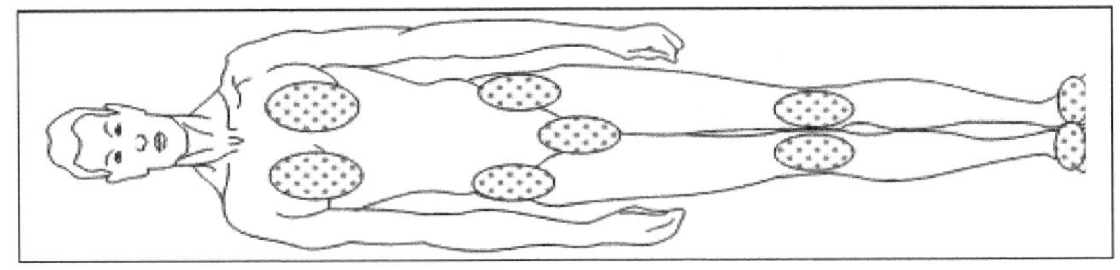

图 3-4 俯卧位压疮好发部位

4. 坐位 好发于坐骨结节、肩胛骨、足跟(图 3-5)。

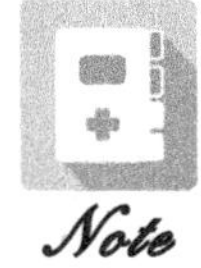

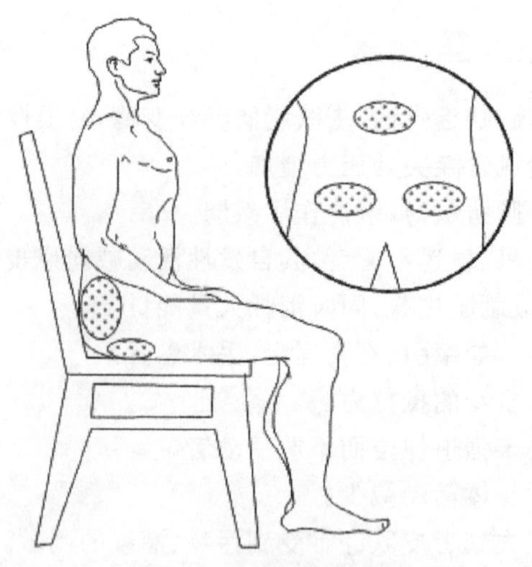

图 3-5 坐位压疮好发部位

四、压疮的预防

压疮虽然好发，但绝大多数是能预防的。控制压疮发生的关键在于消除发生的原因，要求护士做到"六勤一注意"，即勤观察、勤翻身、勤按摩、勤擦洗、勤整理、勤更换，注意交班。交班时，严格交接局部皮肤情况及护理措施落实情况。

1. 避免局部组织长期受压

(1) 定时更换体位　更换卧位可以减轻组织的压力。鼓励和协助患者经常更换卧位，一般每 2 小时翻身 1 次，必要时每小时翻身 1 次，建立床头翻身记录卡(表 3-8)。

表 3-8　翻身记录卡

姓名：	床号：			
日期	时间	卧位	皮肤情况	执行者签名

(2) 保护骨隆突处和支持身体空虚处　一些特殊的床或床垫可以减少活动障碍对皮肤和骨骼组织的损伤，如气垫褥、水褥、羊皮褥等可使支撑体重的面积加大，减少局部受压，保护骨骼隆突处皮肤，达到预防压疮的作用。另外还可以用软枕垫在身体空隙处，以扩大支撑面积、减轻骨隆突部位皮肤的压力。

(3) 正确使用石膏绷带、夹板、牵引或其他矫正器械　衬垫应松紧适度，应仔细观察局部和肢端皮肤的颜色、温度变化情况，重视患者的主诉，如发现石膏绷带过紧或凹凸不平，应立即通知医生，及时调整。

2. 避免局部受潮湿、摩擦力和剪切力的作用

(1) 保持床铺清洁、干燥、平整，无皱褶、无碎屑。协助患者更换床单、衣服及翻身时，应抬高患者身体离开床面，切忌拖、拉、拽等动作，避免形成摩擦力损伤皮肤。

(2) 有大小便失禁、呕吐、出汗者，应及时擦洗干净，衣服、被单随时更换；伤口若有分泌物，要及时更换敷料，不可让患者直接卧于橡胶单上。

(3) 当患者取半坐卧位时，为防止身体下滑，应摇起床尾，并在腘窝处垫软枕。对长期坐轮椅者，为防止身体下滑，应给予适当约束。

(4) 使用便器时，应选择无破损便器，抬起患者腰骶部，不要强塞硬拉。

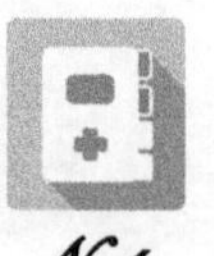
Note

3. 促进血液循环

(1) 对长期卧床的患者，可每日进行全范围的关节运动，维持关节的活动性和肌肉的张力，促进肢体血液循环。

(2) 定期检查受压部位，经常进行温水擦浴，不仅能清洁皮肤，还能刺激皮肤血液循环，改善局部营养状况，增强皮肤抵抗力。

(3) 应用电动按摩器　电动按摩器依靠电磁作用，引导按摩器头震动，以带动各种手法按摩。操作者应根据不同部位选择合适的按摩头，并将按摩器头部紧贴皮肤进行按摩。

(4) 红外线照射　可起到消炎、干燥作用，利于组织的再生和修复。如婴幼儿易发生红臀可采用臀部烤灯法。

(5) 全背按摩　协助患者俯卧或侧卧，露出背部，先以热水进行擦洗，再进行按摩。用两手掌蘸少许50%酒精进行全背按摩。按摩者斜站在患者右侧，左腿在前弯曲，右腿在后伸直。从患者骶尾部开始，用手掌的大、小鱼际沿脊柱两侧边缘向上按摩，到肩部时环形向下按摩，然后手再轻轻滑到臀部及尾骨部位。更换姿势，左腿在后伸直，右腿在前弯曲，如此有节奏按摩至少3分钟。按摩力量要足够刺激肌肉组织，再用拇指指腹蘸少许50%酒精由骶椎按摩到第7颈椎处。

(6) 局部按摩　两手掌蘸少许50%酒精，以大、小鱼际部分紧贴皮肤，做压力均匀向心方向按摩，按摩力度由轻到重，每次3～5分钟。

4. 改善机体营养状况　营养不良既是导致压疮发生的原因之一，也是直接影响压疮愈合的因素。合理的膳食是改进患者营养状况、促进创面愈合的重要措施。长期卧床或病重者，应注意全身营养，在病情允许的情况下给予高热量、高蛋白质、高维生素等营养丰富、易于消化的膳食，确保正氮平衡。不能进食者给予鼻饲，必要时需采用支持疗法，如补液、输血、静脉滴注高营养物质等，以增强抵抗力及组织修复能力。

5. 健康教育　向患者及家属介绍压疮发生的原因、预防和护理知识，如经常变换体位、适量活动的重要性。指导患者及家属掌握预防压疮的技能，如定时翻身、经常检查皮肤、保持身体及床铺的清洁卫生等。使患者及家属积极配合并参与预防压疮的护理活动。

五、压疮的分期及护理

压疮的发生是一个循序渐进的过程，依据其损伤程度可分为三期：瘀血红润期、炎性浸润期、溃疡期。发生压疮后，应积极地进行护理，防止进一步发展和继发感染的发生。

1. 瘀血红润期　局部皮肤受压或受潮湿刺激后，出现暂时性血液循环障碍。主要表现为受压部位的皮肤呈暗红色，并有红、肿、热、触痛或麻木，解除压力30分钟后，皮肤颜色仍不能恢复至正常。此期为可逆性改变，皮肤完整性未破坏，如及时去除致病因素，可阻止压疮的继续发展。

护理：此期护理的关键在于去除危险因素，加强预防措施，避免压疮进一步发展。如增加翻身次数，红外线照射每日2次等，避免压疮继续发展。此外，还需加强营养，改善患者的全身营养状况。

2. 炎性浸润期　损伤延伸到皮下脂肪层。受压部位呈紫红色，皮下产生硬结，皮肤因水肿而变薄，并有炎性渗出，形成大小不一的水疱。水疱破溃后，形成潮湿红润的创面，此期患者感觉疼痛。

护理：此期护理重点在于保护创面，预防感染。除采取上述措施避免损伤继续发展之外，对未破的小水疱应减少摩擦，防止破裂，促进水疱自行吸收；大水疱应消毒局部皮肤，用无菌注射器抽吸水疱内液体后，再用无菌敷料包扎；水疱若已破溃，露出创面，则应消毒创面及创面周围皮肤后，再用无菌敷料包扎；对无感染的疮面也可采用新鲜鸡蛋内膜、纤维蛋白膜、骨胶原膜等贴于疮面治疗。

2. 溃疡期　根据组织坏死程度又可分为浅度溃疡期和坏死溃疡期。前者较轻，为浅层组织感染、化脓，脓液流出后形成溃疡，患者感觉疼痛加剧。后者严重，感染向周围及深部扩展，常可深达骨面，坏死组织发黑，脓性分泌物增多，有臭味。若细菌及毒素侵入血液循环，还可造成脓毒血症或败血症，危及患者的生命。

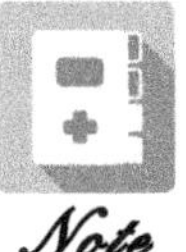

护理：此期的治疗护理原则为解除压迫，清洁创面，去除坏死组织和促进肉芽组织的生长。治疗的

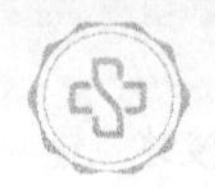

基本方法是清创后用无菌敷料包扎,伤口可用生理盐水或3%过氧化氢溶液冲洗,去除坏死组织,抑制细菌生长。为控制感染和增加局部营养供给,可在创面处覆盖浸有抗生素溶液或人血白蛋白溶液的纱布,或涂上胶原酶油膏后,用无菌敷料包扎,均有较好效果。对大面积、深达骨质的压疮,如经上述治疗均不理想,可采用外科治疗方法加速愈合。具体方法包括引流、清除坏死组织、植皮及修补缺损组织等,以缩短压疮的病程,减轻患者痛苦,为创伤的恢复创造有利条件。

晨晚间护理

晨晚间护理是基础护理的一项重要内容,是护士为生活不能自理的患者,如高热、瘫痪、昏迷、危重及年老体弱等患者所进行的生活护理,疾病恢复期患者的生活护理可在护士指导下进行。

一、晨间护理

【目的】

(1) 使患者清洁舒适,预防并发症的发生。

(2) 保持病室整洁、美观、舒适。

(3) 观察和了解病情,为诊断、治疗和护理提供依据。

【评估】

1. 患者的状况 患者的病情、自理能力、精神状态、睡眠情况、皮肤情况、心理需要等。

2. 床单位和病室 床单位的整洁程度、床上用物是否需要更换、病室的温度、湿度和通风情况等。

【实施】

(1) 对于病情较轻、能自理的患者,应鼓励其自行洗漱。护士可根据需要进行扫床、更换床单、整理好床单位。

(2) 对于病情较重、不能自理或部分自理的患者,如危重、高热、昏迷、瘫痪、大手术后或年老体弱者,护士应协助其完成晨间护理,内容包括以下几点。

①协助患者排便、洗漱,必要时进行口腔护理,协助患者翻身并检查皮肤受压情况,用温水擦洗背部并用50%酒精按摩骨隆突处。

②整理床单位,按需要更换衣服和床单。

③注意观察病情变化及睡眠情况,给予必要的心理护理和健康教育。

④整理病室,酌情开窗通风,保持病室内空气新鲜。

二、晚间护理

【目的】

(1) 保持病室安静、整洁、空气流通,使患者清洁、舒适,易于入睡。

(2) 观察和了解病情,预防并发症的发生。

【评估】

1. 患者的状况 患者的病情、自理能力、身体是否有不适、睡眠的习惯和需要等。

2. 病室和床单位 病室的温度、湿度、光线等是否适合患者的睡眠,床铺是否整洁、舒适。

【实施】

(1) 协助患者排便、洗漱,必要时给予口腔护理,用热水泡脚。女患者协助其冲洗会阴。检查全身皮肤受压情况,按摩背部及骨隆突处,根据情况更换衣服和床单,整理好床铺。

(2) 保持病室安静,空气流通,减少噪音,调节光线和室温,创造良好的睡眠环境。根据需要增减盖被。

(3) 经常巡视病房,了解患者的睡眠情况,观察病情并酌情处理。

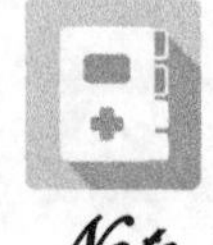

Note

【任务测试】

1. 赵爷爷,62 岁,髋骨骨折,卧床 3 周,主诉骶骨触痛麻木,检查骶尾部皮肤局部红肿。下列护理哪项不妥?(　　)

A. 红外线照射　　B. 适当增加营养　　C. 避免潮湿摩擦

D. 避免局部长期受压　　E. 局部可用棉垫包扎

2. 徐爷爷,68 岁。肺炎,用抗生素治疗近 3 周,近日发现口腔黏膜破溃,并附着白色膜状物,用棉签拭去附着物可见底部轻微出血,无疼痛,口腔病变的原因是(　　)。

A. 维生素缺乏　　B. 铜绿假单胞菌(绿脓杆菌)感染

C. 真菌感染　　D. 凝血功能障碍　　E. 病毒感染

3. 王奶奶,65 岁,脑外伤昏迷。护士为其做口腔护理时,取下的活动性义齿应放入(　　)。

A. 冷水中　　B. 热水中　　C. 生理盐水中

D. 酒精中　　E. 朵贝尔溶液中

4. 刘爷爷,76 岁。细菌培养显示口腔有铜绿假单胞菌感染,护士在为其进行口腔护理时应选用的口腔护理溶液是(　　)。

A. 生理盐水　　B. 1%～3%过氧化氢溶液

C. 1%～4%碳酸氢钠溶液　　D. 0.1%醋酸浴液　　E. 朵贝尔溶液

5. 李爷爷,75 岁,卧床 1 个月,骶尾部红、肿、硬结、起小水疱及上皮剥落,有渗液,患者诉疼痛,此患者的情况属于(　　)。

A. 压疮淤血红润期　　B. 压疮炎性浸润期　　C. 压疮浅度溃疡期

D. 局部皮肤感染　　E. 压疮坏死溃疡期

6. 钱奶奶,65 岁,截瘫卧床 4 个月,骶尾部压疮,出现脓性分泌物增多,有臭味,坏死组织发黑。护理原则是(　　)。

A. 去除坏死组织,促进肉芽组织生长　　B. 清洁疮面,促进愈合

C. 保护皮肤,预防感染　　D. 去除致病因素,防止压疮继续发展

E. 用鸡蛋内膜贴于疮面上

7. 陈爷爷,72 岁,脑卒中右侧肢体瘫痪,预防发生压疮,最好的护理方法是(　　)。

A. 每 2 小时为他翻身按摩一次　　B. 每天请家属看他皮肤是否有破损

C. 给他用气垫褥　　D. 让其保持左侧卧位

E. 鼓励他做肢体功能锻炼

8. 肖奶奶,76 岁,昏迷,护士为其进行口腔护理,下列哪项是错误的?(　　)

A. 将患者头侧向护士一侧　　B. 将张口器从臼齿处放入

C. 用血管钳夹紧棉球擦拭　　D. 用注洗器沿口角注入温开水后吸出

E. 取下义齿刷洗后浸泡清水中

答案:1. E　2. C　3. A　4. D　5. B　6. A　7. A　8. D

(郭　强)

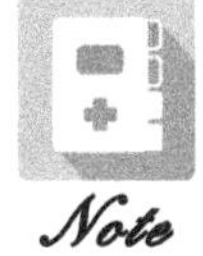

任务 2　饮食与营养护理技术

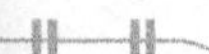

导入语

饮食是营养的来源，营养是人类赖以生存的基础。饮食与营养和健康与疾病的关系密切。均衡合理的饮食与营养可保证机体的生理功能，促进生长发育、组织修复，提高免疫力，预防、治疗疾病和维持健康。而不合理的饮食与营养可导致机体营养物质失衡，影响疾病的康复，甚至诱发疾病，如缺铁性贫血、佝偻病等，因此，护理人员应掌握饮食与营养方面的知识，正确评估患者的营养状态，制定合理的饮食护理措施，满足患者的营养需求，促进患者早日康复。

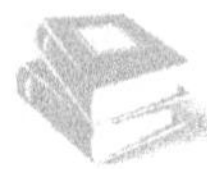

学习目标

知识目标	1. 了解患者的营养评估 2. 熟悉一般患者的饮食护理 3. 掌握医院饮食的种类及饮食原则，鼻饲技术的实施及注意事项
技能目标	能够正确实施鼻饲操作技术
素质目标	对患者具有爱心、耐心、责任心

情景导入

钱爷爷，68 岁，一个月前感冒，出现咳嗽、咳痰症状，近 2 周出现低热、胸痛、气闷，两次痰中带血。医院检查为肺癌早期，全麻下行左侧肺部分切除术，术后患者留置胃管。钱爷爷既往高血压性心脏病 5 年，血糖偏高，平时喜欢吸烟，喝酒，喜欢吃鱼肉，不喜欢吃青菜，体质肥胖。

分析及实施

一、医院饮食

医院饮食的种类基本上分为三大类，即基本饮食、治疗饮食和试验饮食。三者分别适用于不同病情的患者。

(一) 基本饮食

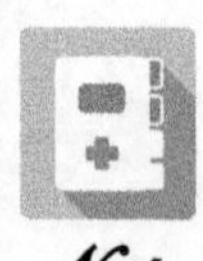

基本饮食是对营养素的种类、摄入量不做限定性调整的一类饮食，包括普通饮食、软质饮食、半流质饮食和流质饮食(表 3-9)。

表 3-9 基本饮食

类别	适用范围	饮食原则	用法
普通饮食	病情较轻、疾病恢复期、消化功能正常、不需限制饮食和体温正常的患者	美味可口,易消化,无刺激性,营养均衡,限制油炸、坚硬等强刺激性食物	每日 3 餐,总热量为 9.2～10.88 MJ/d,蛋白质为 70～90 g/d
软质饮食	咀嚼不便、消化功能差、低热、术后恢复期、老年或幼年患者	营养均衡,食物以软、烂、碎为原则,易咀嚼消化、无刺激性、少油炸、少油腻、少粗纤维,如软饭、面条、切碎或煮烂的肉菜等	每日 3～4 餐,总热量在 9.2～10.04 MJ/d,蛋白质为 60～80 g/d
半流质饮食	体弱、发热、吞咽困难、咀嚼不便、消化疾病及术后患者	少食多餐,食物无刺激性,易吞咽、咀嚼和消化,纤维素少,营养丰富,食物呈半流质状,如粥、鸡蛋羹、肉末、豆腐、菜末等	每日 5～6 餐,总热量在 6.5～8.5 MJ/d,蛋白质为 50～70 g/d
流质饮食	病情危重、口腔疾病、吞咽困难、各种大手术后、急性消化道疾病、高热患者	食物呈液体状,易吞咽、易消化,无刺激性,如乳类、豆浆、米汤、稀藕粉、菜汁、肉汁、果汁等。流质饮食由于所含热能与营养素不足,故只能短期使用	每日 6～7 餐,每次 200～300 mL,总热量在 3.5～5.0 MJ/d,浓流质饮食可达 6.69 MJ/d,蛋白质为 40～50 g/d

(二)治疗饮食

治疗饮食是在基本饮食的基础上,根据病情的需要,适当调整总热能和某些营养素,以达到辅助治疗目的的一类饮食,包括高热量饮食、高蛋白质饮食、低蛋白质饮食、低脂肪饮食、低胆固醇饮食、低盐饮食、无盐低钠饮食、高膳食纤维饮食、少渣饮食及要素饮食等,见表 3-10。

表 3-10 治疗饮食

饮食种类	适应范围	饮食原则及用法
高热量饮食	用于热量消耗较多的患者,如甲状腺功能亢进症、大面积烧伤、产妇、体重不足、高热等患者	在基本饮食的基础上加餐 2 次,可进食豆浆、牛奶、鸡蛋、巧克力及甜食等,总热量约在 12.5 MJ/d
高蛋白质饮食	用于长期消耗性疾病的患者,如结核病、严重贫血、营养不良、大面积烧伤、大手术后、恶性肿瘤、肾病综合征、低蛋白血症等患者	增加含蛋白质丰富的食物,如鱼类、肉类、蛋类、乳类、豆制品等。蛋白质供应量按体重计算 1.5～2 g/(kg·d),每日总量 90～120 g,总热量在 10.5～12.5 MJ/d
低蛋白质饮食	用于限制蛋白质摄入的患者,如急性肾炎、尿毒症、肝性脑病等患者	应补充蔬菜和含糖高的食物,维持正常热能。成人饮食中蛋白质应低于 40 g/d,根据病情需要,也可为 20～30 g/d,肾功能不全者应摄入动物性蛋白质,忌用豆制品,而肝性脑病患者应以植物性蛋白质为主
低脂肪饮食	用于肝胆胰疾病、高脂血症、动脉硬化、冠心病、肥胖症、腹泻等患者	食物应清淡、少油,禁食肥肉、蛋黄等。高脂血症及动脉硬化者不必限制植物油(椰子油除外)。成人脂肪量应小于 50 g/d,肝、胆、胰疾病患者小于 40 g/d,尤其要限制动物脂肪的摄入

Note

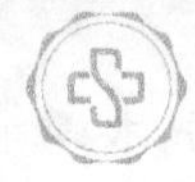

续表

饮食种类	适应范围	饮食原则及用法
低胆固醇饮食	用于高胆固醇血症、高脂血症、动脉硬化、高血压、冠心病等患者	胆固醇摄入量小于 300 mg/d，少吃含胆固醇高的食物，如动物内脏、肥肉、动物油、蛋黄等
低盐饮食	用于心脏病、急慢性肾炎、肝硬化有腹水、先兆子痫、重度高血压且水肿较轻者	成人摄入食盐量小于 2 g/d（含钠 0.8 g），但不包括食物内自然存在的含钠量。忌食一切腌制食物（如咸菜、香肠、咸肉）及火腿、皮蛋等
无盐低钠饮食	同低盐饮食但水肿较重者	无盐饮食，除食物内自然含钠量外，不放食盐烹调，除无盐外，还应控制食物中自然存在的含钠量（小于 0.5 g/d），禁用腌制食物，禁用含钠的食物和药物，如挂面、油条、馒头、汽水、碳酸氢钠药物等
高膳食纤维饮食	用于便秘、肥胖、高脂血症、糖尿病等患者	选择含膳食纤维多的食物，如韭菜、芹菜、卷心菜、豆类、粗粮等
少渣饮食	用于伤寒、肠炎、腹泻、痢疾、食管静脉曲张的患者	膳食纤维含量少且少油，如嫩豆腐、蛋类等。不食用刺激性强的调味品、坚果、带碎骨的食物
要素饮食	由人工配制，含有全部人体生理所需要的各种营养成分，不需消化或需很少消化即可吸收的无渣饮食。适用于低蛋白血症、严重烧伤、胃肠道瘘、大手术后胃肠功能紊乱、营养不良、消化吸收不良、急性胰腺炎、晚期癌症等患者	可口服、鼻饲或造瘘管滴注，温度调节为 38～40 ℃，滴速为 40～60 滴/分，最快不宜超过 150 mL/h

（三）试验饮食

试验饮食也称为诊断饮食，是指在特定时间内，通过调整饮食的内容，协助疾病的诊断和提高实验室检查正确性的一类饮食，包括潜血试验饮食、胆囊造影饮食、肌酐试验饮食、尿浓缩功能试验饮食及甲状腺^{131}I试验饮食等（表 3-11）。

表 3-11　试验饮食

饮食种类	适应范围	饮食原则及用法
潜血试验饮食	用于大便潜血试验的准备，以协助诊断有无消化道出血，试验期为 3～5 天	试验期内禁食易造成潜血试验假阳性反应的食物，如肉类、肝类、血类、含铁药物或食物及绿色蔬菜。可进食牛奶、豆制品、大白菜、冬瓜、土豆等，第 4 天开始留取粪便标本做潜血试验
胆囊造影饮食	用于需要行胆囊造影检查有无胆囊、胆管、肝胆管疾病的患者	检查前 1 日中午进食高脂肪餐，以刺激胆囊收缩和排空，有助于显影剂进入胆囊；晚餐进食无脂肪、低蛋白质、高糖、清淡的饮食；晚餐后口服造影剂，服后禁食、禁水、禁烟至次日上午。检查当日早餐禁食，第一次摄 X 线片后，如胆囊显影良好，可进食高脂肪餐，脂肪量为 25～50 g（油煎荷包蛋 2 只）。待 30 分钟后第二次摄 X 线片，观察胆囊收缩情况
肌酐试验饮食	用于协助检查、测定肾小球的滤过功能	试验期为 3 天。试验期间禁食肉类、禽类、鱼类，忌饮茶和咖啡。全日主食在 300 g 以内，限制蛋白质的摄入，蛋白质供给量小于 40 g/d，以排除外源性肌酐的影响。蔬菜、水果、植物油不加限制，热量不足可补充藕粉或含糖高的食物。第 3 天测尿肌酐清除率及血浆肌酐含量

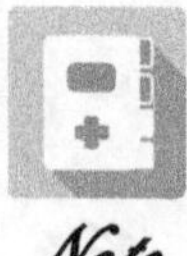

Note

续表

饮食种类	适应范围	饮食原则及用法
尿浓缩功能试验饮食	用于检查肾小管的浓缩功能	试验期为 1 天，控制全天饮食中水分摄入总量在 500～600 mL，可选择进食含水量少的食物，如米饭、面包、馒头、炒鸡蛋、土豆、豆腐干等，烹调时尽量不加水或少加水；避免食用过甜、过咸的食物；蛋白质供给量为 1 g/(kg · d)
甲状腺^{131}I试验饮食	用于协助检查甲状腺功能，明确诊断	试验期为 2 周，试验期间禁食含碘食物，如海带、海参、海蜇、紫菜、虾、鱼、加碘食盐等；禁用碘酊做皮肤消毒。2 周后做^{131}I 功能测定

二、饮食护理

对患者进行合理的饮食护理，是整体化护理的重要组成部分，护理人员通过对患者饮食与营养的评估，确认患者在营养方面存在的健康问题，采取相应的护理措施，满足患者营养的需求，促进康复。

(一) 营养评估

营养评估是健康评估的重要组成部分。通过营养评估，护理人员可判断患者的营养状况，给予有针对性的饮食治疗与护理措施，这对改善患者的营养状况、促进患者的康复具有重要的指导意义。

1. 影响饮食与营养因素的评估 影响饮食与营养的因素包括生理因素、病理因素、心理因素及社会文化因素，了解这些因素，有助于为患者制定合理、切实可行的饮食护理计划。

1) 生理因素

(1) 年龄 不仅影响个人对食物的喜好，而且处于不同年龄时期的人对营养的需求不同。如幼儿期、青春期、怀孕期、哺乳期对营养的需求增加，老年人由于新陈代谢减慢，对营养的需求相对减少。此外，年龄也可影响人们对食物的喜爱，如婴幼儿咀嚼、消化功能尚未完善，而老年人咀嚼、消化功能减退，味觉改变，应给予其较软、易消化的食物。婴幼儿、老年人在饮食自理能力方面也稍差。

(2) 活动量 不同活动量的人对营养的需求不同，活动量大的人对营养的需求高于活动量小的人。

(3) 身高与体重 一般情况下，体型高大、身体强壮的人对营养的需求较高。

2) 病理因素

(1) 疾病 危重患者常因饮食不能自理导致营养摄入不足；有口腔和牙齿疾病的患者因咀嚼困难，可影响食物的摄入；胃肠道疾病患者，疾病对食物的消化、吸收影响较大；恶性肿瘤等慢性消耗性疾病、发热、创伤的患者需要较多的营养素。

(2) 药物治疗 患者在服用药物时，有的药可促进食欲，有的药可抑制食欲，甚至可出现恶心、呕吐反应，影响食物的摄入和营养的吸收，如服用非肠溶性红霉素可降低食欲。

(3) 食物过敏 有的患者对某些食物如牛奶、虾、蟹等过敏，可出现腹泻、哮喘、荨麻疹等过敏反应，影响食物的摄入和营养的吸收。

3) 心理因素 轻松、愉快的心理状态，能促进食欲，有利于消化吸收；反之，紧张、焦虑、恐惧、抑郁等不良情绪，会引起交感神经兴奋，抑制胃肠道蠕动及消化液的分泌，使患者食欲降低，导致食物摄入减少。

4) 社会文化因素

(1) 经济状况 直接影响人们的购买力，从而影响人们对食物的选择与营养状况。如经济状况差的人易出现营养不良。

(2) 饮食习惯 不同种族、宗教信仰、文化习俗、地理位置的人群有不同的饮食习惯，如佛教徒很少摄入动物性食物，易引起营养素的缺乏；我国有“东酸西辣，南甜北咸”的饮食特色，东北人喜食腌制酸菜，因其含有较多的亚硝酸胺类物质，易发生消化系统肿瘤。此外，高效率、快节奏的生活方式使人们经常食用快餐、速冻食品，易导致营养不良。

(3) 营养知识 营养知识可影响人的饮食习惯和对食物的选择与摄入。若人们营养知识缺乏，不

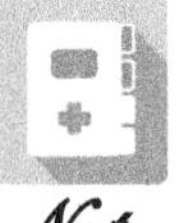

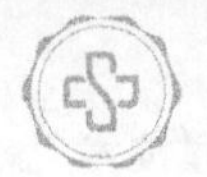

注意食物的有效搭配，易出现营养缺乏。

(4) 进餐环境　进餐环境整洁、空气新鲜、无不良刺激、餐具洁净等均可促进食欲。

2. 饮食评估

(1) 一般饮食形态　用餐时间的长短，进食的方式，摄入食物的种类、量、规律性，药物、补品的服用情况，食物有无过敏，有无特殊喜好或厌恶等。

(2) 食欲　有无增加或降低，以及其出现的时间与原因。

(3) 其他影响因素　有无咀嚼不便，吞咽困难，口腔疾病等。

3. 身体评估　测量患者身高、体重、皮褶厚度等数值，并与标准值比较，评估患者的营养状况。

(1) 身高和体重　身高和体重可以反映机体的营养状况。常用的方法是计算实测体重与标准体重的差占标准体重的百分数。

百分数在上下偏移不超过10%为正常，向上偏移10%～20%为过重，向上偏移20%以上为肥胖，向下偏移10%～20%为消瘦，向下偏移20%以上为明显消瘦。我国常用标准体重的计算公式如下。

男性：标准体重(kg)＝身高(cm)－105

女性：标准体重(kg)＝身高(cm)－105－2.5

(2) 皮褶厚度　又称为皮下脂肪厚度，可通过测量皮褶厚度来了解人体皮下脂肪的含量，常用的测量部位是上臂肱三头肌，其正常参考值为男性12.5 mm，女性16.5 mm。

(3) 身体征象的评估　通过皮肤、毛发、指甲、肌肉、骨骼及面部等方面的评估，了解患者的营养状况(表3-12)。

表3-12　营养状况的身体征象

评估项目	营养良好	营养不良
皮肤	肤色健康、有光泽、弹性好	无光泽、干燥、弹性差、肤色过淡或过深
毛发	浓密、有光泽、不易掉落	缺乏光泽、干燥、稀疏、易掉落
指甲	粉色、坚实	粗糙、无光泽、易断裂
肌肉和骨骼	肌肉结实，皮下脂肪丰满、有弹性，骨骼无畸形	肌肉松弛无力、皮下脂肪菲薄、肋间隙和锁骨上窝凹陷、肩胛骨和髂骨嶙峋突出
面部	肤色一致、平滑、无肿胀	肤色无光泽、面色暗淡、弹性差、肿胀

4. 辅助检查的评估　生化检验可反映人体内各种营养素水平，其结果是评价人体营养状况的客观指标。常用的生化检查方法包括：血常规、尿常规、粪常规检验；血清蛋白、血清转铁蛋白、血脂、血清钙、电解质测定。

(二) 患者的一般饮食护理

护理人员应根据患者的营养状态、病情制定有针对性的饮食护理计划，实施饮食护理措施，满足患者营养，促进康复。

1. 病区的饮食管理　患者入院后，由病区医生根据患者病情开出饮食要求，护士对患者进行饮食指导。需要护士协助准备饮食的患者，根据医嘱填写入院饮食通知单，送交营养室，并填写在病区的饮食单上，同时在患者的床尾或床头卡上注上相应标记，作为分发食物的依据。

因病情需要更换饮食种类时，如流质饮食改为半流质饮食，手术前需要禁食或出院需要停止饮食等，由医生开出医嘱，护理人员按医嘱进行饮食指导或者填写饮食更改通知单或饮食停止通知单，送交营养室进行相应处理。

2. 患者进食前的护理

(1) 提供舒适的进食环境　为患者提供整齐清洁、安静舒适、空气新鲜、轻松愉快的进食环境。如：进食前整理床单位，去除一切不良气味及视觉刺激；饭前30分钟开窗通风、移去便器等，防止影响食欲；暂停非紧急的检查、治疗及护理；病室内如有病危、痛苦呻吟的患者，应用屏风遮挡，以免影响他人。

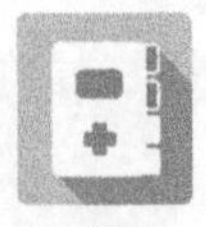
Note

(2) 食具、食物的准备　根据患者的病情、饮食习惯和喜好，制定饮食计划。食具清洁、色泽温馨明亮;在烹调制备食物时要考虑食物的色、香、味、形和多样化,在不违反治疗原则的基础上,尽量照顾患者的口味,促进其食欲。

(3) 确保患者感觉舒适　进食前患者感觉舒适有利于患者的进食。如:进食前 30 分钟按需要给予便器,用后及时撤去,打开门窗通风;患者衣物、床单位整洁干燥;协助患者洗手、漱口或做口腔护理,以促进食欲;去除不舒适的因素,如护士应注意查看敷料松紧情况,鼻腔是否通畅等;疼痛患者餐前 30 分钟给予其止痛药,对高热患者及时降温,焦虑、抑郁者给予其心理护理等;若患者同意可将治疗巾或餐巾围于胸前,以保持衣服和被单的清洁。

(4) 良好的心理状态　护士应关心患者,消除患者的忧虑,减轻其心理压力,使患者以愉快的心情进食。护士还可建议患者到病区餐厅集体进餐,分享进餐时的乐趣,在轻松愉快的氛围中进餐,暂缓疾病带来的烦恼。

3. 患者进食中的护理

(1) 及时分发食物　护理人员着装整洁,洗手,戴口罩,根据饮食单协助配餐员及时将饭菜准确无误地分发给每位患者。对需要禁食或限量饮食者,应告知原因,以取得合作,在床头或床尾挂标记,并做好交接班。

(2) 鼓励并协助患者自行进餐　协助患者取舒适的进餐体位,病情允许时可协助患者下床进餐;不能下床者可协助患者坐起或摆放跨床小桌进餐;卧床患者取侧卧位或仰卧位(头偏向一侧),并给予适当支托,以防食物呛入气管;将食物、餐具等放在患者方便取用处,必要时给予帮助。对不能自行进食者,应耐心喂食,每次匙量不可过多,以 1/3 满即可;温度适宜,进食速度适中,便于患者咀嚼和吞咽;固体食物和液体食物应交替喂食,液体食物可用吸管吸吮。

(3) 对双目失明或双眼被遮盖的患者的饮食护理　应告知患者食物名称;若患者要求自行进餐,可设计时钟平面图放置食物,并告知患者食物的方位、食物名称,方便患者按顺序取食。

(4) 加强巡视病室　观察患者进餐情况,鼓励患者进食,检查、督促治疗饮食和试验饮食的实施情况,征求患者意见及时向营养室反映,以提高饭菜质量。护理人员还要检查家属或访客送来的食物,符合患者病情时方可食用。

(5) 进餐过程中特殊问题处理　如患者在进餐过程中出现恶心,应鼓励患者做深呼吸,并暂停进食;如发生呕吐,协助患者头偏向一侧,防止呕吐物进入气管,并尽快清除呕吐物,及时更换被污染的被服等,认真观察呕吐物的性质、颜色、量和气味并记录开窗通风,去除室内不良气味;帮助患者漱口或给予口腔护理,去除口腔异味;征求患者是否愿意继续进餐,对不愿意继续进餐者,帮助保存好剩余的食物,待其愿意进餐时给予。

(6) 健康教育　进餐期间护理人员应有目的、有针对性地解答患者在饮食方面的问题,帮助患者纠正不良的饮食习惯及行为。对处于特定生理时期(孕产妇、老年人等)或不同疾病状态的护理对象,配制食物时应考虑其特殊的需要。对经口进食不足或无法经口进食者,可以采用管饲饮食或完全胃肠外营养来补充必需的营养物质。

4. 患者进食后的护理

(1) 及时撤去餐具,清理食物残渣,协助患者洗手、漱口或进行口腔护理,整理床单位。

(2) 根据需要做好记录,如进食的种类、量、时间及进食反应,以评价患者的饮食是否达到营养需求。

(3) 对暂时禁食或限食等特殊患者应做好交接班。

(三) 管饲饮食

对于昏迷、消化道疾病(如食管癌、食管狭窄等)、颅脑外伤等不能经口进食者,为确保患者营养和治疗的需要,通过导管将营养丰富的流质饮食、营养液、水和药物注入胃内,此种方法称为管饲法。根据导管插入途径的不同,管饲技术可分为口胃管技术、鼻胃管技术、鼻肠管技术、胃造瘘管技术、空肠造瘘管技术等。临床上以鼻胃管技术最为常用,下面以经鼻腔插入胃管为例,讲解鼻饲技术。

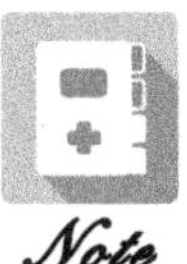

Note

★三、鼻饲技术(技术 3-7)

鼻饲技术是指将导管经鼻腔插入胃内,从管内灌注流质食物、水和药物等的一种治疗方法。

【目的】

保证患者摄入足够的热量和蛋白质等多种营养素,以满足营养和治疗的需求,促进早日康复。

鼻饲技术常用于:不能够经口进食者,如昏迷、口腔疾病、口腔手术后的患者;不能张口的患者,如破伤风患者;拒绝进食者;早产儿及病情危重的患者。

【用物】

一次性无菌鼻饲包内有治疗碗、镊子、压舌板、止血钳、纱布、胃管或硅胶管、50 mL 注射器、治疗巾。

【实施】 见表 3-13。

表 3-13 鼻饲操作技术

操作步骤	操作程序	注意要点
*操作前		
1. 评估	(1) 患者的年龄、病情、意识状态和治疗情况 (2) 患者鼻腔状况,有无鼻中隔偏曲、鼻腔炎症和鼻黏膜肿胀 (3) 患者心理状态,对鼻饲操作的认知、耐受力及合作程度 (4) 向患者告知鼻饲操作的目的、配合方法、可能出现的不适及缓解方法,征求患者同意	
2. 准备		
(1) 护士准备	衣帽整洁,修剪指甲,洗手,戴口罩	
(2) 用物准备	①插管用物(图 3-6):治疗车上层备治疗盘,鼻饲包 1 个,治疗碗 2 个,分别盛流质饮食(200 mL),温度 38～40 ℃的温开水,水温计、听诊器、石蜡油、棉签、胶布、别针、手电筒、弯盘、夹子或橡皮圈、纱布 **图 3-6 插管用物** ②拔管用物(图 3-7):治疗车上层备治疗盘,棉签、弯盘、纱布、松节油、酒精、一次性手套	

续表

操作步骤	操作程序	注意要点
(2) 用物准备	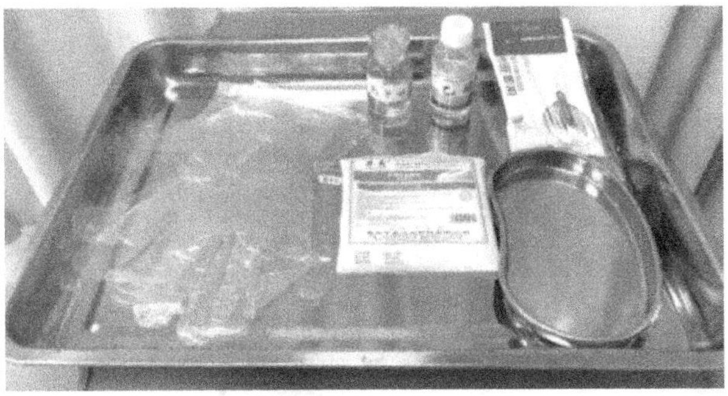 图 3-7　拔管用物 ③治疗车下层:生活垃圾桶、医用垃圾桶	
(3) 患者准备	了解操作目的,愿意合作,体位舒适,情绪稳定	
(4) 环境准备	整洁、安静、安全,光线适宜	
* 操作中		
◆ 插管		
1. 核对解释	核对床号、姓名,向患者及家属解释操作的目的、过程及配合方法,有义齿者,取下活动义齿,妥善放置	☆ 防止义齿脱落、误咽
2. 安置体位	根据病情协助患者采取半坐卧位或坐位,无法坐起者采取右侧卧位,昏迷患者去枕取仰卧位,头向后仰,治疗巾铺于患者颌下,置弯盘于口角旁	☆ 右侧卧位可借助解剖位置,使胃管容易插入
3. 清洁鼻腔	检查鼻腔,选择通畅一侧,用棉签清洁鼻腔	☆ 鼻腔通畅,便于插管
4. 测量长度	打开鼻饲包,检查胃管,测量胃管插入长度,成人胃管插入长度为 45～55 cm,可由前额发际至胸骨剑突处(图 3-8),或由鼻尖经耳垂至胸骨剑突处做标记,用石蜡油润滑胃管前端 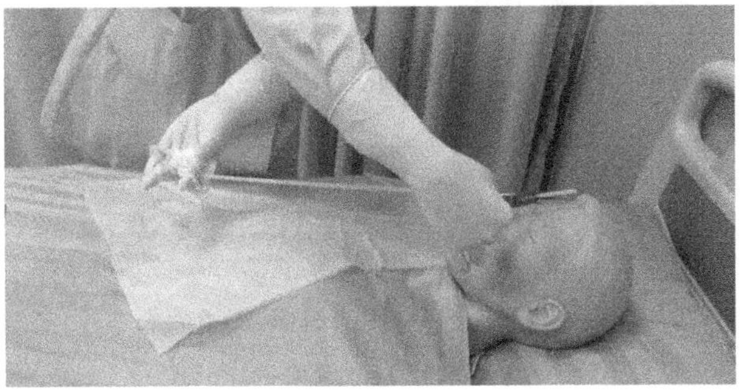 图 3-8　测量长度	☆ 润滑胃管可减少插入时的摩擦阻力

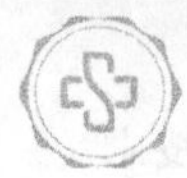

续表

操作步骤	操作程序	注意要点
5. 插胃管	(1) 清醒患者:操作者左手持纱布托住胃管,右手持镊子夹住胃管前端,沿选定侧鼻孔轻轻插入,插入至 10～15 cm(咽喉部)时,嘱患者做吞咽动作,顺势将胃管向前推进,插至预定长度 (2) 昏迷患者:当胃管插入 15 cm(会厌部)时,左手将患者头部托起(图3-9)使下颌靠近胸骨柄,缓缓插至预定的长度 **图 3-9　为昏迷患者插管**	☆ 头向后仰,可避免胃管误入气管 ☆ 下颌靠近胸骨柄,可增大咽喉部通道的弧度,便于胃管顺利通过会厌部,提高插管成功率
6. 验证胃管在胃内	(1) 在胃管末端　连接注射器抽吸,能抽出胃液 (2) 置听诊器于患者胃部,快速经胃管向胃内注入 10 mL 空气,听到气过水声 (3) 将胃管末端置于盛水的治疗碗中,无气泡逸出	
7. 固定胃管	用胶布固定胃管于鼻翼及颊部	☆ 防止管移动或滑出
8. 灌注食物、药物	先注入少量温开水,再注入鼻饲液或溶解稀释后的药物,注入结束再注入少量温开水	☆ 温开水可润滑管腔,防止鼻饲液黏附于管壁
9. 固定	将胃管末端反折,用纱布包好,用夹子或橡皮圈封闭,固定在大单或枕旁	
10. 整理记录	核对,交代注意事项,整理床单位,记录鼻饲饮食的种类、量和患者的反应	☆ 嘱患者维持原位20～30 分钟
◆ 拔管		
1. 核对解释	携用物至患者床旁,核对、解释	
2. 揭胶布	置弯盘于患者颌下,夹紧或反折胃管末端,揭去固定胶布	☆ 夹紧胃管,以防拔管时管内液体反流
3. 拔管	用纱布包裹近鼻孔处胃管,嘱患者深呼吸,在患者呼气时快速拔管,边拔边擦胃管,至咽喉处快速拔出	
4. 整理	置胃管于弯盘内,撤去弯盘,清洁口鼻孔、面部,擦去胶布痕迹,必要时协助漱口,安置舒适体位,整理床单位	☆ 可用松节油擦净胶布痕迹,再用酒精擦除松节油
* 操作后		
1. 整理	整理用物,按消毒隔离原则处理相应物品	
2. 洗手记录	洗手,记录插管、拔管时间,注入流质饮食种类、量,患者反应等	

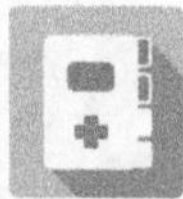
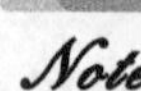

续表

操作步骤	操作程序	注意要点
3. 评价	(1) 护患沟通有效,关爱患者,患者能理解操作的目的,并主动配合操作 (2) 患者未发生不良反应,操作安全 (3) 胃管插入顺利、动作轻柔、操作规范,保证营养的需要	

【注意事项】

(1) 插胃管前,护患之间进行有效的沟通,让患者及家属理解操作的目的和配合方法。

(2) 插管时动作应轻柔,防止损伤鼻腔及食管黏膜,特别是通过食管3个狭窄部位(环状软骨水平处、平气管分叉处、食管通过膈肌处)时。

(3) 插入胃管过程中如患者出现剧烈恶心、呕吐,可暂停插入,嘱患者深呼吸,如患者出现呛咳、呼吸困难、发绀等现象,表明胃管误入气管,应立即拔出,休息后再重新插入。

(4) 每次鼻饲量不超过200 mL,间隔时间不少于2小时,鼻饲液温度以38~40 ℃为宜;药片应研碎溶解后灌入。

(5) 鼻饲用物每日更换消毒,长期鼻饲者每天进行口腔护理,并定期更换胃管,普通胃管每周更换1次,硅胶胃管每月更换1次。更换胃管时应于当晚最后一次灌食后拔出,次晨从另一侧鼻孔插入。

(6) 上消化道出血、食管静脉曲张、食管梗阻以及鼻腔、食管手术后患者禁忌使用鼻饲技术。

四、液体出入量记录

正常人每天液体的摄入量和排出量应保持动态平衡。记录患者24小时液体出入量,可为了解病情、协助诊断、决定治疗方案、制定护理计划提供重要依据,适用于休克、大面积烧伤、大手术后或有心脏病、肾病、肝硬化腹腔积液等患者。

(一) 记录内容与要求

1. 每日摄入量

(1) 内容:包括每日饮水量、输液量、输血量、食物中的含水量等。

(2) 要求:患者饮水容器应固定,以便准确记录。凡固体食物应记录其单位数目及所含水量。如馒头一个(50 g),含水量25 mL等。

2. 每日排出量

(1) 内容:包括粪便量、尿量及其他液体排出量,如胃肠减压吸出液、胸腹腔吸出液、痰液、呕吐液、伤口渗出液、胆汁引流液、不显性失水的量。

(2) 要求:测量应准确,记录应及时。能自行排尿的患者,可记录每次尿量,24小时尿量合计,也可将尿液集中倒入盛装的容器内,定时测量记录;对尿失禁的患者应采取接尿措施,或采取留置导尿管的方式,以保证尿量计量的准确性。

(二) 记录方法

(1) 用蓝黑钢笔填写液体出入量记录单的眉栏项目,如床号、姓名、日期等。

(2) 液体出入量的记录:晨7时至晚7时用蓝黑钢笔记录,晚7时至次日晨7时用红钢笔记录。

(3) 液体出入量总结:一般每日于晚7时做12小时的小结,次日晨7时作24小时总结,并用蓝黑钢笔记录在体温单的相应栏内。

(4) 记录应及时、准确、真实、完整。

【任务测试】

1. 刘奶奶,67岁,肝硬化伴食管静脉曲张,护士为其准备的饮食应该是(　　)。

A. 低脂肪、低盐饮食　　B. 低脂肪、少渣饮食　　C. 低盐、少渣饮食

D. 高蛋白质、低胆固醇饮食　　E. 低脂肪、富膳食纤维

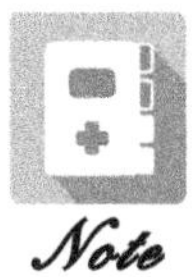

2. 周爷爷，61 岁，拟于全麻下行胃部分切除术，术前鼻饲留置胃管，插管过程中，如果出现呛咳，呼吸困难等情况，此时应采取的措施是（　　）。

A. 嘱患者深呼吸　　B. 托起患者头部再插　　C. 停止操作，取消鼻饲
D. 嘱患者做吞咽动作　　E. 拔出管子，休息片刻后再重新插管

3. 冯奶奶，82 岁，昏迷，护士为其行鼻饲术留置胃管，当胃管插至会厌部时，要将冯奶奶的头部托起，其目的是（　　）。

A. 减轻患者的痛苦　　B. 以免损伤食管黏膜　　C. 避免患者恶心
D. 增大咽喉部通道的弧度　　E. 使喉管肌肉舒张，便于插入

4. 郑爷爷，78 岁，食道癌，留置胃管，护士为其鼻饲灌食后，应再注入少量温开水，其目的是（　　）。

A. 使患者温暖、舒适　　B. 便于测量、记录准确　　C. 防止患者呕吐
D. 冲净胃管，避免食物存积　　E. 防止液体反流

5. 李奶奶，60 岁，体温 38 ℃，口腔糜烂，疼痛难忍，根据其病情，护士应给予其哪种饮食？（　　）

A. 软食　B. 半流质饮食　C. 流食　D. 高热量饮食　E. 高蛋白质饮食

答案：1. C　2. E　3. D　4. D　5. C

（孟　磊）

任务 3　排泄护理技术

导入语

排泄是机体将新陈代谢所产生的废物排出体外的过程，是机体的基本生理需要之一，是维持正常生命活动的必要条件之一。人体排泄废物的途径有皮肤、呼吸道、消化道及泌尿道，其中泌尿道是主要的排泄途径。许多因素可直接或间接地影响人体的排尿功能，尿液的质与量也相应发生异常变化，而每一个体的排泄形态及影响因素也不尽相同。护士应掌握与排泄有关的护理知识和技术，理解、同情和尊重患者，帮助或指导患者维持正常的排泄功能，满足患者排泄的需要。

学习目标

知识目标	1. 了解影响排尿和排便的因素 2. 熟悉正常和异常尿液、粪便的评估，膀胱冲洗操作 3. 掌握异常排尿、排便的种类和护理措施 4. 熟练掌握导尿术、灌肠术的操作方法及注意事项
技能目标	能够规范熟练地完成导尿术和灌肠术操作
素质目标	具有严谨求实的工作作风，保护患者隐私，尊重患者

情景导入

仇奶奶，63 岁，一天前突发腹痛，为阵发性腹部绞痛，疼痛发作时，自觉腹内有气体窜动，腹胀，多次呕吐，呕吐多为反射性，呕吐物以胃液和食物为主，进食或饮水加重呕吐，两天来未进食，未排便排气，尿少。曾做过剖宫产手术。入院查体：患者神志清楚，体弱，急性病容，血压 98/60 mmHg，脉搏 122 次/分，体温 37.4 ℃，皮肤无黄染，干燥，弹性差。心肺功能正常，腹部膨隆，叩诊呈鼓音，未见肠型，广泛轻压痛，无反跳痛，未触及肿块，肝脾不大，肠鸣音高亢。腹部 X 线片发现气液平面。诊断为肠梗阻，遵医嘱行中药灌肠术，未缓解，给予手术治疗，术前行留置导尿管术。

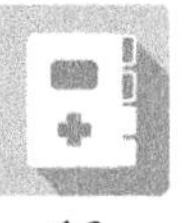

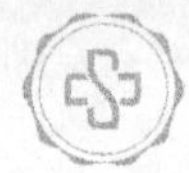

分析及实施

排尿护理

一、排尿活动的评估

(一) 影响排尿的因素

1. 心理因素 心理因素对正常排尿会产生很大的影响,压力会使会阴部肌肉和膀胱括约肌放松或收缩,当人过度紧张时会出现尿频、尿急,有时也会出现尿潴留。排尿同时受暗示的影响,任何听觉、视觉或其他身体感觉的刺激均可诱发排尿,如听流水声可诱导排尿。

2. 个人习惯 大多数人会建立一定排尿时间的习惯,如早晨起床第一件事是排尿,晚上睡觉前也要排空膀胱。儿童期的排尿训练对成年后的排尿形态也有影响。排尿的姿势、时间是否充裕和环境是否合适也会影响排尿的完成。

3. 社会文化因素 排尿的隐蔽性或有无其他人在场也会影响排尿。个体在缺乏隐蔽的环境中会产生许多压力,而影响正常的排尿。

4. 液体和饮食的摄入 液体的摄入量和种类直接影响尿量和排尿的频率,摄入得多,尿量就多。如咖啡、茶、酒类饮料,有利尿作用;有些食物含水量多,如水果、蔬菜等可使尿量增多。饮用或进食含盐较高的饮料或食物会造成水钠潴留,使尿量减少;液体摄入的时间也会影响排尿。

5. 气候变化 夏季炎热,身体出汗量大,导致尿液浓缩和尿量减少;冬季寒冷,身体外周血管收缩,循环血量增加,体内水分相对增加,使尿量增加。

6. 治疗检查 外科手术、外伤均可导致失血、失液,补液不足可使机体处于脱水状态,尿量减少。手术时使用麻醉剂可干扰排尿反射,改变患者的排尿形态,导致尿潴留。当输尿管、膀胱、尿道肌肉损伤失去功能,不能控制排尿,可发生尿潴留或尿失禁。某些诊断性检查前要求患者禁食、禁水,因体液减少影响尿量。有些检查(如膀胱镜检查)可能造成尿道损伤、水肿与不适,导致排尿形态的改变。某些药物直接影响排尿,如有些利尿剂增加尿量;止痛剂、镇静剂影响神经传导而干扰排尿。

7. 疾病 神经系统的损伤和病变,出现尿失禁;肾脏的病变使尿液的生成障碍,出现少尿或无尿;泌尿系统的肿瘤、结石或狭窄可导致排尿障碍,出现尿潴留。

8. 其他因素 女性在妊娠时,可因子宫增大压迫膀胱致使排尿次数增多。老年人因膀胱肌肉张力减弱,出现尿频。老年男性前列腺肥大压迫尿道,可出现排尿困难。婴儿因大脑发育不完善,其排尿是反射作用所产生,不受意识控制,2~3 岁后才能自我控制。

(二) 尿液的评估

1. 正常尿液

(1) 尿量和次数 正常情况下,排尿受意识控制,无痛苦,无障碍,可自主随意进行。成人排尿每日3~5 次,夜间 0~1 次,每次尿量 200~400 mL,24 小时尿量 1000~2000 mL。尿量和排尿次数受多方面因素的影响而有所浮动。尿量是反映肾脏功能的重要指标之一,尿量和排尿次数受液体摄入量、食物种类和药物等多方面因素的影响。

(2) 颜色 正常新鲜尿液呈淡黄色或深黄色,澄清。当尿液浓缩时,可见量少色深。尿液的颜色还受某些食物、药物的影响,如进食大量胡萝卜或服用核黄素,尿液的颜色呈深黄色。

(3) 透明度 正常新鲜尿液清澈透明,放置后可出现微量絮状沉淀物。

(4) 气味 正常尿液气味来自尿内的挥发性酸。尿液久置后,因尿素分解产生氨,故有氨臭味。

(5) 比重、酸碱度 成人在正常情况下波动于 1.015~1.025 之间。pH 值 5~7,呈弱酸性。进食大量蔬菜时,尿液可呈碱性,进食大量肉类,尿液可呈酸性。

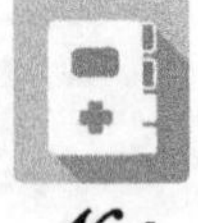

2. 异常尿液

(1) 尿量和次数　女性在妊娠时,可因子宫增大压迫膀胱致使排尿次数增多。老年人因膀胱肌肉张力减弱,出现尿频。老年男性前列腺肥大压迫尿道,可出现排尿困难。婴儿因大脑发育不完善,其排尿是反射作用所产生,不受意识控制,2～3 岁后才能自我控制。

(2) 颜色　病理情况下尿的颜色可有以下变化。①血尿:尿液中含有红细胞。血尿颜色的深浅,与尿液中所含红细胞量多少有关,尿液中含红细胞量多时呈洗肉水色,血尿常见于急性肾小球肾炎、输尿管结石、泌尿系统肿瘤、结核及感染。②血红蛋白尿:大量红细胞在血管内破坏,血红蛋白进入尿液中形成血红蛋白尿,呈浓茶色、酱油样色,常见于输血溶血反应及其他溶血性疾病。③胆红素尿:尿呈深黄色或黄褐色,振荡尿液后泡沫也呈黄色,见于阻塞性黄疸和肝细胞性黄疸。④乳糜尿:因尿液中含有淋巴液,故尿呈乳白色,见于丝虫病。

(3) 透明度　病理情况下尿液中含有大量脓细胞、红细胞、上皮细胞、细菌或炎性渗出物时,排出的新鲜尿液即呈白色絮状混浊,见于泌尿系统感染。

(4) 气味　若新鲜尿有氨臭味,疑有泌尿道感染。糖尿病酮症酸中毒时,因尿中含有丙酮,故有烂苹果气味。

3. 异常的排尿活动

1) 尿失禁(incontinence of urine)　指排尿失去意识控制或不受意识控制,尿液不自主地流出。

(1) 真性尿失禁　膀胱稍有一些存尿便会不自主地流出,膀胱处于空虚状态。

(2) 充溢性尿失禁(假性尿失禁)　膀胱内储存部分尿液,当膀胱内的尿液充盈达到一定压力时,即可不自主溢出少量尿。当膀胱内压力降低时,排尿立即停止,但膀胱仍呈胀满状态,尿液不能排空。

(3) 压力性尿失禁　当咳嗽、打喷嚏或运动时腹肌收缩,腹内压升高,以致不自主地有少量尿液排出。

2) 尿潴留(retention of urine)　指尿液大量存留在膀胱内而不能自主排出。当发生尿潴留时,膀胱容积可增至 3000～4000 mL,膀胱高度膨胀,可至脐部。患者主诉下腹胀痛,排尿困难。体检可见耻骨上膨隆,扪及囊样包块,叩诊呈实音,有压痛。

3) 多尿(polyuria)　24 小时尿量超过 2500 mL。正常情况下见于饮用大量液体、妊娠;病理情况下见于糖尿病、尿崩症、肾功能衰竭等患者。

4) 少尿(oliguria)　24 小时尿量少于 400 mL 或每小时尿量少于 17 mL。见于发热、休克、大出血及心、肾、肝功能衰竭等患者。

5) 无尿(anuria)或尿闭　24 小时尿量少于 100 mL 或 12 小时内无尿者。见于严重休克、急性肾功能衰竭、药物中毒等患者。

6) 膀胱刺激征　主要表现为尿频、尿痛、尿急。见于膀胱及尿道感染或机械性刺激。

二、排尿异常的护理

(一) 尿失禁患者的护理

1. 心理护理　尿失禁会给患者造成很大的心理压力,常表现为精神苦闷、忧郁、丧失自尊等。患者希望得到他人的帮助和理解。尿失禁同时会给生活带来许多不便。护士应尊重理解患者,给予指导、帮助,并鼓励患者,使其树立恢复健康的信心。

2. 皮肤护理　尿失禁的患者要注意保持床单位的清洁、干燥;经常用温水清洗会阴部,勤换衣裤、尿垫等以减少异味。为减少压疮的发生应根据皮肤情况,定时按摩受压部位。

3. 外部引流　女患者可用女式尿壶紧贴外阴部接取尿液;男患者可用尿壶接尿,也可用阴茎套连接集尿袋,接取尿液,但此法不宜长时间使用,每天要定时取下阴茎套和尿壶,清洗会阴部和阴茎,保持局部干燥,同时评估有无红肿、破损。

4. 持续的膀胱训练　向患者及家属说明膀胱训练的目的、训练的方法和所需的时间,以取得患者和家属的配合。定时使用便器,建立规律的排尿习惯,白天以每 1～2 小时使用便盆 1 次,并用手掌轻压

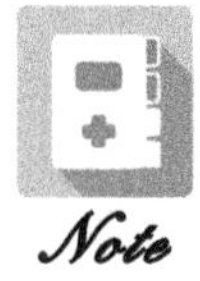

膀胱，协助排尿；夜间每 4 小时使用便盆一次。以后间隔时间逐渐延长，以促进排尿功能的恢复。

5. 摄入适量的液体 多饮水可以增加对膀胱的刺激促进排尿反射的恢复，并可预防泌尿系统的感染，应指导患者每日摄入液体 2000～3000 mL。入睡前限制饮水，减少夜间尿量，以免影响患者休息。

6. 锻炼骨盆底部肌肉力量 以增强控制排尿的能力。指导患者取立、坐或卧位，试做排尿（排便）动作，先慢慢收紧盆底肌肉，再缓缓放松，每次 10 秒钟，连续 10 次，每日进行数次，以不觉疲乏为宜。

7. 留置导尿管 对长期尿失禁的患者，可行导尿术留置导尿管。定时排放尿液锻炼膀胱壁肌肉张力，恢复膀胱的正常生理功能，还可以避免尿液浸渍皮肤，发生皮肤破溃。

（二）尿潴留患者的护理

应分析发生尿潴留的原因，排除机械性梗阻后可采用以下护理措施。

(1) 心理护理 安慰、鼓励患者，消除其焦虑、紧张情绪以减轻患者的心理压力。

(2) 提供隐蔽的排尿环境 关闭门窗，屏风遮挡，请其他人员回避。适当调整治疗和护理时间，使患者安心排尿。

(3) 调整体位和姿势 根据患者的病情协助卧床患者取适当体位，如抬高床头或抬高患者上身，尽可能使患者以习惯姿势排尿。对某些手术患者，应先训练床上排尿，以免术后导致尿潴留。

(4) 诱导排尿 利用某些条件反射诱导排尿，如听流水声或用温水冲洗会阴。

(5) 热敷、按摩下腹部以放松肌肉，促进排尿。如果患者病情允许，可用手按压膀胱协助排尿。切记不可强力按压，以防膀胱破裂。

(6) 针灸治疗 针刺中极、曲骨、三阴交穴或艾灸关元、中极穴等方法，刺激排尿。

(7) 必要时根据医嘱进行药物治疗。

(8) 经上述处理仍不能解除尿潴留时，可采用导尿术。

★（一）导尿术（技术 3-8）

导尿术（catheterization）是在严格无菌操作下，用无菌导尿管经尿道插入膀胱引流出尿液的技术。

【目的】

(1) 解除尿潴留 为尿潴留患者引流出尿液，以减轻痛苦。

(2) 协助临床诊断 例如：留取未受污染的尿标本做细菌培养；测量膀胱容量、压力及检查残余尿；进行尿道或膀胱造影。

(3) 为膀胱肿瘤患者进行膀胱内化疗。

【用物】 导尿包分为两种。

(1) 护理人员打包后进行高压蒸汽灭菌的无菌导尿包：消毒包内含治疗碗 1 个，棉球数个，镊子 1 把；无菌导尿包内含尿管 10、12 号各 1 根，治疗碗 1 个，弯盘 1 个，小药杯 2 个，弯血管钳 1 把，镊子 2 把，润滑油棉球瓶 1 个，带盖标本瓶 1 个，洞巾一块。

(2) 一次性导尿包。

【实施】 见表 3-14。

表 3-14 导尿术操作步骤

操作步骤	操作程序	注意要点
*操作前		
1. 评估	(1) 患者的病情、意识状态、生命体征、临床诊断 (2) 患者的心理状况、合作理解程度 (3) 患者膀胱充盈度、尿道口解剖位置及会阴部皮肤情况	
2. 准备		
(1) 护士准备	衣帽整洁，修剪指甲，洗手，戴口罩	

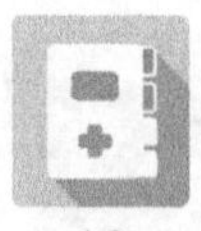
Note

续表

操作步骤	操作程序	注意要点
(2) 用物准备	①治疗车上层:治疗盘、导尿包、无菌持物钳、无菌手套、一次性手套1只、消毒溶液、弯盘 ②治疗车下层:橡胶单和治疗巾、便盆及便盆巾、毛毯 ③屏风	
(3) 患者准备	了解导尿的目的、方法、注意事项及配合要点;能自理者清洗外阴,不能自理者护士给予帮助	
(4) 环境准备	关好门窗,注意保暖,屏风遮挡,请无关人员回避。若病室内正进行清扫、换单,或操作环境污浊应暂停导尿操作	
* 操作中		
◆ 女患者导尿术		
1. 核对解释	备齐用物,推车至床旁,核对患者、解释	
2. 患者准备	松开床尾盖被,帮助患者脱去对侧裤腿,盖于近侧腿部,并用毛毯遮盖,对侧腿用盖被遮盖,注意保暖	☆ 避免过多暴露,保护患者自尊和隐私
3. 安置体位	协助患者取屈膝仰卧位,两腿略外展,以暴露外阴	
4. 初次消毒	将橡胶单和治疗巾垫于患者臀下,弯盘置于患者外阴旁,打开消毒包,倒消毒液于治疗碗内浸湿棉球,左手戴手套,右手持血管钳夹取消毒液棉球进行消毒,消毒顺序:由外向内,自上而下。依次消毒阴阜、对侧大阴唇、近侧大阴唇、对侧小阴唇、近侧小阴唇、尿道口、尿道口至肛门。每个棉球只用一次。污棉球放在弯盘内。脱下手套,置弯盘内,弯盘移至床尾	☆ 避免床单位污染
5. 打开无菌导尿包	在患者两腿之间打开导尿包外层包布,按无菌操作打开导尿包内层包布,用无菌持物钳取小药杯,倒适量消毒液于药杯内,浸湿棉球	☆ 保持体位勿动,以免污染无菌区
6. 铺洞巾、润滑导管	戴无菌手套,铺洞巾,使洞巾和导尿包内层包布形成一无菌区。按操作顺序排列好用物,选择合适的导尿管,润滑导尿管前段	
7. 再次消毒	左手拇指、示指分开并固定小阴唇,右手持血管钳夹取棉球进行再次消毒,消毒顺序:由内向外再向内,自上而下,依次消毒尿道口、两侧小阴唇、尿道口	
8. 插导尿管	左手继续固定小阴唇,右手将无菌治疗碗移至洞巾旁,用另一血管钳夹持已润滑的导尿管轻轻插入尿道4~6 cm,见尿液流出再插入1~2 cm	☆ 插管时动作要轻柔,避免损伤尿道黏膜
9. 引流尿液、留取尿培养标本	左手固定导尿管,右手将尿液引入弯盘内。盛满尿液后,用血管钳夹住导尿管末端,把尿液倒入便盆内,打开导尿管继续放尿。注意观察患者的反应,若需做尿培养,用无菌标本瓶接取中段尿液5 mL	☆ 导尿时导尿管末端应低于耻骨联合,以防尿液倒流
10. 拔导尿管	导尿完毕,轻轻拔出导尿管,撤下洞巾,擦净外阴,脱去手套置弯盘内,撤出患者臀下的橡胶单和治疗巾放在治疗车下层	

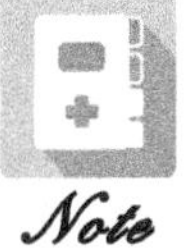

续表

操作步骤	操作程序	注意要点
11. 整理记录	协助患者穿好裤子，取舒适卧位，整理床单位。询问患者感觉和需要，交代注意事项	
◆ 男患者导尿术		
1～2	同女患者导尿术 1～2	
3. 安置体位	协助患者取仰卧位，两腿平放略分开，露出外阴	
4. 初次消毒	将橡胶单和治疗巾垫于患者臀下，弯盘置于患者外阴旁，倒消毒液于治疗碗内浸湿棉球，左手戴手套，右手持血管钳夹取消毒液棉球依次消毒阴阜→阴茎根部至尿道口中部→左侧→右侧→自尿道口向外旋转擦拭龟头及冠状沟 3 次(用无菌纱布裹住阴茎将包皮向后推，暴露尿道口)→自尿道口向后至阴囊以下左右各一次，将另一块纱布垫在阴囊上	☆ 避免床单位污染 ☆ 包皮和冠状沟易藏污垢，应彻底消毒，预防感染
5～6	同女患者导尿术 5～6	
7. 再次消毒	左手用无菌纱布裹住阴茎将包皮向后推，暴露尿道口。用消毒液棉球消毒尿道口、龟头及冠状沟→尿道口	☆ 每个棉球只用一次
8. 插导尿管	左手提起阴茎使其与腹壁成 60°角，右手将无菌治疗碗移至洞巾口旁，准备接尿，用另一血管钳夹持已润滑的导尿管轻轻插入尿道 20～22 cm，见尿流出后，再插入 1～2 cm	☆ 阴茎上提，使耻骨前弯消失，利于插管
9～11	同女患者导尿术 9～11	
* 操作后		
1. 整理	整理用物，按消毒隔离原则处理相应物品	
2. 洗手记录	洗手，记录导尿时间、尿量、尿液颜色及性质、患者的反应等情况	
3. 送检	及时送检尿标本，保证检验结果正确性	
4. 评价	(1) 护患沟通有效，患者理解操作的目的，愿意合作，操作过程中注意关心和保护患者 (2) 操作方法正确、熟练，无菌观念强，操作过程无污染	

【注意事项】

(1) 严格执行无菌技术操作，防止尿路感染。

(2) 保护患者隐私，维护患者自尊，采取适当的措施防止患者着凉。

(3) 选择合适的导尿管(成人一般选用 10～12 号，小儿选用 8～10 号)，导尿管过粗易损伤尿道黏膜，过细尿液可自尿道口漏出。

(4) 插管时动作要轻柔、准确，避免损伤尿道黏膜。

(5) 为女患者导尿时，若导尿管误入阴道，必须重新更换导尿管。老年女性尿道口回缩，插管时应仔细观察、辨认，避免误入阴道。

(6) 对膀胱高度膨胀且又极度虚弱的患者，首次放尿不得超过 1000 mL。因大量放尿可导致腹腔内压力突然降低，大量血液滞留在腹腔血管内，引起患者血压突然下降产生虚脱，还可使膀胱内压突然降低，引起膀胱黏膜急剧充血而发生血尿。

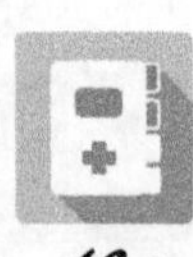

Note

★(二) 留置导尿术(技术3-9)

留置导尿术(retention catheterization)是在导尿后，将导尿管保留在膀胱内，引流尿液的方法。

【目的】

(1) 抢救危重、休克患者时正确记录每小时尿量、测量尿比重，以观察患者的病情变化。

(2) 为盆腔手术前的患者排空膀胱，使膀胱持续保持空虚，避免术中误伤。

(3) 某些泌尿系统疾病手术后留置导尿管，便于持续引流和冲洗，并减轻手术切口的张力，有利于愈合。

(4) 为尿失禁或会阴部有伤口的患者引流尿液，保持会阴部的清洁干燥。

(5) 为尿失禁患者行膀胱功能训练。

【实施】 见表3-15。

表3-15 留置导尿术操作步骤

操作步骤	操作程序	注意要点
*操作前		
1. 评估	(1) 患者的病情、意识状态、生命体征、临床诊断 (2) 患者的心理状况、合作理解程度 (3) 患者膀胱充盈度、尿道口解剖位置及会阴部皮肤情况	
2. 准备		
(1) 护士准备	衣帽整洁，修剪指甲，洗手，戴口罩	
(2) 用物准备	①治疗车上层：治疗盘、导尿包、双腔或三腔导尿管、20 mL无菌注射器、无菌生理盐水、一次性引流袋、别针、无菌持物钳、无菌手套、一次性手套1只、消毒溶液、弯盘 ②治疗车下层：橡胶单和治疗巾、便盆及便盆巾、毛毯 ③屏风	
(3) 患者准备	了解导尿的目的、方法、注意事项及配合要点；能自理者清洗外阴，不能自理者护士给予帮助	
(4) 环境准备	环境安静、整洁、光线适宜、舒适、安全，关好门窗，注意保暖，屏风遮挡，请无关人员回避	
*操作中		
1	同女(男)患者导尿术“操作中”1～7	
2. 插导尿管	左手继续固定，右手持血管钳夹将已润滑的导尿管对准尿道口轻轻插入尿道，见尿液流出再插入5～7 cm	☆ 动作要轻柔，避免损伤尿道黏膜
3. 固定导尿管	根据导尿管上注明的气囊容积向气囊注入等量的生理盐水，然后轻拉导尿管有阻力感，即证实导尿管已固定于膀胱内	☆ 膨胀的气囊不宜卡在尿道内口
4. 安置集尿袋和引流管	撤去洞巾，脱手套，导尿管尾端与集尿袋的引流管接头连接，用安全别针将集尿袋的引流管固定在床单上，引流尿液	☆ 引流管留出足够长度，防止因翻身牵拉使导尿管滑脱 ☆ 集尿袋固定位置低于膀胱
5. 整理	撤出患者臀下的小橡胶单和治疗巾放在治疗车下。协助患者穿好裤子，取舒适卧位，整理床单位，询问患者感觉和需要，交代注意事项	

Note

续表

操作步骤	操作程序	注意要点
6. 洗手记录	洗手,记录导尿时间、尿量、尿液颜色及性质、患者的反应等情况	
7. 拔管	排尽尿液,用注射器抽出气囊中的液体,嘱患者深呼吸,轻稳地拔出导尿管。协助患者穿好衣裤,取舒适的卧位,整理床单位,清理用物	
*操作后		
1. 整理	整理用物,按消毒隔离原则处理相应物品	
2. 洗手记录	洗手,记录拔管时间、尿液引流量及患者反应	
3. 评价	(1) 护患沟通有效,患者理解操作的目的,愿意合作,操作过程中注意关心和保护患者 (2) 操作方法正确、熟练,无菌观念强,操作过程无污染	

【注意事项】

(1) 向患者及其家属解释留置导尿管的目的和护理方法,并鼓励其主动参与护理。

(2) 鼓励患者多饮水。每天尿量应维持在 2000 mL 以上。注意倾听患者的主诉并观察尿液情况,发现尿液混浊、沉淀、有结晶时,应及时处理,每周尿常规检查一次。

(3) 注意保持引流通畅,避免导尿管受压、扭曲、堵塞等导致泌尿系统的感染。

(4) 患者离床活动时,用胶布将导尿管远端固定在大腿上,以防导尿管脱出。集尿袋不得超过耻骨联合,避免挤压,防止尿液反流。

(5) 防止逆行感染。

①保持尿道口清洁,女患者用浸有消毒液的棉球擦拭外阴及尿道口,男患者擦拭尿道口、龟头及包皮,每日 1～2 次。

②集尿袋每天更换一次,及时倒掉集尿袋尿液,并记录尿量。一般每周更换导尿管 1 次,硅胶导尿管可酌情延长更换时间,以防止泌尿系统逆行感染。

③如果病情允许,鼓励患者多饮水,常更换卧位,若发现尿液混浊、沉淀或出现结晶,应及时进行膀胱冲洗。每周查尿常规 1 次。

④患者离床活动或做检查时,引流管和集尿袋应安置妥当,不可高于耻骨联合高度,以防尿液逆流,造成感染。

(6) 训练膀胱反射功能,拔管前采用间歇性夹管方式,定时夹闭尿管,每 3～4 小时放开 1 次,使膀胱定时充盈和排空,促进膀胱功能的恢复。

(7) 停止留置导尿管时,先排尽尿液,然后用注射器抽出气囊中的液体,嘱患者深呼吸并放松,轻轻拔出导尿管。

★(三) 膀胱冲洗(技术 3-10)

膀胱冲洗(bladder irrigation)是利用导尿管将溶液灌入到膀胱内,再利用虹吸原理将灌入的液体引流出来的方法。

【目的】

(1) 对留置导尿管的患者,保持其尿液引流通畅。

(2) 清除膀胱内的血凝块、黏液、细菌等异物,预防感染。

(3) 治疗某些膀胱疾病,如膀胱炎、膀胱肿瘤。

【用物】 常用冲洗溶液:生理盐水、0.02%呋喃西林溶液、3%硼酸溶液、氯己啶溶液、0.1%新霉素溶液。灌入溶液的温度为 38～40 ℃。若为前列腺增生摘除术后患者,用冷生理盐水灌洗。

【实施】 见表 3-16。

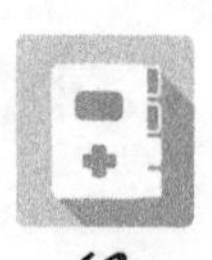

Note

表 3-16 膀胱冲洗术操作步骤

操作步骤	操作程序	注意要点
* 操作前		
1. 评估	(1) 患者的病情、意识状态、生命体征、临床诊断 (2) 患者的心理状况、合作理解程度	
2. 准备		
(1) 护士准备	衣帽整洁,修剪指甲,洗手,戴口罩	
(2) 用物准备	①开放式膀胱冲洗用物:治疗盘、治疗碗两个、镊子 1 把、消毒液棉球数个、纱布 2 块、无菌膀胱冲洗器。弯盘、便盆及便盆巾 ②密闭式膀胱冲洗用物:治疗盘、治疗碗 1 个、镊子 1 把、消毒液棉球数个、无菌膀胱冲洗装置 1 套、血管钳 1 把。另备开瓶器、输液调节器、输液架、输液瓶套、便盆及便盆巾 ③屏风	
(3) 患者准备	了解膀胱冲洗的目的、方法、注意事项及配合要点	
(4) 环境准备	环境安静、整洁、光线适宜、舒适、安全,关闭门窗,屏风遮挡	
* 操作中		
1. 开放式膀胱冲洗		
(1) 同留置导尿术"操作中"1～3		
(2) 排空膀胱	导尿管固定,连接引流袋,引流出尿液排空膀胱	
(3) 消毒	分开导尿管与集尿袋引流管接头连接处,用消毒液棉球分别消毒导尿管口和引流管接头	☆ 防止导尿管和引流管接头污染
(4) 冲洗	取膀胱冲洗器吸取冲洗液,接导尿管,缓缓注入膀胱,注入一定量溶液后,取下冲洗器,让冲洗液自行流出或轻轻抽吸。如此反复冲洗,直至流出澄清液为止	☆ 抽吸出的液体不得再注入膀胱
(5) 整理	清洁外阴部,固定好导尿管。协助患者取舒适卧位,整理床单位,询问患者感觉和需要,交代注意事项	
2. 密闭式膀胱冲洗		
(1) 同留置导尿术"操作中"1～3		
(2) 排空膀胱	导尿管固定,连接引流袋,引流出尿液排空膀胱	
(3) 准备冲洗液	用开瓶器启开冲洗液瓶铝盖中心部分,常规消毒瓶塞,打开膀胱冲洗装置,将冲洗导管针头插入瓶塞,将冲洗液瓶倒挂于输液架上,排气后用血管钳夹闭导管	☆ 瓶内液面距床面约 60 cm
(4) 冲洗	夹闭引流管开放冲洗管,使溶液滴入膀胱,调节滴速。待患者有尿意或滴入溶液 200～300 mL 后,夹闭冲洗管,放开引流管,将冲洗液全部引流出来后,再夹闭引流管。按需要如此反复冲洗,冲洗完毕,取下冲洗管,消毒导尿管口和引流管接头并连接。每天冲洗 3～4 次,每次冲洗量 500～1000 mL	☆ "Y"形管须低于耻骨联合,以便引流彻底 ☆ 如滴入治疗用药,须在膀胱内保留 30 分钟后再引流出体外

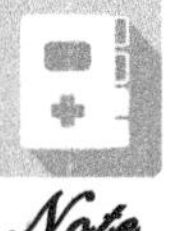
Note

续表

操作步骤	操作程序	注意要点
(5) 整理	同开放式膀胱冲洗"操作中"5	
*操作后		
1. 整理	整理用物,按消毒隔离原则处理相应物品	
2. 洗手记录	洗手,记录冲洗液名称、冲洗量、引流量、引流液性质,冲洗过程中患者的反应	
3. 评价	(1) 护患沟通有效,患者理解操作的目的,愿意合作,操作过程中注意关心和保护患者 (2) 操作方法正确、熟练,无菌观念强,操作过程无污染	

【注意事项】

(1) 严格无菌技术操作,连续冲洗时冲洗管与引流管每 24 小时更换 1 次。

(2) 冲洗速度不宜过快,调节滴速 60～80 滴/分。压力不宜太大,瓶内液平面距床高度约 60 cm。一般滴入溶液 200～300 mL 或患者有尿意时开放引流管引流出液体。

(3) 冲洗过程中要密切观察患者病情,如流出量少于灌入量应考虑阻塞,可增加冲洗次数或更换导尿管。如患者感到不适,应立即停止冲洗并报告医生。

(4) 若患者感到剧痛、流出液中有鲜血,或血压下降应停止冲洗,通知医生处理,并准确记录冲洗液量及性状。

(5) 注入药物时,药物必须在膀胱内保留 30 分钟后再引流。

排便护理

排便是机体将新陈代谢的废物排出体外的生理过程,是人体的基本生理需要之一,也是维持生命的必要条件。患者因疾病丧失自理能力或因缺乏有关的保健知识,使其不能正常进行排便活动时,护士应运用与排便有关的护理知识和技能,帮助并指导患者维持和恢复正常的排便状态,满足其排泄的需要,使之获得最佳的健康和舒适状态。

一、排便活动的评估

(一) 影响排便的因素

1. 心理因素 精神抑郁,身体活动减少,肠蠕动减少易导致便秘。情绪紧张、焦虑可导致迷走神经兴奋,肠蠕动增快而致腹泻。

2. 社会文化 排便是个人隐私,当个体因排便问题需要医务人员帮助而丧失隐私时,个体就可能压抑排便的需要而造成排便功能异常。

3. 年龄 年龄可影响人对排便的控制。婴幼儿由于神经肌肉系统发育不全,不能控制排便。老年人随年龄增加,腹壁肌肉张力下降,胃肠蠕动减慢,肛门括约肌松弛等导致肠道控制能力下降而出现排便功能的异常。

4. 食物和水分 影响排便的主要因素。富含纤维的食物可加速食糜通过肠道,减少水分在大肠内的再吸收,促进排便。液体摄入不足或丢失较多(如排尿、出汗或呕吐)时,结肠对水分的重吸收增加,易引起便秘。

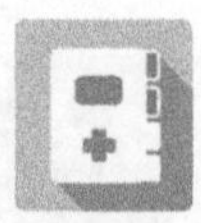

5. 活动 适当的活动可刺激肠道蠕动,有助于排便。各种原因所致长期卧床、缺乏活动的患者,可因肌肉张力减退而导致排便困难。

6. 排便习惯 在日常生活中,许多人都有自己固定的排便时间、姿势;使用某种固定的便具;排便时从事某些活动如阅读等。当这些生活习惯由于环境的改变无法维持时，正常排便就会受到影响。

7. 疾病 肠道本身的疾病或身体其他系统的病变均可影响正常排便。如大肠癌、结肠炎可使排便次数增加；脊髓损伤、脑卒中等可致排便失禁。

8. 药物 有些药物能治疗或预防便秘和腹泻。如缓泻药可刺激肠蠕动，减少肠道水分吸收，促使排便；长期使用缓泻药可降低肠道感受器的敏感性，导致慢性便秘。有些药物则可能干扰排便的正常形态，如长时间服用抗生素，可抑制肠道正常菌群而导致腹泻；镇静剂可使肠运动能力减弱而导致便秘。

9. 治疗和检查 某些治疗和检查会影响个体的排便活动，例如腹部、肛门部位手术，会因为肠壁肌肉的暂时麻痹或伤口疼痛而造成排便困难。胃肠道诊断性检查常需灌肠或服用钡剂，也可影响正常排便。

（二）粪便的评估

通常情况下，粪便的性质与性状可以反映整个消化系统的功能状况。因此护士通过对患者粪便的观察，可以及早发现和鉴别消化道疾病，有助于诊断和选择治疗、护理措施。

1. 正常粪便 排便是人体基本生理需要，排便次数因人而异。一般成人每日排便1～2次，婴幼儿3～5次。排便量与膳食种类、数量、摄入液体量、大便次数及消化器官的功能有关，平均粪便量100～300 g。正常人的粪便为成形软便，粪便颜色呈黄褐色或棕黄色，婴儿的粪便呈黄色或金黄色。因摄入食物或药物种类的不同，粪便颜色会发生变化，如食用大量绿叶蔬菜，粪便可呈暗绿色；摄入动物血或铁制剂，粪便可呈无光样黑色。粪便内容物主要为食物残渣、脱落的大量肠上皮细胞、细菌以及机体代谢后的废物。

2. 异常粪便

（1）排便次数和量　成人排便每天超过3次或每周少于3次，应视为排便异常。当消化器官功能紊乱时，也会出现排便量的改变。

（2）粪便的形状　便秘时粪便坚硬、呈栗子样；消化不良或急性肠炎可为稀便或水样便；肠道部分梗阻或直肠狭窄，粪便常呈扁条形或带状。

（3）粪便的颜色　粪便颜色异常表示消化系统有病理变化存在。如柏油样便提示上消化道出血；白陶土色便提示胆道梗阻；暗红色血便提示下消化道出血；果酱样便见于肠套叠、阿米巴痢疾；粪便表面粘有鲜红色血液或便后鲜血滴出，见于痔疮或肛裂；白色“米泔水”样便见于霍乱、副霍乱。

（4）粪便的内容物　粪便中混入或粪便表面附有血液、脓液或肉眼可见的黏液，提示消化道有感染或出血、肠癌等。肠道寄生虫感染患者的粪便中可查见蛔虫、蛲虫、绦虫节片等。

（5）粪便的气味　严重腹泻患者粪便呈碱性反应气味呈恶臭；下消化道溃疡、恶性肿瘤患者粪便呈腐败臭；上消化道出血的柏油样粪便呈腥臭味；消化吸收不良粪便呈酸性反应，气味为酸臭。

3. 异常的排便活动

（1）便秘（constipation）　指正常的排便次数减少，排出过干过硬的粪便，且排便不畅、困难。可有头痛、腹痛、腹胀、消化不良、乏力、食欲不佳等全身症状。造成便秘的主要原因有某些器质性病变；排便习惯不良；中枢神经系统功能障碍；排便时间或活动受限制；精神紧张；各类直肠肛门手术；某些药物不合理的使用；饮食结构不合理，饮水量不足；滥用泻剂、栓剂、灌肠；长期卧床或活动减少等。

便秘在某些情况下可能给患者带来危险，如心脏病患者用力排便时可能诱发心绞痛和心肌梗死。

（2）腹泻（diarrhea）　指正常排便形态改变，频繁排出松散稀薄的粪便甚至水样便。常伴有腹痛、恶心、呕吐、疲乏等症状。任何原因引起肠蠕动增加，肠液分泌增加，肠黏膜吸收水分障碍，都可导致腹泻。如饮食不当或使用泻剂不当，情绪紧张、焦虑，消化系统发育不成熟，肠道感染或疾病，某些内分泌疾病（如甲亢等）均可导致肠蠕动增加，发生腹泻。

（3）排便失禁（fecal incontinence）　指肛门括约肌不受意识的控制而不自主地排便。常见原因有神经肌肉系统的病变或损伤（如瘫痪）、胃肠道疾病、精神障碍、情绪失调等。

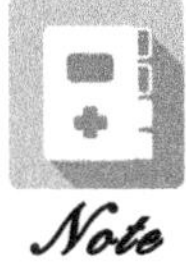

（4）肠胀气（flatulence）　指胃肠道内有过量气体积聚，不能排出。患者表现为腹部膨隆，叩诊呈鼓音、腹胀、痉挛性疼痛、呃逆、肛门排气过多。常见原因：食入产气性食物过多，吞入大量空气，肠蠕动减

少，肠道梗阻及肠道手术后。

二、排便异常的护理

（一）便秘患者的护理

1. 健康教育 帮助患者及家属正确认识维持正常排便习惯的意义和获得有关排便的知识。

（1）重建正常的排便习惯 指导患者选择适合自身排便的时间，理想的是饭后（早餐后最佳），因此时胃结肠反射最强，每天固定在此时间排便，不随意使用缓泻剂及灌肠等方法。

（2）合理安排膳食 多食用蔬菜、水果、粗粮等高纤维食物；多饮水，病情许可时每日液体摄入量不少于 2000 mL；适当食用油脂类的食物。

（3）鼓励患者适当运动 根据身体状况拟订适宜的活动计划并协助患者进行运动，如散步、做操、打太极拳等。指导卧床患者在床上进行增强腹肌和盆底部肌肉的运动，以增加肠蠕动和肌张力，促进排便。

（4）腹部环形按摩 排便时用手自右沿结肠解剖位置向左环行按摩，可促使降结肠的内容物向下移动，并可增加腹内压，促进排便。

2. 提供适当的排便环境 提供患者单独隐蔽的环境及充裕的排便时间。如用屏风遮挡并避开查房、治疗护理和进餐时间，以消除紧张情绪，保持精神松弛，安心排便。

3. 选取适宜的排便姿势 床上使用便盆时，除非有特别禁忌，最好采取坐姿或抬高床头，利用重力作用增加腹内压促进排便。病情允许时让患者下床上厕所排便。对手术患者，在手术前应有计划地训练其在床上使用便器，以逐渐适应卧床排便的需要。

4. 遵医嘱给予口服缓泻药物 缓泻剂可使粪便中的水分含量增加，刺激肠蠕动，加速肠内容物的运行，而引起导泻的作用。应根据患者的特点及病情选用缓泻剂。慢性便秘的患者可选用蓖麻油、番泻叶、酚酞（果导）、大黄等。使用缓泻剂可暂时解除便秘，但长期使用可使个体养成对缓泻剂的依赖，易导致慢性便秘。

5. 应用简易通便法 如应用开塞露、甘油栓等。

6. 灌肠 以上方法均无效时，遵医嘱行灌肠术。

（二）腹泻患者的护理

1. 健康教育 向患者讲解有关腹泻的知识，指导患者注意饮食卫生，养成良好的卫生习惯。

2. 消除病因 停止食用可能被污染的食物，有肠道感染时遵医嘱给予药物治疗。

3. 卧床休息 减少肠蠕动，以减少患者体力消耗。

4. 膳食调理 鼓励患者饮水，酌情给予清淡的流质或半流质食物，避免油腻、辛辣、高纤维食物。严重腹泻时可暂禁食。

5. 防止水、电解质紊乱 注意补充水、电解质。按医嘱给予止泻剂、口服补盐液或静脉输液。

6. 维持皮肤完整性 特别是婴幼儿、老人、身体衰弱者，每次便后用软纸轻擦肛门，温水清洗，并在肛门周围涂油膏保护局部皮肤。

7. 观察病情 记录排便的性质、次数等，必要时留取标本送检。病情危重者，注意生命体征变化。如疑为传染病，应按肠道隔离原则护理。

8. 心理支持 腹泻患者往往难以控制便急，必要时便盆置于易取处，方便患者取用。协助及时更换被粪便污染的衣裤、床单、被套，以维持患者自尊，使患者感到舒适。

（三）大便失禁患者的护理

1. 心理护理 排便失禁的患者心情紧张而窘迫，常感到自卑和忧郁，期望得到理解和帮助。护士应尊重理解患者，给予心理安慰与支持，帮助其树立信心，配合治疗和护理。

2. 保护皮肤 床上铺一次性中单或尿垫，每次便后用温水洗净肛门周围及臀部皮肤，保持皮肤清洁、干燥。必要时，肛门周围涂擦软膏以保护皮肤，避免破损感染。注意观察骶尾部皮肤变化，定时按摩受压部位，预防压疮的发生。

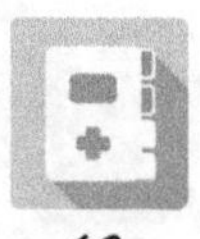
Note

3. 帮助患者重建正常排便的控制能力 了解患者排便时间的规律，定时给予便器，促使患者按时自己排便；与医生协调定时应用导泻栓剂或灌肠，以刺激定时排便；教会患者进行肛门括约肌及盆底部肌肉收缩锻炼。指导患者取立、坐或卧位，试做排便动作，先慢慢收缩肌肉，然后再慢慢放松，每次 10 秒钟左右，连续 10 次，每次锻炼 20～30 分钟，每日数次。以患者感觉不疲乏为宜。

4. 保持室内空气清新 及时更换污湿的衣裤被单，定时开窗通风，保持床褥、衣服清洁，除去不良气味。

(四) 肠胀气患者的护理

(1) 指导患者养成细嚼慢咽的良好饮食习惯。

(2) 去除引起肠胀气的原因。如勿食产气食物和饮料，积极治疗肠道疾病。

(3) 鼓励患者适当活动。病情允许时，可协助患者下床活动。卧床患者可做床上活动或变换体位。以促进肠蠕动，减轻肠胀气。

(4) 轻微胀气时，可行腹部热敷或腹部按摩、针刺疗法。严重胀气时，遵医嘱给予药物治疗或行肛管排气。

三、灌肠术

灌肠法(enema)是将一定量的液体由肛门经直肠灌入结肠，以帮助患者清洁肠道、排便、排气或由肠道供给药物或营养，达到确定诊断和治疗目的的方法。

根据灌肠的目的，可分为保留灌肠和不保留灌肠两大类。根据灌入的液体量又可将不保留灌肠分为大量不保留灌肠、小量不保留灌肠和清洁灌肠。

★(一) 大量不保留灌肠(技术 3-11)

【目的】

(1) 解除便秘、肠胀气。

(2) 清洁肠道。为盆腔、腹腔手术，肠道检查或分娩做准备。

(3) 清除肠道内的有害物质，减轻中毒。

(4) 为高热患者降温。

【实施】 见表 3-17。

表 3-17 大量不保留灌肠操作步骤

操作步骤	操作程序	注意要点
*操作前		
1. 评估	(1) 患者的病情、意识状态、生命体征、心理状况、排便情况和肛周皮肤和黏膜情况 (2) 患者对灌肠的理解及配合程度	
2. 准备		
(1) 护士准备	衣帽整洁，修剪指甲，洗手，戴口罩	
(2) 用物准备	①治疗盘内：一次性灌肠袋或灌肠筒一套(橡胶管连接玻璃接管)、肛管(24～26 号)、血管钳、润滑剂、棉签、弯盘、卫生纸、橡胶单、治疗巾、水温计、一次性手套 ②量筒内盛灌肠溶液：常用 0.1%～0.2%的肥皂液、生理盐水 ③便盆及便盆巾、输液架、屏风	成人每次用量为 500～1000 mL，小儿 200～500 mL，老年人 500～800 mL。溶液温度一般为 39～41 ℃，降温时用 28～32 ℃，中暑者用 4 ℃

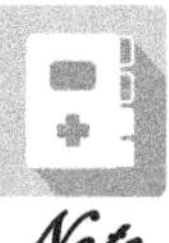

续表

操作步骤	操作程序	注意要点
(3) 患者准备	了解膀胱冲洗的目的、方法、注意事项及配合要点	
(4) 环境准备	环境安静、整洁、光线适宜、舒适、安全，关闭门窗，屏风遮挡	
*操作中		
1. 核对解释	备齐用物，推至床旁，核对患者、解释并嘱患者排空膀胱	☆ 确认患者取得配合
2. 安置体位	患者取左侧卧位，双膝屈曲，褪裤至膝部，臀部移至床沿。铺治疗巾于臀下，弯盘置于臀边	
3. 排气润滑	灌肠筒挂于输液架上，液面距肛门 40～60 cm。戴手套，连接肛管，润滑肛管前段，排尽管内气体，夹管	☆ 避免灌肠筒过高，压力过大
4. 插管	左手垫卫生纸分开臀部，暴露肛门，嘱患者深呼吸，右手将肛管轻轻插入直肠 7～10 cm。小儿插入深度 4～7 cm，固定肛管。开放管夹，使液体缓缓流入	☆ 插管轻柔，以防损伤黏膜 ☆ 如插入受阻，可退出少许，旋转后缓缓插入
5. 灌液	液体灌注过程中要密切观察袋内液面下降情况，如流入受阻可轻轻移动或挤捏肛管；密切观察患者的反应，患者感觉腹胀或有便意，可嘱患者张口深呼吸，并降低灌肠筒的高度以减慢流速或暂停片刻；如患者出现剧烈腹痛、出冷汗、心慌气急应立即停止灌肠，并报告医生	☆ 张口呼吸转移患者的注意力，减轻腹压 ☆ 挤压使堵塞管孔的粪便脱落
6. 拔管	待灌肠液剩少许时，用卫生纸包裹肛管轻轻拔出放入弯盘内，擦净肛门，协助患者穿裤	
7. 协助排便	协助患者取舒适的卧位，嘱其尽量保留 5～10 分钟后再排便。对不能下床的患者给予便器	☆ 充分软化粪便利于排出
8. 整理	整理床单位，开窗通风，观察大便性状，必要时留取标本送检，清理用物	
*操作后		
1. 整理	整理用物，按消毒隔离原则处理相应物品	
2. 洗手记录	洗手，在体温单大便栏目处记录	☆ 如灌肠后排便一次为 1/E；灌肠后无大便为 0/E
3. 评价	(1) 护患沟通有效，患者能理解灌肠的目的，很好地配合护士 (2) 护士操作熟练、方法正确，达到大量不保留灌肠的目的	

【注意事项】

(1) 消化道出血、妊娠、急腹症、严重心血管疾病等患者禁忌灌肠。

(2) 肝昏迷患者，禁用肥皂水灌肠；伤寒患者，溶液量不得超过 500 mL，压力要低，液面不得高于肛门 30 cm；充血性心力衰竭或水钠潴留的患者禁用等渗盐水溶液灌肠。

(3) 灌肠时患者如有腹胀或便意时，应嘱患者做深呼吸以减轻不适。

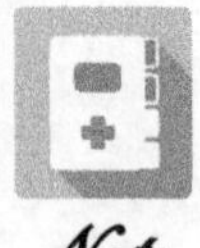

(4) 降温灌肠，液体要保留 30 分钟，排便后 30 分钟，测量体温并记录。

(5) 灌肠过程中应随时观察患者的病情变化，如患者出现脉速、面色苍白、出冷汗、剧烈腹痛、心慌气急时，应立即停止灌肠，并与医生联系给予紧急处理。

★(二) 小量不保留灌肠(技术 3-12)

【目的】

(1) 为年老体弱、小儿、腹部或盆腔手术后的患者及孕妇软化粪便,解除便秘。

(2) 排出肠道内的气体,减轻腹胀。

【评估】

(1) 患者的病情、临床诊断、灌肠的目的。

(2) 患者的意识状态、生命体征、心理状况、排便情况和肛周皮肤及黏膜情况。

(3) 患者对灌肠的理解配合程度。

【实施】 见表 3-18。

表 3-18 小量不保留灌肠操作步骤

操作步骤	操作程序	注意要点
* 操作前		
1. 评估	(1) 患者的病情、意识状态、生命体征、心理状况、排便情况和肛周皮肤及黏膜情况 (2) 患者对灌肠的理解及配合程度	
2. 准备		
(1) 护士准备	衣帽整洁,修剪指甲,洗手,戴口罩	
(2) 用物准备	①治疗盘内:小容量灌肠袋一套或一次性注射器、肛管、血管钳、润滑剂、棉签、弯盘、卫生纸、橡胶单、治疗巾、水温计、一次性手套 ②量筒内盛灌肠溶液:1、2、3 号溶液(50%硫酸镁 30 mL、甘油 60 mL、温开水 90 mL);甘油或石蜡油 50 mL 加等量温开水;各种植物油 120～180 mL ③便盆及便盆巾、输液架、屏风	溶液温度为 38 ℃
(3) 患者准备	了解膀胱冲洗的目的、方法、注意事项及配合要点	
(4) 环境准备	环境安静、整洁、光线适宜、舒适、安全,关闭门窗,屏风遮挡	
* 操作中		
1. 核对解释	备齐用物,推至床旁,核对患者、解释并嘱患者排空膀胱	☆ 确认患者,取得配合
2. 安置体位	患者取左侧卧位,双膝屈曲,褪裤至膝部,臀部移至床沿。铺治疗巾于臀下,弯盘置于臀旁	
3. 排气润滑	戴手套,用注射器抽取溶液,连接肛管,润滑肛管前段,排气后夹管	☆ 防止气体进入直肠
4. 插管	分开臀部,暴露肛门,嘱患者深呼吸,右手将肛管轻轻插入直肠 7～10 cm	☆ 小容量灌肠袋灌肠,液面不高于肛门 30 cm
5. 灌液	放开管夹,缓缓注入灌肠液。注毕夹管,取下注射器再抽取溶液,放开管夹后再行灌注,如此反复直至灌肠液注完毕。注温开水 5～10 mL,抬高肛管末端,使管内溶液全部灌入	
6. 拔管	夹闭肛管尾端或反折肛管尾端,用卫生纸包住肛管轻轻拔出,放入弯盘内	
7. 协助排便	协助患者取舒适的卧位,嘱其尽量保留溶液 10～20 分钟,充分软化粪便再排便,对不能下床的患者,给予便器协助患者排便	☆ 充分软化粪便利于排出

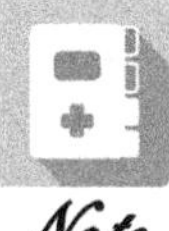

续表

操作步骤	操作程序	注意要点
8. 整理	整理床单位,安置舒适卧位,开窗通风,清理用物	
*操作后		
1. 整理	整理用物,按消毒隔离原则处理相应物品	
2. 洗手记录	洗手,在体温单大便栏目处记录	
3. 评价	(1) 护患沟通有效,患者能理解灌肠的目的,能很好地配合护士 (2) 护士操作熟练、方法正确,达到小大量不保留灌肠的目的	

【注意事项】

(1) 灌肠时插管深度为7～10 cm,压力宜低,灌肠液注入的速度不得过快。

(2) 每次抽吸灌肠液时应夹住肛管,防止空气进入肠道,引起腹胀。

★(三) 清洁灌肠(技术 3-13)

清洁灌肠是指反复多次的大量不保留灌肠。

【目的】 彻底清除肠道内粪便,为直肠、结肠检查和手术做肠道准备。

(一) 清洁灌肠操作技术

【实施】 见表 3-19。

表 3-19 清洁灌肠操作步骤

操作步骤	操作程序	注意要点
*操作前		
1. 评估	(1) 患者的病情、意识状态、生命体征、心理状况、排便情况和肛周皮肤及黏膜情况 (2) 患者对灌肠的理解及配合程度	
2. 准备		
(1) 护士准备	衣帽整洁,修剪指甲,洗手,戴口罩	
(2) 用物准备	同大量不保留灌肠	
(3) 患者准备	了解膀胱冲洗的目的、方法、注意事项及配合要点	
(4) 环境准备	环境安静、整洁、光线适宜、舒适、安全,关闭门窗,屏风遮挡	
*操作中		
灌肠	反复多次进行大量不保留灌肠。首次用0.1%～0.2%肥皂水进行大量不保留灌肠,以后用生理盐水灌肠数次,直至排出液无粪质为止。每次灌肠后嘱患者休息片刻,观察患者反应,防止虚脱	注意灌肠时压力要低,液面距肛门高度不超过40 cm
*操作后		
1. 整理	整理用物,按消毒隔离原则处理相应物品	
2. 洗手记录	洗手,在体温单大便栏目处记录	
3. 评价	(1) 护患沟通有效,患者理解灌肠目的,能很好地配合护士 (2) 护士操作熟练、方法正确,达到清洁灌肠的目的	

(二) 口服高渗溶液清洁灌肠

通过口服高渗溶液,在肠道内造成高渗环境,使肠道内水分大量增加,从而软化粪便,刺激肠蠕动,加速排便,达到清洁肠道的目的,适用于直肠、结肠检查和手术前肠道准备。

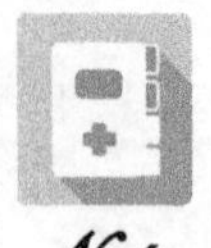

1. 甘露醇法 患者术前3天进半流质饮食,术前1天进流质饮食,术前1天下午2—4时,口服甘露

醇溶液 1500 mL(20%甘露醇 500 mL 加 5%葡萄糖 1000 mL 混匀)。一般服用后 15～20 分钟,即反复自行排便。

2. 硫酸镁法 患者术前 3 天进半流质饮食,每晚口服 50%硫酸镁 10～30 mL。术前 1 天进流质饮食,术前 1 天下午 2—4 时,口服 25%硫酸镁 200 mL(50%硫酸镁 100 mL 加 5%葡萄糖盐水 100 mL),然后再口服温开水 1000 mL。一般服后 15～30 分钟,即可反复自行排便,2～3 小时内可排便 2～5 次。护士应观察患者的一般情况,注意排便次数及粪便性质,确定是否达到清洁肠道的目的,并记录。

★(四) 保留灌肠(技术 3-14)

保留灌肠是将药液通过肛管灌入直肠或结肠内,通过肠黏膜吸收达到治疗的目的技术。

【目的】

(1) 镇静、催眠术。

(2) 治疗肠道感染。

【实施】 见表 3-20。

表 3-20 保留灌肠操作步骤

操作步骤	操作程序	注意要点
*操作前		
1. 评估	(1) 患者的病情、意识状态、生命体征、心理状况、排便情况和肛周皮肤和黏膜情况 (2) 患者对灌肠的理解及配合程度	
2. 准备		
(1) 护士准备	衣帽整洁,修剪指甲,洗手,戴口罩	
(2) 用物准备	①治疗盘、小容量灌肠袋一套或一次性注射器与量杯、肛管(20 号以下)、血管钳(或液体调节开关)、水温计、棉签、润滑剂、温开水 5～10 mL、卫生纸、弯盘、橡胶单、治疗巾或一次性垫巾、一次性手套 ②灌肠药液:镇静催眠,10%水合氯醛;肠道炎症,2%小檗碱,0.5%～1%新霉素等 ③便盆及便盆巾、输液架、屏风	
(3) 患者准备	了解膀胱冲洗的目的、方法、注意事项及配合要点	
(4) 环境准备	环境安静、整洁、光线适宜、舒适、安全,关闭门窗,屏风遮挡	
*操作中		
1. 核对解释	备齐用物,推至床旁,核对患者、解释并嘱患者排便、排尿	☆ 确认患者,取得配合
2. 安置体位	根据病情取适宜的体位。慢性痢疾者应取左侧卧位,阿米巴痢疾者应取右侧卧位。双膝屈曲,褪裤至膝部,臀部移至床沿,抬高臀部约 10 cm,铺治疗巾于臀下,弯盘置于臀旁	
3. 排气润滑	戴手套,用注射器抽取溶液,连接肛管,润滑肛管前段,排气后夹管	☆ 防止气体进入直肠
4. 插管	分开臀部,暴露肛门,嘱患者深呼吸,右手将肛管轻轻插入直肠 15～20 cm	☆ 小容量灌肠袋灌肠,液面不高于肛门 30 cm

续表

操作步骤	操作程序	注意要点
5. 灌液	放开管夹，缓缓注入灌肠液。注毕夹管，取下注射器再抽取溶液，放开管夹后再行灌注，如此反复直至灌肠液注完毕。注温开水 5～10 mL，抬高肛管末端，使管内溶液全部灌入	
6. 拔管	夹闭肛管尾端或反折肛管尾端，用卫生纸包住肛管轻轻拔出，放入弯盘内	
7. 协助排便	协助患者取舒适的卧位，嘱其尽量保留溶液 1 小时以上	☆ 以充分吸收药液
8. 整理	整理床单位，开窗通风，清理用物，洗手，做好记录	
*操作后		
1. 整理	整理用物，按消毒隔离原则处理相应物品	
2. 洗手记录	洗手，在体温单大便栏目处记录	
3. 评价	(1) 护患沟通有效，患者理解灌肠目的，能很好地配合护士 (2) 护士操作熟练、方法正确，灌肠液能有效保留，达到治疗目的	

【注意事项】

(1) 灌肠前做好患者的评估，明确灌肠的目的和病变部位，以掌握患者灌肠时的卧位和插管深度。

(2) 保留灌肠时要做好“五要”，即肛管要细、插管要深、液量要少、液面距肛管要近(不超过 30 cm)、保留时间要长(1 小时以上)。

(3) 肛门、直肠、结肠术后及排便失禁的患者不宜保留灌肠。

【任务测试】

1. 李奶奶，68 岁，乳腺癌根治术后 24 小时未排尿，下列措施不妥的是(　　)。

A. 行导尿术　　B. 给予利尿剂　　C. 热水袋敷下腹部
D. 用温水冲洗会阴部　　E. 提供隐蔽的排尿环境

2. 陈爷爷，76 岁，慢性肾衰竭，患者 24 时尿量 60 mL，下腹部空虚，无胀痛。判断该患者目前的排尿状况是(　　)。

A. 尿频　　B. 尿失禁　　C. 少尿　　D. 尿闭　　E. 多尿

3. 赵奶奶，65 岁，因车祸损伤支配膀胱的神经导致尿失禁。护理措施中不妥的是(　　)。

A. 加强皮肤护理预防压疮　　B. 控制患者饮水，减少尿量
C. 用接尿器接尿　　D. 臀部垫尿布
E. 视病情留置导尿

4. 马爷爷，73 岁，留置导尿管，引流通畅但尿色黄、混浊，医嘱抗感染治疗，护理方面应注意(　　)。

A. 热敷下腹部　　B. 定时更换卧位　　C. 经常清洗尿道口
D. 鼓励多饮水并进行膀胱冲洗　　E. 立即拔除导尿管

5. 肖爷爷，68 岁，需行胆囊切除手术，手术之前护理人员为其进行导尿，插管时使阴茎与腹壁成 60°角的目的是(　　)。

A. 顺利通过尿道的 3 个狭窄处　　B. 使耻骨上弯消失　　C. 使耻骨下弯消失
D. 使耻骨后弯消失　　E. 使耻骨前弯消失

6. 魏爷爷，69 岁，留置导尿管护理不正确的是(　　)。

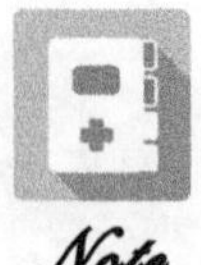

A. 倾倒尿液时，引流管不可高于耻骨联合　　B. 每周更换集尿袋 1 次
C. 每周更换导尿管 1 次　　D. 消毒尿道口自上而下，由内向外

Note

E. 极度虚弱的患者，第一次放尿不超过 1000 mL

7. 沈爷爷，75 岁，瘫痪卧床，大便失禁，多次污染床单，对其护理的重点是(　　)。

A. 提供隐蔽的排便环境　　B. 给予高蛋白质饮食

C. 保护肛周皮肤，防止压疮　　D. 消除患者自卑、窘迫的心理

E. 定时开窗通风换气

8. 杨奶奶，60 岁，雨后着凉，体温 40 ℃，多种方法降温效果不佳，护士为其用灌肠法降温，错误的一项是(　　)。

A. 用生理盐水灌肠　　B. 患者取左侧卧位　　C. 灌肠溶液温度为 4 ℃

D. 灌肠后保留 30 分钟　　E. 排便后 30 分钟再测体温并记录

9. 韩爷爷，66 岁，诊断为阿米巴痢疾，遵医嘱行保留灌肠时，为提高治疗效果，患者最好采取(　　)。

A. 俯卧位　　B. 仰卧位　　C. 左侧卧位　　D. 右侧卧位　　E. 头低脚高位

10. 徐奶奶，66 岁，肠梗阻，拟行手术治疗，护士为其进行清洁灌肠，患者采取的体位是(　　)。

A. 头低足高位　　B. 蹲位　　C. 截石位　　D. 左侧卧位　　E. 右侧卧位

答案：1. B　2. D　3. B　4. D　5. E　6. B　7. C　8. C　9. D　10. D

(孟　磊)

Note

任务4 冷热疗护理技术

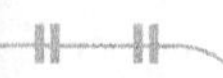

导入语

冷热疗技术是利用低于或高于人体温度的物质作用于人体表面，通过神经传导引起皮肤或内脏器官血管的收缩或舒张，改变机体血液循环和新陈代谢，达到治疗目的。冷热疗技术是临床上常用的物理治疗方法。人体皮肤内分布着大量的神经末梢，可以感受各种不同的刺激。

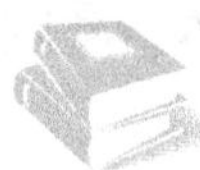

学习目标

知识目标	1. 了解影响冷热疗法效果的因素 2. 熟悉冷热疗法的作用 3. 掌握冷热疗法的目的、禁忌证以及各种冷热疗法的操作方法
技能目标	能够规范熟练地完成酒精拭浴操作
素质目标	具有严谨求实的工作作风和对待工作学习一丝不苟的态度

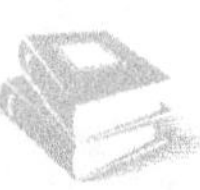

情景导入

刘爷爷，69岁，身体硬朗，平时喜欢晨练，今晨在小区跑步时不慎将脚扭伤，脚踝肿胀，疼痛，无法活动，小区保安将其搀扶回家。刘爷爷的老伴李奶奶见其脚踝肿胀，着急地说："我记得脚部扭伤要用热毛巾敷一敷，我去烧热水，你别动。"刘爷爷赶紧拦住老伴说："不可以用热毛巾敷，越敷越重，应该用冷毛巾敷，或者冰块也行，你冰箱里不是有孙子吃的冰棒么，快去拿来。"李奶奶不确定谁说得对，赶紧拿出手机给当护士长的女儿打电话询问。

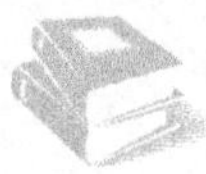

分析及实施

热 疗 技 术

热疗技术主要是利用高于人体的温度刺激皮肤上的神经末梢感受器，通过神经传导到大脑皮质，在大脑皮质的调节下引起血管扩张，从而促进局部或全身的血液循环及细胞的新陈代谢，达到消炎、解痉、止痛、保暖与舒适的治疗技术。

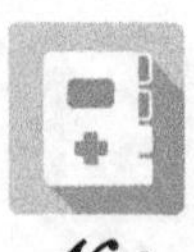

一、热疗的作用

1. 促进炎症的消散和局限 热疗可使局部血管扩张，血流速度加快，促进组织中毒素和废物的排出；同时促进血液循环，使血量增多，增强细胞代谢和白细胞吞噬能力。因而炎症早期用热，可促进炎性渗出物的吸收和消散；炎症后期用热，可促进白细胞释放蛋白溶解酶，溶解坏死组织，使炎症局限。

2. 缓解疼痛 热疗可降低痛觉神经的兴奋性，改善血液循环，减轻炎性水肿，加速致痛物质的排出及炎性渗出物的吸收，从而解除对局部神经末梢的刺激和压力，减轻疼痛。热疗还可使肌肉、肌腱和韧带等组织松弛，缓解因肌肉痉挛、关节强直而引起的疼痛。

3. 减轻深部组织充血 热疗可使皮肤血管舒张，可导致平时大量闭锁的动静脉吻合支开放，血流量增加，使全身循环血量重新分布，减轻深部组织充血。

4. 保暖与舒适 热疗可使局部血管扩张，促进血液循环，使患者感到温暖舒适。多用于危重、年老体弱、小儿及末梢循环不良的患者。

二、影响热疗效果的因素

1. 方法 热疗的方法分为干热法和湿热法，湿热法由于水传导热的能力比空气强，且渗透性大，因而热疗的效果比干热法好。因此，应用湿热法的水温应低于干热法。

2. 时间 热疗的效果与热疗的时间不成比例，一般热疗的效果需要一定的时间才能产生，并随着时间的延长而增强，用热时间多为15～30分钟。时间过长会引起继发效应，不但抵消热疗效果，还可导致不良反应，引起烫伤等。

3. 面积 热疗的效果与用热面积大小成正比，热疗面积大则反应强；反之热疗面积小，反应则弱。但需要注意的是，热疗面积越大，机体的耐受性越差，易引起全身反应。

4. 温度 环境温度可直接影响热疗效果，如用热时室温过低，散热就快，热效应会降低。另外，热疗的温度与体表皮肤的温度相差越大，机体对热刺激的反应越强，反之则越弱。

5. 热疗的部位 因皮肤的厚薄不同，不同部位的热疗效果也不同，一般皮肤较薄及经常不暴露的部位对热更为敏感，如躯体的皮肤。另外，热疗效果还受血液循环情况的影响，血液循环良好的部位，热疗效果更好，但要注意防止烫伤。

6. 个体差异 患者机体状况、精神状态、居住环境、年龄及性别不同，对热疗的耐受力不同，反应也不相同。如老年患者因感觉功能减退，对热疗刺激反应比较迟钝，婴幼儿对热疗反应较为强烈，女性患者对热较男性敏感等，故对此类患者热疗时要注意观察，以防烫伤。

三、热疗禁忌

1. 急腹症未明确诊断前 热疗能够减轻疼痛，从而可能掩盖病情真相而贻误诊断和治疗，同时也会促进炎症过程，有引发腹膜炎的危险。

2. 面部危险三角区的感染 因面部危险三角区血管丰富又无静脉瓣，且与颅内海绵窦相通，热疗能使该处血管扩张，血流量增多，导致细菌和毒素进入血液循环，使炎症扩散，造成颅内感染和败血症。

3. 各种脏器出血 因热疗可使局部血管扩张，增加脏器的血流量和血管的通透性，从而可加重出血。

4. 软组织损伤早期 软组织损伤挫伤、扭伤或砸伤等早期（48小时内），忌用热疗。因热疗可促进局部血液循环，从而加重皮下出血、肿胀及疼痛。

5. 恶性肿瘤部位 热疗有助于细胞的生长及新陈代谢而加重病情。同时热疗又促进血液循环而加速肿瘤细胞的生长而使肿瘤扩散、转移。

6. 金属移植部位 金属是热的良导体，使用热疗易导致组织烫伤。

7. 急性炎症 热疗可使局部温度升高、循环血量增加，有利于细菌繁殖而使病情加重。如牙龈炎、中耳炎、结膜炎等均不可使用热疗。

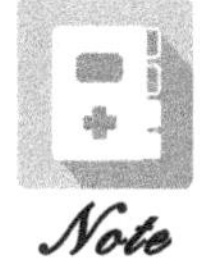

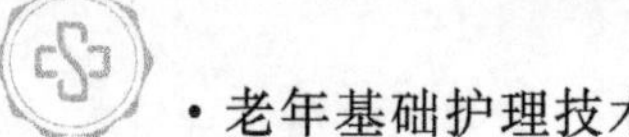

8. 其他 心、肝、肾功能不全者不宜用热，因热可使皮肤血管扩张，血流量增加，从而使内脏器官的供血减少而加重病情。皮肤湿疹、孕妇等不宜用热。

四、热疗技术

热疗的方法有干热法和湿热法两种。干热法包括热水袋、红外线、鹅颈灯等，湿热法包括热湿敷、热水坐浴、温水浸泡法等。

★(一) 热水袋使用法(技术 3-15)

【目的】 常用于保暖、解痉、镇痛、舒适。

【实施】 见表 3-21。

表 3-21 热水袋使用法操作步骤

操作步骤	操作程序	注意要点
*操作前		
1. 评估	(1) 患者的年龄、病情、治疗情况、意识状态、血液循环状况等 (2) 患者局部皮肤状况、活动能力、对热的耐受情况，合作程度等 (3) 有无影响热疗的因素存在，有无用热禁忌等	
2. 准备		
(1) 护士准备	衣帽整洁，修剪指甲，洗手，戴口罩	
(2) 用物准备	①热水袋及套、水温计、毛巾、量杯、热水 ②准备热水袋：用水温计测量水温，调节水温在 60～70 ℃。打开塞子，放平热水袋，一手持热水袋口边缘，另一手持量杯向袋内灌入热水 1/2～2/3 满。将热水袋口逐渐放平，排出袋内空气，旋紧塞子。用毛巾擦干热水袋，倒提、检查，确认无漏水后装入布套内	☆ 防止烫伤患者 ☆ 灌水过多，热水袋膨胀与皮肤接触面积减小 ☆ 防止热水袋与患者皮肤直接接触
(3) 患者准备	了解热水袋使用的目的、方法、注意事项及配合要点；排空大小便，取舒适卧位	
(4) 环境准备	环境整洁，温度适宜，酌情关闭门窗，避免对流风直吹患者，必要时用床帘或屏风遮挡患者	
*操作中		
1. 核对	携用物至床旁，核对患者，做好解释	☆ 确认患者
2. 放置位置	将热水袋置于所需部位，袋口朝身体外侧	☆ 及时更换热水，保证疗效
3. 观察	注意观察局部皮肤及患者反应，倾听患者主诉	☆ 局部皮肤出现潮红、疼痛或患者主诉不适，则停止使用
4. 放置时间	不超过 30 分钟	☆ 防止产生继发效应
5. 整理	撤除热水袋，协助患者卧于舒适卧位，整理床单位	
*操作后		
1. 整理	整理用物，倒空热水袋，倒挂晾干，吹入少量空气后夹紧袋口备用；布套清洁后晾干备用	☆ 按消毒隔离原则处理相应物品
2. 洗手记录	洗手，记录热疗部位、时间、效果、反应	

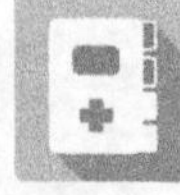

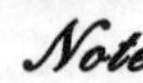

续表

操作步骤	操作程序	注意要点
3. 评价	(1) 护患沟通有效，患者理解热疗的目的，并积极配合 (2) 护士操作方法规范正确，无烫伤等不良反应发生 (3) 患者感觉舒适、安全，达到热疗的效果	

【注意事项】

(1) 对婴幼儿、老年人、昏迷、末梢循环不良、麻醉未清醒、感觉障碍等特殊患者，热水袋的水温应调至 50 ℃以内，并用大毛巾包裹，避免直接接触皮肤而引起烫伤。

(2) 在热水袋使用过程中，应注意观察局部皮肤的颜色。如发现皮肤潮红，应立即停止使用，并在局部涂凡士林，可起保护皮肤的作用。

(3) 热水袋如需持续使用，应及时更换热水；经常检查热水袋有无破损，热水袋与塞子是否配套，以防漏水。

(4) 加强巡视，严格执行交接班制度。

★(二) 烤灯使用法(技术 3-16)

【目的】 常用于消炎、解痉、镇痛，促使创面干燥、结痂，保护肉芽组织生长，有利于伤口愈合。

【实施】 见表 3-22。

表 3-22 烤灯使用法操作步骤

操作步骤	操作程序	注意要点
*操作前		
1. 评估	(1) 患者的年龄、病情、治疗情况、意识状态、血液循环状况等 (2) 患者局部皮肤状况、活动能力、对热的耐受情况，合作程度等 (3) 有无影响热疗的因素存在，有无用热禁忌等	
2. 准备		
(1) 护士准备	衣帽整洁，修剪指甲，洗手，戴口罩	
(2) 用物准备	①红外线烤灯(图 3-10)或鹅颈灯，必要时备有色眼镜(或湿纱布)，有伤口者备换药用物 图 3-10 红外线烤灯 ②屏风	检查红外线烤灯或鹅颈灯性能

续表

操作步骤	操作程序	注意要点
(3) 患者准备	了解烤灯使用的目的、方法、注意事项及配合要点;排空大小便,取合适卧位	
(4) 环境准备	环境整洁,温度适宜,酌情关闭门窗,必要时用床帘或屏风遮挡患者	
*操作中		
1. 核对	携用物至床旁,核对患者,解释取得合作	
2. 患者准备	协助患者取舒适卧位,暴露治疗部位	☆必要时用床帘或屏风遮挡,保护患者隐私
3. 调节灯距温度	将灯头移至治疗部位斜上方或侧方,有保护罩的灯头可垂直照射,烤灯距离治疗部位 30～50 cm,以患者感觉温热为宜(用手试温)	☆前胸、面颈部照射时应佩戴有色眼镜或用纱布遮盖,防止眼睛受损
4. 照射时间	20～30 分钟	☆防止产生继发效应
5. 观察	注意观察局部皮肤反应及患者反应,倾听患者主诉	☆观察患者有无心慌、头昏及皮肤过热反应,皮肤出现红斑为合适
6. 整理用物	照射毕,关闭开关、移开烤灯,协助患者卧于舒适卧位,整理床单位	☆嘱患者休息 15 分钟后再离开治疗室,以防受凉
*操作后		
1. 整理	整理用物,按消毒隔离原则处理相应物品	
2. 洗手记录	洗手,记录照射部位、时间、效果、反应	
3. 评价	(1) 护患沟通有效,患者理解热疗的目的,并积极配合 (2) 护士操作方法规范正确,无烫伤等不良反应发生 (3) 患者感觉舒适、安全,达到热疗的效果	

【注意事项】

(1) 根据治疗部位选择不同功率的灯头,如手、足等小部位用 250 W(鹅颈灯 40～60 W)为宜,胸、腹、腰、背部等可用 500～1000 W 的大灯头。对于意识不清、局部感觉障碍、血液循环障碍等患者,治疗时应加大灯距,防止烫伤。

(2) 因眼睛对红外线吸收较强,直接照射可引发白内障,因此在照射面颈部、前胸部时,应注意保护眼睛,可戴有色眼镜或用湿纱布遮盖。

(3) 照射过程中,应使患者保持舒适卧位,嘱患者如有过热、心慌、头晕等症状时,应及时告知医护人员。

(4) 照射过程中,应随时观察患者局部皮肤反应,如皮肤出现桃红色的均匀红斑,为合适剂量;如皮肤出现紫红色,应立即停止照射,并涂凡士林以保护皮肤。

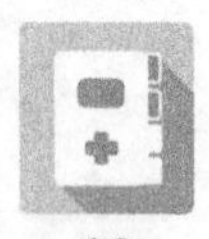

Note

★(三) 热湿敷法(技术 3-17)

【目的】 常用于解痉、消炎、消肿、镇痛。

【实施】 见表 3-23。

表 3-23 热湿敷法操作步骤

操作步骤	操作程序	注意要点
*操作前		
1. 评估	(1) 患者年龄、病情、治疗情况、意识状态、血液循环状况等 (2) 患者局部皮肤状况、活动能力、对热的耐受情况,合作程度等 (3) 有无影响热疗的因素存在,有无用热禁忌等	
2. 准备		
(1) 护士准备	衣帽整洁,修剪指甲,洗手,戴口罩	
(2) 用物准备	①治疗盘内备水温计、敷布 2 块、长钳 2 把、凡士林、棉签、纱布、弯盘、棉垫、橡胶单、治疗巾;治疗盘外备脸盆(内盛热水)、热水瓶、必要时备热水袋、大毛巾、有伤口者备换药用物 ②屏风	水温调节在 50～60 ℃,放在手腕内侧试温,以不烫手为宜
(3) 患者准备	了解热湿敷的目的、方法、注意事项及配合要点;取合适卧位,做好配合治疗准备	
(4) 环境准备	环境整洁,温度适宜,酌情关闭门窗,必要时用床帘或屏风遮挡患者	
*操作中		
1. 核对	携用物至床旁,核对患者,解释取得合作	
2. 患者准备	协助患者取舒适卧位,暴露治疗部位;在治疗部位下垫橡胶单和治疗巾,将凡士林涂于患处(范围略大于患处)并在其上盖一层纱布	☆ 凡士林既可防止烫伤又可保持热效
3. 湿热敷	将敷布浸入热水中,长钳夹起拧至半干;抖开敷布,折叠敷布敷于患处,上盖棉垫或毛巾;每 3～5 分钟更换一次敷布,及时更换盆内热水或用电炉维持水温	☆ 若患者感觉过热,可掀起敷布一角散热 ☆ 若热敷部位有伤口,应按无菌原则处理伤口
4. 观察	注意观察局部皮肤及患者反应,倾听患者主诉	☆ 观察皮肤色泽及全身情况,以防烫伤
5. 时间	15～20 分钟	☆ 防止产生继发效应
6. 整理用物	撤去用物,用纱布擦去凡士林,协助患者取舒适卧位,整理床单位	
*操作后		
1. 整理	整理用物,按消毒隔离原则处理相应物品	
2. 洗手记录	洗手,记录湿热敷部位、时间、效果、反应	
3. 评价	(1) 护患沟通有效,患者理解热疗的目的,并积极配合 (2) 护士操作方法规范正确,无烫伤等不良反应发生 (3) 患者感觉舒适、安全,达到热疗的效果	

【注意事项】

(1) 面部热湿敷的患者,敷后 30 分钟方能外出,以防受凉感冒。

(2) 热湿敷过程中,应注意观察局部皮肤状况,及时更换敷布,每 3～5 分钟更换一次,以保持适当温度;若患者热敷部位不禁忌压力,可用热水袋放在敷布上再盖以大毛巾维持温度。

(3) 有伤口的部位做热湿敷时,应按无菌操作进行,敷后伤口按换药法处理。

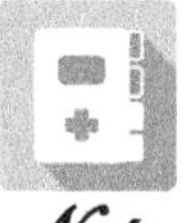

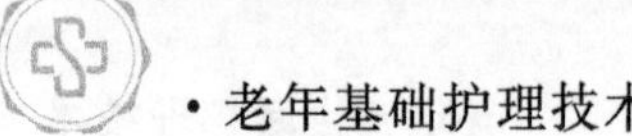

★(四) 热水坐浴法(技术 3-18)

【目的】 常用于肛门、直肠、会阴部疾病及手术后,以减轻或消除肛门、会阴部位的充血、炎症、水肿及疼痛。

【实施】 见表 3-24。

表 3-24 热水坐浴法操作步骤

操作步骤	操作程序	注意要点
*操作前		
1. 评估	(1) 患者年龄、病情、治疗情况、意识状态、血液循环状况等 (2) 患者局部皮肤状况、活动能力、对热的耐受情况,合作程度等 (3) 有无影响热疗的因素存在,有无用热禁忌等	
2. 准备		
(1) 护士准备	衣帽整洁,修剪指甲,洗手,戴口罩	
(2) 用物准备	坐浴椅(图 3-11)、坐浴盆(图 3-12),热水瓶,药物(遵医嘱)、水温计、无菌纱布、毛巾,必要时备屏风、换药用物 **图 3-11 坐浴椅**　**图 3-12 坐浴椅及盆**	☆ 常用 1∶5000 高锰酸钾溶液
(3) 患者准备	了解热水坐浴的目的、方法、注意事项及配合要点;排空大小便,做好配合治疗准备	
(4) 环境准备	环境整洁,温度适宜,酌情关闭门窗,必要时用床帘或屏风遮挡患者	
*操作中		
1. 核对	携用物至床旁,核对患者,解释并取得合作	
2. 配药	配制药液倒入盆内 1/2 满,水温调节在 40～45 ℃,浴盆置于坐浴椅	☆ 以患者可耐受的温度为宜
3. 清洁	指导患者用温水清洗坐浴部位皮肤	
4. 坐浴	协助患者脱裤至膝部,指导患者先用纱布蘸药液擦拭臀部皮肤拭温,待适应水温后再坐入盆中	☆ 臀部应完全泡入水中
5. 观察	注意观察患者反应,如面色、脉搏、呼吸等,倾听患者主诉	
6. 时间	以 15～20 分钟为宜	☆ 防止产生继发效应
7. 整理用物	坐浴毕用纱布擦干臀部,协助患者穿裤子,整理床单位,嘱患者卧床休息	
*操作后		
1. 整理	整理用物,按消毒隔离原则处理相应物品	
2. 洗手记录	洗手,记录坐浴的时间、药液、效果及患者反应	

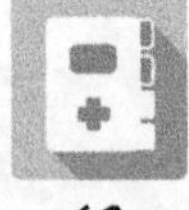

续表

操作步骤	操作程序	注意要点
3. 评价	(1) 护患沟通有效,患者理解热坐浴的目的和方法,并积极配合 (2) 护士操作方法规范正确,无烫伤等不良反应发生 (3) 患者感觉舒适、安全,达到热坐浴的效果	

【注意事项】

(1) 热水坐浴前嘱患者先排尿、排便,因热水刺激肛门、会阴部可引起排尿、排便反射。

(2) 坐浴过程中,应随时观察患者面色、脉搏、呼吸等,如患者出现面色苍白、脉搏加快、头晕、乏力等,应立即停止坐浴。

(3) 坐浴部位有伤口的患者,应准备无菌浴盆及坐浴液,并于坐浴后按换药法处理伤口。

(4) 女性患者在经期、妊娠后期、产后 2 周内及阴道出血、盆腔器官有急性炎症时,不宜坐浴,以免引起或加重感染。

★(五) 温水浸泡法(技术 3-19)

【目的】 常用于手、足、前臂、小腿部位感染,以达到消炎、消肿、镇痛、消毒伤口的目的。

【实施】 见表 3-25。

表 3-25 温水浸泡法操作步骤

操作步骤	操作程序	注意要点
* 操作前		
1. 评估	(1) 患者年龄、病情、治疗情况、意识状态、血液循环状况等 (2) 患者局部皮肤状况、活动能力、对热的耐受情况,合作程度等 (3) 有无影响热疗的因素存在,有无用热禁忌等	
2. 准备		
(1) 护士准备	衣帽整洁,修剪指甲,洗手,戴口罩	
(2) 用物准备	浸泡盆(根据浸泡部位选用)、热水瓶,药物(遵医嘱)、水温计、毛巾,必要时备无菌治疗碗(内置长镊及纱布)、换药用的物品	
(3) 患者准备	了解温水浸泡的目的、方法、注意事项及配合要点	
(4) 环境准备	病室整洁,温度适宜,酌情关闭门窗	
* 操作中		
1. 核对	携用物至床旁,核对患者,解释取得合作	
2. 配药	配制药液倒入盆内 1/2 满,水温调节在 43～46 ℃	☆ 以患者可耐受的温度为宜
3. 浸泡	用热水清洗浸泡部位皮肤;协助患者取坐姿,暴露治疗部位,指导患者将患肢慢慢浸入盆中;有伤口者可用无菌长镊夹持无菌纱布轻轻擦拭创面	☆ 及时添加热水及药物,保证治疗效果
4. 观察	注意观察局部皮肤及患者反应,如皮肤有无发红、疼痛等,倾听患者主诉	
5. 时间	浸泡时间以 30 分钟为宜	☆ 防止产生继发效应

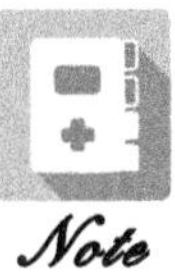

续表

操作步骤	操作程序	注意要点
6. 整理用物	协助患者穿好衣裤卧于舒适卧位整理床单位,嘱患者卧床休息	
*操作后		
1. 整理	整理用物,按消毒隔离原则处理相应物品	
2. 洗手记录	洗手,记录浸泡的时间、药液、效果及患者反应	
3. 评价	(1) 护患沟通有效,患者理解温水浸泡的目的和方法,并积极配合 (2) 护士操作方法规范正确,无烫伤等不良反应发生 (3) 患者感觉舒适、安全,达到预期效果	

【注意事项】

(1) 浸泡过程中,应注意观察患者局部皮肤情况,倾听患者主诉,如出现发红、疼痛等反应,应及时处理。

(2) 浸泡过程中,应及时添加热水或药液,以维持所需温度;添加热水时,应将患者肢体移出盆外,以防止烫伤。

(3) 浸泡部位若有伤口,需用无菌浸泡盆及浸泡液,且浸泡后按换药法处理伤口。

冷疗技术

冷疗法(cryotherapy)是用低于人体温度的物质作用于体表皮肤,通过神经传导引起皮肤和内脏器官血管的收缩,从而改变机体各系统体液循环和新陈代谢,以达到止血、镇痛、消炎、降温的治疗方法。

一、冷疗的作用

1. 减轻局部充血或出血 冷疗可使局部血管收缩,降低毛细血管的通透性,从而可减轻局部组织充血;冷疗还可以使血流缓慢,血液黏滞性增加,从而促进血液凝固而控制出血。常用于鼻出血、扁桃体摘除术后以及软组织损伤的早期(48小时内)。

2. 减轻疼痛 冷疗可抑制细胞的活动,使神经活动的传导减慢,从而降低神经末梢的敏感性使疼痛减轻;冷疗还可使局部血管收缩,毛细血管的通透性降低,渗出减少,从而可减轻局部组织因充血、肿胀而引起的疼痛。常用于牙痛、烫伤以及软组织损伤早期(48小时内)等。

3. 控制炎症扩散 冷疗可使局部血管收缩,血流量减少,血流速度减慢,使细胞的新陈代谢和细菌的活力降低,从而可控制炎症扩散,抑制化脓。常用于炎症早期。

4. 降低体温 冷直接与皮肤接触,可通过传导与蒸发作用而使体温降低,常用于高热或中暑患者。

5. 保护脑细胞 头部用冷,可降低脑细胞的代谢,减少其耗氧量,提高脑组织对缺氧的耐受性,从而减少脑细胞的损害。常用于脑损伤、脑缺氧等患者。

二、影响冷疗效果的因素

1. 方式 冷疗法分为干性冷疗和湿性冷疗两种方式。干性冷疗,其温度通过空气或媒介物传导,湿性冷疗其温度通过水传导。由于水是良好的导体,其传导性与渗透力比空气强,因此,湿性冷疗的效果优于干性冷疗。在临床应用过程中,护士应根据病变部位、病情和治疗需要选择合适的冷疗方式,以防止出现冻伤。

2. 时间 在一定的治疗时间内冷疗的效果随时间的增加而增强,但若时间过长,机体所产生的继发反应将会减弱治疗作用,甚至有可能导致不良反应,如发生寒战、面色苍白、冻伤等。因此,治疗时间一般以20～30分钟为宜。

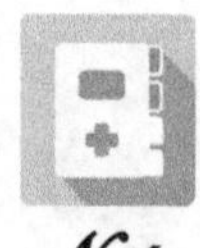

3. 面积 冷疗的效果与应用面积成正比,应用面积越大,疗效越强;反之则越弱。但需注意,冷疗的面积越大,患者的耐受性也越差。因此,在为患者使用大面积的冷疗时,应密切观察患者局部及全身反应,以保证治疗安全、有效。

4. 温度 冷疗时所选择的温度与体表的温度相差越大,机体反应越强;反之,则越弱。环境温度也会影响冷疗的效果,如在干燥寒冷的环境中冷疗效果增强;反之,则减弱。

5. 部位 不同厚度的皮肤对冷疗的效果不同,皮肤较薄或不经常暴露的部位对冷刺激较敏感,效果较好;反之,皮肤较厚的部位,如脚底、手心等对冷的耐受性大,则效果较差;血液循环也能影响冷疗的效果,如血管较粗大、血流较丰富的体表部位,血液循环良好,冷疗的效果较好。因此,为高热患者行物理降温时,将冰袋、冰囊放置在颈部、腋下、腹股沟等体表大血管处,以增加散热。

6. 个体差异 由于个体的耐受性、年龄、性别、身体状况、居住习惯不同,对冷刺激的反应也不同。老年人由于其功能减退,对冷刺激的敏感性降低,反应比较迟钝;婴幼儿由于神经系统尚未发育成熟,对冷刺激适应能力较为有限;昏迷、瘫痪、血液循环不良、血管硬化、感觉迟钝等患者,对冷刺激的敏感性降低。所以用冷疗时应特别小心,防止发生冻伤。

三、冷疗的禁忌

1. 血液循环障碍 冷疗可使局部血管进一步收缩,血流速度减慢而加重血液循环障碍,可导致局部组织缺血、缺氧而变性、坏死。因此,休克、大面积组织受损、局部组织血液循环不良、全身微循环障碍、神经病变、皮肤颜色发绀者均禁忌采用冷疗。

2. 慢性炎症或深部有化脓病灶 冷疗可使局部血管收缩,血流量减少而妨碍炎症吸收,影响组织愈合。

3. 组织损伤、破裂或有开放性伤口 冷疗可使血液循环障碍加重,血流量减少而增加组织损伤,且影响伤口愈合,尤其是大范围组织损伤应禁忌采用冷疗。

4. 对冷过敏者 用冷疗时可出现红斑、荨麻疹、关节疼痛、肌肉痉挛等过敏症状。

5. 冷疗的禁忌部位 枕后、耳廓、阴囊等处用冷可引起冻伤;心前区用冷可引起反射性心率减慢、心房纤颤或心室纤颤以及房室传导阻滞;腹部用冷可引起腹泻;足底用冷可引起反射性末梢血管收缩影响散热,或引起一过性冠状动脉收缩。

四、冷疗技术

冷疗法分为局部冷疗和全身冷疗两种。常用的局部冷疗可采用冰袋、冰囊、冰帽、冰槽、冷湿敷等。常用的全身冷疗有酒精拭浴、温水拭浴等。

★(一) 冰袋(冰囊)的使用法(技术 3-20)

【目的】 常用于降温、止血、镇痛、消炎。

【实施】 以冰袋为例,见表 3-26。

表 3-26 冰袋使用法操作步骤

操作步骤	操作程序	注意要点
*操作前		
1. 评估	(1) 患者年龄、病情、治疗情况、意识状态、血液循环状况等 (2) 患者局部皮肤状况、活动能力、对冷的耐受情况,合作程度等 (3) 有无影响冷疗的因素存在,有无用冷禁忌等	
2. 准备		
(1) 护士准备	衣帽整洁,修剪指甲,洗手,戴口罩	

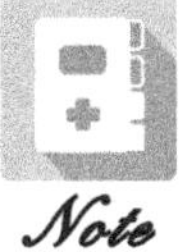

续表

操作步骤	操作程序	注意要点
(2) 用物准备	①冰袋或冰囊、布套、毛巾、帆布袋、木槌、冰块、脸盆及冷水、勺 ②准备冰袋：将冰块装入帆布袋，用木槌敲碎成小冰块，放入盆内用冷水冲去棱角。用勺将小冰块装入冰袋 1/2～2/3 满，排出袋内空气并夹紧袋口。用毛巾擦干冰袋，倒提检查无漏水后套上布套	检查冰袋有无破损、漏气 ☆ 防止冰块棱角引起患者不适或损坏冰袋 ☆ 防止冰袋与患者皮肤直接接触
(3) 患者准备	了解冰袋使用的目的、方法、注意事项及配合要点；排空大小便，取舒适卧位	
(4) 环境准备	病室整洁，温度适宜，酌情关门窗，必要时用床帘或屏风遮挡	
＊操作中		
1. 核对	将用物携至病床旁，核对患者床号、姓名，做好解释以取得合作	☆ 确认患者
2. 放置位置	将冰袋置于冷敷部位(放置前额时将冰袋悬挂在支架上，仅底部与治疗部位皮肤接触；高热患者降温时冰袋置于患者前额或头顶(冰囊可置于体表大血管分布处)；扁桃体摘除术患者将冰囊置于颈前颌下	☆ 避免压迫局部组织，阻碍血液循环 ☆ 冰块融化应及时更换，以保证疗效
3. 观察	注意观察局部皮肤及患者反应，倾听患者主诉，如局部皮肤出现发紫、麻木感或患者主诉不适，则停止使用	
4. 时间	不超过 30 分钟	☆ 防止产生继发效应
5. 整理用物	撤除冰袋，协助患者卧于舒适卧位，整理病床单位	
＊操作后		
1. 整理	整理用物，倒空冰袋，倒挂晾干，吹入少量空气后夹紧袋口备用，布套清洁后晾干备用	☆ 按消毒隔离原则处理相应物品
2. 洗手记录	洗手，记录冷疗部位、时间、效果、反应	
3. 评价	(1) 护患沟通有效，患者及家属理解并积极配合 (2) 护士操作方法规范正确，患者感觉舒适，无冻伤及不良反应发生，达到冷疗预期效果	

【注意事项】

(1) 随时观察冷疗部位局部情况，如皮肤出现苍白、青紫等现象或患者主诉不适应立即停止冷疗防止冻伤。

(2) 为高热患者降温时，冷疗 30 分钟后应测量体温并记录，当体温降至 39 ℃以下时可停止冷疗。

(3) 冷疗过程中应注意检查冰袋有无漏水，冰块融化后应及时更换，保持布袋干燥。

★(二) 冰帽的使用法(技术 3-21)

【目的】 常用于头部降温，预防脑水肿，降低脑细胞代谢，提高脑细胞对缺氧的耐受性，减轻脑细胞损害。

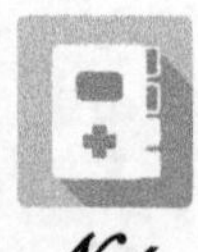

Note

【评估】

(1) 患者的年龄、病情、治疗情况、意识状态、血液循环状况等。

（2）患者局部皮肤状况、活动能力、对冷的耐受情况，合作程度等。

（3）有无影响患者冷疗的因素存在，有无用冷禁忌等。

【计划】

（1）操作者准备　衣帽整洁，修剪指甲，洗手，戴口罩。

（2）用物准备　包括冰帽、冰块等。

（3）患者准备　患者卧位舒适，做好配合治疗准备。

（4）环境准备　病室安静、整洁，温度适宜，酌情关门窗。

【实施】　见表 3-27。

表 3-27　冰帽使用法操作步骤

操作步骤	操作程序	注意要点
*操作前		
1. 评估	（1）患者年龄、病情、治疗情况、意识状态、血液循环状况等 （2）患者局部皮肤状况、活动能力、对冷的耐受情况，合作程度等 （3）有无影响冷疗的因素存在，有无用冷禁忌等	
2. 准备		
（1）护士准备	衣帽整洁，修剪指甲，洗手，戴口罩	
（2）用物准备	①冰帽或冰槽、冰块、帆布袋、木槌、盆及冷水、勺、海绵、水桶、肛表。如用冰槽降温另备不脱脂棉球和凡士林纱布 ②准备冰帽：将冰块敲碎成小块、冲去棱角（方法同冰袋）。用勺将小冰块装入冰帽约 2/3 满，排出帽内空气，旋紧冰帽口，用毛巾擦干冰帽，检查无漏水	☆检查冰帽有无破损、漏气 ☆防止冰块棱角引起患者不适或损坏冰帽 ☆空气可加速冰的融化
（3）患者准备	了解冰帽使用的目的、方法、注意事项及配合要点	
（4）环境准备	病室整洁，温度适宜，酌情关门窗	
*操作中		
1. 核对	将用物携至病床旁，核对患者床号、姓名，做好解释以取得合作	☆确认患者
2. 放置位置	将患者头部置于冰帽中，冰帽的排水管放水桶内；在患者后颈部、双耳廓与冰帽接触的部位垫海绵（使用冰槽者需在耳内塞不脱脂棉球，双眼盖凡士林纱布）	☆防止枕后、外耳冻伤 ☆防止冰水流入耳内，保护角膜
3. 观察	注意观察患者皮肤色泽、心率、冰帽有无异常等，每 30 分钟测一次体温并记录，肛温维持在 33 ℃左右	☆肛温不可低于 30 ℃，以防发生心室纤颤等并发症
4. 时间	不超过 30 分钟	☆防止产生继发效应
5. 整理用物	撤除冰帽，协助患者卧于舒适卧位，整理病床单位	
*操作后		
1. 整理	整理用物，倒空冰帽，倒挂晾干，吹入少量空气后夹紧袋口备用，布套清洁后晾干备用	☆按消毒隔离原则处理相应物品
2. 洗手记录	洗手，记录冷疗部位、时间、效果、反应	

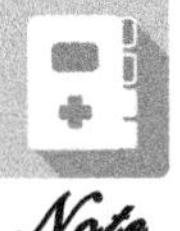
Note

续表

操作步骤	操作程序	注意要点
3. 评价	(1) 护患沟通有效，患者及家属理解并积极配合 (2) 护士操作方法规范正确，患者感觉舒适，无冻伤及不良反应发生，达到冷疗预期效果	

【注意事项】

(1) 密切观察皮肤色泽，注意监测肛温不得低于 30 ℃，以防发生心房、心室纤维颤动或房室传导阻滞。

(2) 冷疗时间不得超过 30 分钟，避免发生继发反应。

(3) 冰帽或冰槽内的冰块融化后，应及时更换或添加，以保证冷疗效果。

★(三) 冷湿敷法(技术 3-22)

【目的】 常用于降温、止血、消炎、止痛。

【实施】 见表 3-28。

表 3-28 冷湿敷法操作步骤

操作步骤	操作程序	注意要点
*操作前		
1. 评估	(1) 患者年龄、病情、治疗情况、意识状态、血液循环状况等 (2) 患者局部皮肤状况、活动能力、对冷的耐受情况，合作程度等 (3) 有无影响冷疗的因素存在，有无用冷禁忌等	
2. 准备		
(1) 护士准备	衣帽整洁，修剪指甲，洗手，戴口罩	
(2) 用物准备	治疗盘内备敷布 2 块、长钳 2 把、凡士林、纱布、棉签、弯盘、橡胶单、棉垫或毛巾、治疗巾；治疗盘外备放冰水的容器，必要时备屏风和换药用物	☆ 伤口处冷敷应备无菌用物及换药用物
(3) 患者准备	患者卧位舒适，了解冷湿敷的目的、方法及注意事项，做好配合治疗准备	
(4) 环境准备	病室整洁，温度适宜，酌情关门窗	
*操作中		
1. 核对	携用物至床旁，核对患者，做好解释	☆ 确认患者
2. 局部准备	协助患者取舒适卧位，暴露治疗部位，必要时用床帘或屏风遮挡，将凡士林涂于患处(范围略大于患处)并在其上盖一单层纱布，下垫橡胶单及治疗巾	☆ 涂凡士林范围要大于冷敷面积 ☆ 盖纱布可防凡士林粘在敷布上
3. 冷敷	将敷布浸入冰水盆中，用敷钳拧干敷布，抖开敷布敷于患处，上盖棉垫或毛巾；高热患者降温时将敷布敷于前额。有开放性伤口的患者应按无菌技术进行冷湿敷，冷敷完毕按外科换药法更换伤口	☆ 敷布须完全浸透，拧至不滴水为宜
3. 观察	注意观察患者局部皮肤及全身情况，倾听患者主诉	
4. 时间	冷敷时间为 15～20 分钟，每 3～5 分钟更换一次敷布，及时更换盆内冰水	☆ 检查敷布，及时更换

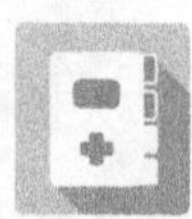
Note

续表

操作步骤	操作程序	注意要点
5. 整理用物	治疗完毕,撤去用物,用纱布擦去凡士林,协助患者取舒适卧位,整理床单位和用物	
*操作后		
1. 整理	整理用物,按消毒隔离原则处理相应物品	
2. 洗手记录	洗手,记录冷疗部位、时间、效果、反应	
3. 评价	(1) 护患沟通有效,患者及家属理解并积极配合 (2) 护士操作方法规范正确,患者感觉舒适,无冻伤及不良反应发生,达到冷疗预期效果	

【注意事项】

(1) 若为高热患者降温,应在冷敷 30 分钟后测量体温,并记录在体温单上。

(2) 有伤口的患者应按无菌技术进行冷湿敷,并按换药法处理伤口。

(3) 注意观察局部皮肤情况及患者反应。

★(四) 温水拭浴或酒精拭浴法(技术 3-23)

【目的】 为高热患者降温。该方法是利用较低温度的酒精或温水接触身体皮肤,通过酒精或温水的蒸发、传导作用增加机体散热,达到降温目的。酒精是一种挥发性液体,拭浴时可在皮肤上迅速蒸发,吸收并带走机体大量的热,而且酒精还可刺激皮肤血管扩张,从而增强散热效果。

【实施】 见表 3-29。

表 3-29 酒精或温水拭浴法操作步骤

操作步骤	操作程序	注意要点
*操作前		
1. 评估	(1) 患者年龄、病情、治疗情况、意识状态、血液循环状况等 (2) 患者局部皮肤状况、活动能力、对冷的耐受情况,合作程度等 (3) 有无影响冷疗的因素存在,有无用冷禁忌等	
2. 准备		
(1) 护士准备	衣帽整洁,修剪指甲,洗手,戴口罩	
(2) 用物准备	治疗盘内备大毛巾、小毛巾、热水袋及套、冰袋及套。治疗盘外备脸盆(盛放 25%～35%酒精 200～300 mL,或盛放 2/3 满 32～34 ℃温水),必要时备衣裤、大单、被套、便器等	
(3) 患者准备	患者卧位舒适,了解酒精或温水拭浴的目的、方法及注意事项,做好配合治疗准备	
(4) 环境准备	病室安静、整洁,温度适宜,关闭门窗,用屏风或床帘遮挡患者	
*操作中		
1. 核对	携用物至床旁,核对患者,做好解释	☆ 确认患者
2. 患者准备	松开床尾盖被,按需使用便器,协助患者脱去上衣,松解裤带	☆ 注意保护患者隐私
3. 放置冰袋、热水袋	冰袋置头部,热水袋置足底。头部放置冰袋有助降温并可减轻头部充血,防止头痛;足底使用热水袋以促进足底血管扩张,可间接减轻头部充血并使患者感觉舒适	

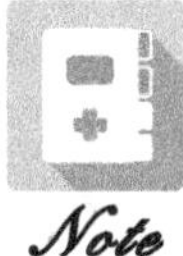

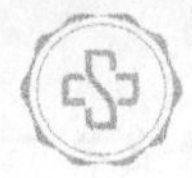

续表

操作步骤	操作程序	注意要点
4. 拭浴	将大毛巾垫于拭浴部位下,小毛巾浸入盛放酒精的脸盆中、拧至半干,缠于手上成手套状,以离心方向拭浴,每一个部位拭浴后,用大毛巾及时擦干,顺序如下: (1) 双上肢　患者取仰卧位,拭浴顺序 ①颈外侧→上臂外侧→前臂外侧→手背 ②侧胸部→腋窝→上臂内侧→肘窝→前臂内侧→手掌 (2) 腰背部　协助患者侧卧,从颈下肩部→臀部,将腰背部分为上、中、下三部分进行拭浴 (3) 双下肢　协助患者取仰卧位,脱裤 ①外侧　髋部→大腿外侧→足背 ②内侧　腹股沟→大腿内侧→内踝 ③后侧　臀下→大腿后侧→腘窝→足跟	☆ 每拍拭一个部位更换一次小毛巾,以利散热 ☆ 每个部位拍拭 3 分钟 ☆ 腋窝、肘窝、手掌等部位可稍用力并延长停留时间,以促进散热 ☆ 腹股沟、腘窝等部位稍用力并延长停留时间,以促进散热
5. 观察	观察患者反应,有无寒战、面色苍白等异常,倾听主诉	
6. 时间	拭浴全程不超过 20 分钟	
7. 整理用物	拭浴毕,协助患者穿好裤子,卧于舒适卧位,取下热水袋,整理病床单位	
*操作后		
1. 整理	整理用物,按消毒隔离原则处理相应物品	
2. 洗手记录	洗手,记录拭浴时间、效果及反应	
3. 评价	(1) 护患沟通有效,患者及家属理解并积极配合 (2) 患者舒适,无畏冷、寒战、不适等不良反应发生,达到预期降温效果,30 分钟后患者体温有所下降	

【注意事项】

(1) 拭浴过程中应注意观察患者情况,如出现寒战、面色苍白、脉搏及呼吸异常等应立即停止操作并及时处理。

(2) 禁忌拍拭心前区、腹部、后项、足心等部位,以免引起不良反应;血液病、高热患者,以及新生儿禁用酒精拭浴。

(3) 拭浴以拍拭方式进行,避免摩擦方式,以防摩擦生热。腋窝、肘窝、腹股沟、腘窝等大血管处应适当延长拍拭时间,以促进散热。

【任务测试】

1. 于奶奶,67 岁,主诉畏寒,护士为其灌热水袋保暖,下列哪项操作方法不正确?(　　)

A. 调节水温为 60~70 ℃　　B. 将热水灌入袋中 1/2~2/3 满

C. 放平热水袋排尽空气　　D. 拧紧塞子,擦干

E. 倒提热水袋轻挤,检查是否漏水

2. 赵爷爷,63 岁,平时喜欢晨跑,今日跑步不慎踝部扭伤,正确的处理方法是(　　)。

A. 热敷　B. 冷敷　C. 按摩　D. 红外线照射　E. 绷带包裹

3. 吴奶奶,65 岁,高热降温,给予温水擦浴时,头部放置冰袋的目的是(　　)。

A. 帮助降温　B. 防止头部充血　C. 促进头部血液循环

D. 促进头部血液循环　E. 避免心率减慢

4. 江奶奶,68 岁,体温 39.8 ℃,神清,护士为其温水擦浴,错误的方法是(　　)。

A. 冰袋置头部,热水袋置足底　　B. 拍拭进行,血管丰富处适当延长

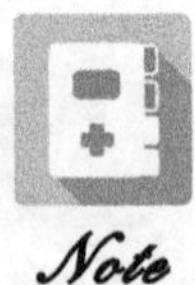

C. 患者出现寒战，加快擦浴速度　　D. 禁擦后项、胸前区、腹部、足底

E. 擦浴结束取下冰袋、热水袋，30 分钟后测体温

5. 元奶奶，66 岁，腹部剧烈疼痛，面色苍白，大汗淋漓，下列护士采取的措施哪项不妥？（　　）

A. 立即通知医生　　B. 询问病史　　C. 测生命体征

D. 置热水袋于腹部缓解疼痛　　E. 安慰患者

6. 患者，田某，女，58 岁，甲状腺瘤术后，局部出血、疼痛，应采取下列哪项措施？（　　）

A. 局部冰袋冷敷　　B. 局部湿热敷　　C. 局部用热水袋

D. 局部红外线灯照射　　E. 中药热敷

答案：1. C　2. B　3. B　4. C　5. D　6. A

（张　健）

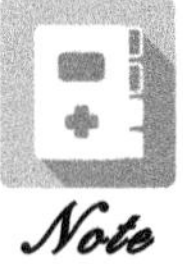

模块4

老年人用药护理技术

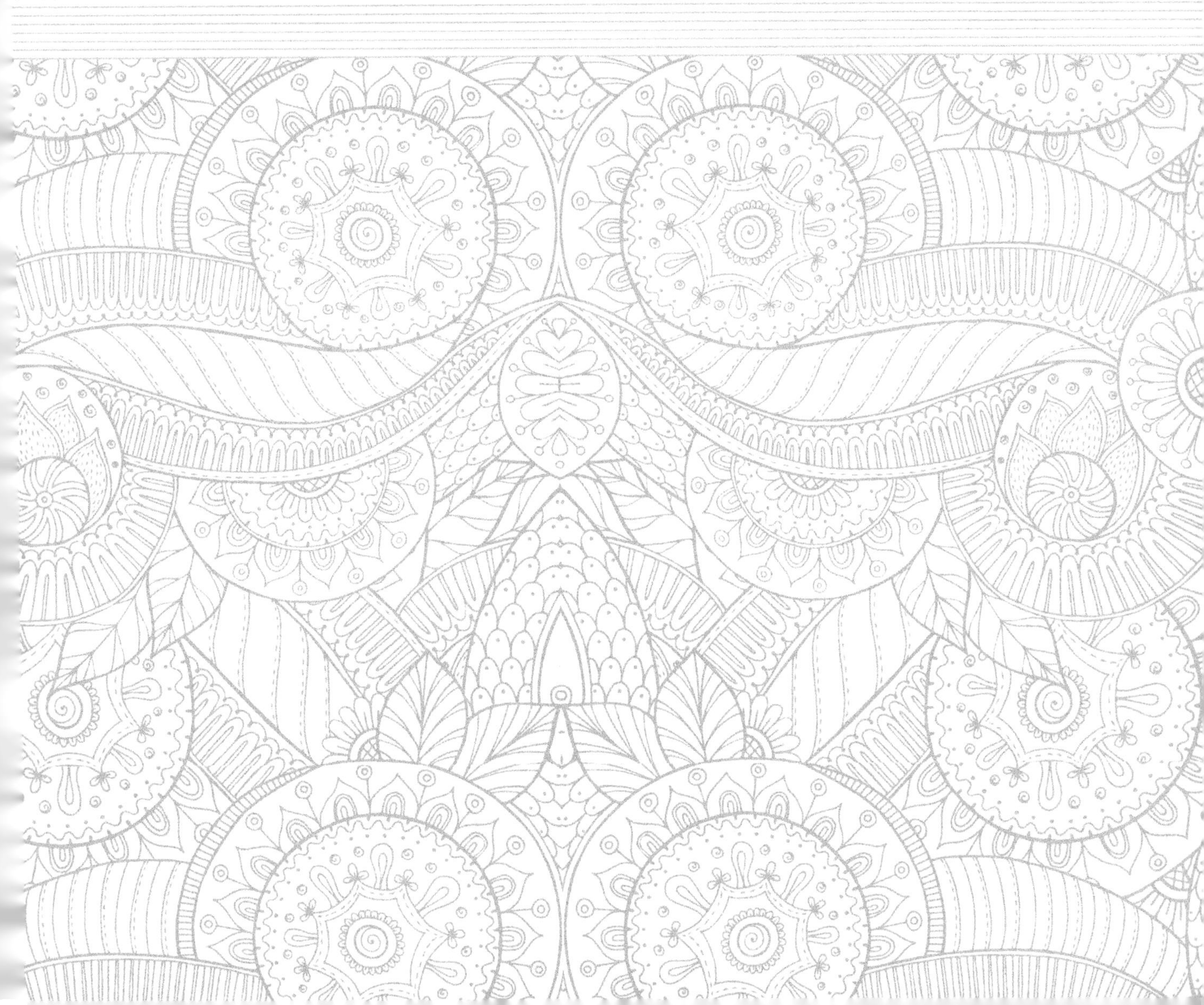

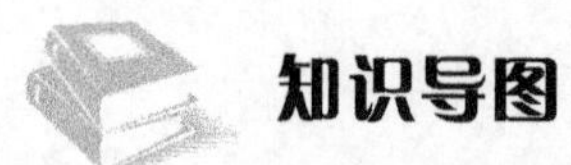

知识导图

- ★模块4 老年人用药护理技术
  - 任务1 药物治疗护理技术
    - 给药的基本知识
      - 药物的种类、领取和保管
      - 安全给药的原则
      - 影响药物作用的因素
    - 口服给药技术
    - 注射给药技术
      - 注射给药原则(八要八防，一回抽)
      - 常用注射用物
      - 药液抽吸技术
      - 常用注射技术
    - 吸入给药技术
      - 超声雾化吸入技术
      - 氧气雾化吸入技术
  - 任务2 药物过敏试验技术
    - 青霉素过敏试验
      - 青霉素过敏反应的原因
      - 青霉素过敏反应的预防
      - 青霉素过敏试验技术
      - 青霉素过敏反应的临床表现
      - 青霉素过敏性休克的急救措施
    - 链霉素过敏试验
      - 链霉素过敏试验法
      - 链霉素过敏反应的临床表现与处理
    - 破伤风抗毒素(TAT)过敏试验
      - TAT过敏试验法
      - TAT阳性患者脱敏注射法
    - 其他药物过敏试验
      - 普鲁卡因过敏试验法
      - 头孢菌素类(先锋霉素)过敏试验法
      - 碘过敏试验
      - 细胞色素C过敏试验法
  - 任务3 静脉输液技术
    - 静脉输液的目的
    - 常用溶液及作用
    - 静脉输液技术
    - 静脉输液滴速与时间的计算方法
    - 常见输液故障及处理
    - 常见输液反应及护理
  - 任务4 静脉输血技术
    - 静脉输血的目的
    - 血液制品的种类
    - 静脉输血技术
    - 常见输血反应及护理

任务1　药物治疗护理技术

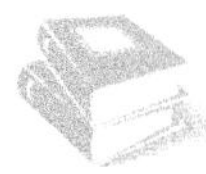

导入语

给药是临床上最常见的一种治疗方法，药物在疾病的预防、诊断和治疗中起着重要的作用。护士是执行医嘱给药的直接执行者，为了保证合理、准确、安全、有效地给药，护士必须了解药理学的相关知识，掌握正确的给药方法，同时做好药品的管理工作，确保临床用药规范、安全、有效。

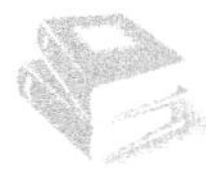

学习目标

知识目标	1. 了解药物的基本知识、各种注射法的定义、手压式雾化吸入法的原理和操作方法、口服给药的类型及用物 2. 熟悉影响药物作用的因素，注射原则、药物抽吸法、氧气雾化吸入法的操作方法 3. 掌握药物的管理、给药原则，常用注射法的目的、注射部位、定位法、操作技巧及注意事项，超声雾化吸入法的原理、目的、常用药物及操作方法，口服给药的操作程序
技能目标	能够规范熟练地完成常用注射法及超声雾化吸入操作，能正确实施口服给药
素质目标	具有严谨求实的工作作风和对待工作学习一丝不苟的态度

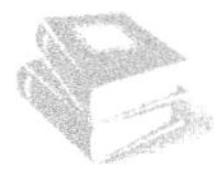

情景导入

周爷爷，68岁，因突发胸闷、气喘、呼吸困难1小时，急诊入院，初步诊断：支气管哮喘急性发作。患者既往高血压10余年，糖尿病1年，入院时神志清楚，喘憋状，因精神紧张出现胸骨后疼痛、气短，伴咽部紧缩感，自行含服硝酸甘油2～5分钟后缓解。T 36.7 ℃、P 120次/分、R 28次/分、BP 148/96 mmHg，查空腹指末血糖16.0 mmol/L。医嘱：氨茶碱0.25 g＋25%葡萄糖20 mL iv bid；无菌蒸馏水30 mL＋布地奈德2 mL＋地塞米松5 mg超声雾化吸入，每日2次；诺和灵30R 8U餐前30 min H bid。

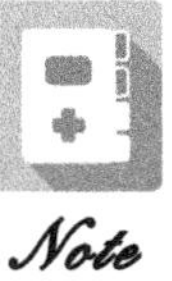

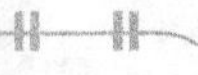
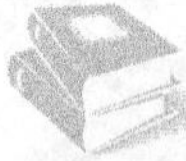

分析及实施

给药的基本知识

一、药物的种类、领取和保管

（一）药物的种类

1. 内服药 包括片剂、丸剂、散剂、胶囊、溶液、酊剂、合剂等。

2. 注射药 包括溶液、粉剂、结晶、混悬液、油剂等。

3. 外用药 包括软膏、搽剂、涂剂、粉剂、洗剂、栓剂、滴剂、涂膜剂等。

4. 其他新型药 如粘贴敷片、胰岛素泵、植入慢溶药片等。

（二）药物的领取

根据各个医院的具体情况，药物的领取大致有以下几种。

1. 病区 病区内设有药柜，备有一定数量的常用药品，由专人负责，按期进行领取和补充。同时设有病房患者用药柜，标记床号，根据床号摆放药物。剧毒药物、麻醉药，病房内固定数量，用后凭医生处方由专人领取。

2. 中心药房 医院内设有中心药房，由各科专人从药房领取患者日间药物。目前各大医院开始推广使用电子计算机联网管理，患者用药过程完全由计算机系统软件处理，从而提高管理效率。

（三）药物的保管

1. 药柜保管 药柜应放在光线明亮处，但不宜阳光直射，保持整洁，由专人负责，定期检查药品的质量。

2. 分类保管 按照内服、外用、注射、剧毒药等分类保管，并按有效期的先后顺序有计划地使用，以免浪费。

3. 标签明显 药瓶上应贴有明显标签，标签上标明药物的名称、浓度、剂量。一般内服药用蓝色标签，外用药用红色标签，剧毒麻醉药用黑色标签。

4. 定期检查 药物应定期检查，以确保药品质量，如有沉淀、混浊、异味、潮解霉变或标签脱落，难以辨认等现象，应立即停止使用。

5. 药物保存 根据药物的不同性质，分类保存。

(1) 易挥发潮解或风化的药物需装瓶、盖紧，如酒精、过氧乙酸、碘酊、糖衣片等。

(2) 易被热破坏的某些生物制品、抗生素等，如抗毒血清、疫苗、胎盘球蛋白、胰岛素等，根据其性质和对储藏条件的要求，分别放置于干燥阴凉处或冷藏于 2～10 ℃处保存。

(3) 易氧化或遇光变质的药物，如维生素 C、氨茶碱、盐酸肾上腺素等，应置于深色瓶内或有避光黑纸的纸盒内，避光保存，放于阴凉处。

(4) 易燃易爆的药物，如酒精、乙醚、环氧乙烷等应单独存放，注意密闭，并置于阴凉处，远离明火。

(5) 患者个人专用的特种药物应单独存放，并标明床号、姓名。患者使用的贵重药、特殊药物，做好标记并交班。

(6) 各类中药应置于阴凉干燥处，芳香性药品须密盖保存。

二、安全给药的原则

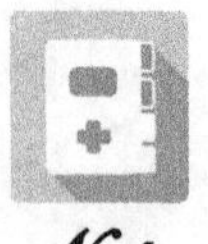

给药原则是一切用药的总则。在执行药疗工作中必须严格遵守，确保安全、合理、有效用药。

（一）根据医嘱给药

给药须有医嘱作为法律依据。给药是一项非独立性的护理操作，护士必须严格根据医嘱给药，不得擅自更改，这是执行药物疗法安全给药的前提。同时护士应具有一定的药理知识，熟悉常用药物的作用、副作用、用法、毒性反应，了解患者健康状况，对有疑问的医嘱，应及时向医生提出，确认无误后方可执行。

（二）严格执行查对制度

严格执行"三查七对"制度，是安全给药的基本保障，是给药护理中的一项基本制度，必须严格遵守。

(1)"三查"：操作前、操作中、操作后。

(2)"七对"：床号、姓名、药名、浓度、剂量、用法、时间。

(3) 严格检查药物质量，对疑有变质或超过有效期的药物，立即停止使用。

（三）安全正确用药

1. 及时给药，达到"五个准确" 即将准确的药物，按准确的剂量，用准确的方法，在准确的时间，给予准确的患者。

2. 合理掌握给药次数和时间 根据药物的半衰期，决定给药次数和时间，以维持有效血药浓度，发挥最大药效。医院常用外文缩写见表 4-1，给药时间的安排见表 4-2。

表 4-1 医院常用的外文缩写及中文译义

外文缩写	中文译义	外文缩写	中文译义
qh	每小时 1 次	Dc	停止
q2h	每 2 小时 1 次	Prn	必要时(长期)
12n	中午 12 点	Sos	需要时(限用一次)
12mn	午夜 12 点	ID	皮内注射
qod	隔日一次	H	皮下注射
bid	每日 2 次	IM 或 im	肌内注射
tid	每日 3 次	IV 或 iv	静脉注射
qid	每日 4 次	g	克
qm	每晨一次	mg	毫克
qn	每晚一次	μg	微克
biw	每周 2 次	U	单位
am	上午	iu,IU	国际单位
pm	下午	L	升
ac	饭前	mL	毫升
pc	饭后	Tab	片剂
hs	临睡前	Pii	丸剂
St	即刻	gtt	滴、滴剂

表 4-2 给药时间的安排

给药时间	安排
qm	6am
qd	8am
bid	8am 4pm
tid	8am 12n 4pm
qid	8am 12n 4pm 8pm
q2h	6am 8am 10am 12n 2pm 4pm

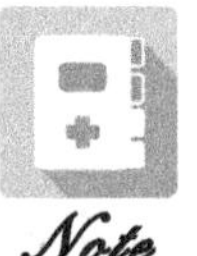

续表

给药时间	安　排
q3h	6am　9am　12n　3pm　6pm　9pm
q6h	8am　2pm　8pm　2am
qn	8pm

掌握正确的给药方法与技术，熟悉各种不同给药方法的操作规程，正确及时给药，充分发挥药物的治疗作用，力求获得最大治疗效果，迅速有效地控制疾病的进展，保证患者生命安全，减轻疾病痛苦。

(四) 观察用药反应

给药后应密切观察药物的治疗作用和不良反应，这是安全给药的评价。药物有治疗作用和不良反应的两重性，因此护士在给药过程中应熟悉有关药物的药理知识，观察并记录患者用药的反应，评估药物的疗效，及时发现药物的不良反应，为临床护理和调整治疗计划提供重要依据。

三、影响药物作用的因素

药物的治疗效果不仅与药物本身的性质与剂量有关，而且与机体内、外因素的影响有关。护士熟悉和了解这些影响因素，有助于正确给药，并采取相应的护理措施，使药物更好地发挥作用，达到最佳的治疗效果。

(一) 药物因素

1. 药物用量　药物剂量不同，机体反应也不同。剂量越大，药物在体内的浓度越高，作用也越强。临床规定的有效量或治疗量，是指能对机体产生明显效应而未达到引起毒性反应的剂量。

2. 药物剂型　不同剂型的药物吸收量与速度不同，药物作用的快慢和强弱也不同。一般而言，注射药物比口服药物吸收快，因而作用往往较为显著。水溶液比混悬液、油剂吸收快，溶液比片剂、胶囊吸收快。

3. 给药途径与时间　给药途径不同，药物的吸收、分布、药物效应的强弱也不同。常用的给药途径：注射给药、消化道给药、呼吸道给药、皮肤黏膜用药。给药的时间间隔应以药物的半衰期为参考依据，以维持药物在体内的血药浓度，并防止时间间隔短导致蓄积中毒，尤其注意抗生素类药物。

4. 联合用药　联合用药是指为了达到治疗目的而采取的两种或两种以上药物同时或先后应用。联合用药往往发生体内或体外药物之间的相互影响，若联合用药使原有的效应增强，则称为协同作用，若联合用药使原有的效应减弱，则称为拮抗作用。

(二) 患者因素

1. 年龄与体重　一般来说，药物用量与体重成正比。《中华人民共和国药典》规定用药剂量：14 岁以下为儿童用药剂量，60 岁以上为老人剂量。儿童器官和组织的发育不完全，血脑屏障和脑组织发育不完善，肝、肾功能不健全，药物使用不当可引起器官和组织发育障碍，甚至导致后遗症。老年人的组织器官及其功能随年龄增长出现生理性衰退，肝、肾功能的减退使药物代谢和排泄速度相应减慢，对于药物的耐受性降低，对药物的敏感性增强，因而在使用药物时应注意观察。

2. 性别　女性在用药时应注意“三期”，即月经期、妊娠期、哺乳期。月经期、妊娠期，子宫对泻药、子宫收缩物及刺激性较强的药物较敏感，容易造成月经过多、痛经、早产。在妊娠期，某些药物可以通过胎盘进入胎儿体内，对胎儿生长发育造成影响甚至会导致畸胎或死胎。在哺乳期，有些药物可以通过乳腺分泌进入婴儿体内引起中毒。

3. 病理状态　疾病可影响机体对药物的敏感性和药物在体内的代谢过程，从而影响药物的疗效。肝、肾功能是影响药物作用的重要因素。肝功能不良者，药物的吸收、分布、代谢和排泄等均受到不同程度的影响，可能加重肝脏功能的损害，甚至导致蓄积中毒。肾功能减退时，主要经肾脏排泄的药物消除减慢，半衰期延长，药物蓄积在体内，可使药物作用增强，不良反应增加，甚至发生毒性反应。

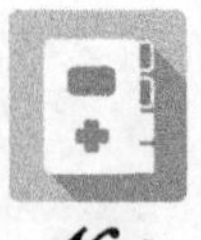

Note

4. 心理因素 心理因素在一定程度上会影响药物的疗效，其中，以患者的情绪、对药物的依赖程度和医护人员的语言、暗示作用等最为明显。如患者焦虑、恐惧、悲观、失望、不信赖医护人员和药物，可使病情加重并影响药物疗效的发挥。

（三）饮食因素

1. 促进药物吸收，增强疗效 酸性食物可增进铁剂的吸收；粗纤维食物可促进肠蠕动，增强驱虫剂的疗效；高脂肪饮食可促进脂溶性维生素的吸收。

2. 干扰药物吸收，降低疗效 菠菜中含有大量草酸，可与钙结合形成草酸钙，影响钙剂的吸收；高脂肪饮食可抑制胃酸的分泌，影响铁剂的吸收。

3. 改变尿液酸碱性，影响药物疗效 动物性食物在体内代谢时产生酸性物质，豆制品和蔬菜在体内代谢时产生碱性物质，影响药物疗效。氨苄青霉素在酸性环境中杀菌力强，应酸化尿液，增强其疗效；磺胺类药物在碱性环境中疗效增强，应碱化尿液，增强其疗效。

口服给药技术

口服给药(administering oral medication)是临床最常用的给药方法，药物经口服后，被胃肠道吸收入血，起到局部或全身作用，以达到防治和诊断疾病目的，具有方便、经济、安全的特点。药物口服后经胃肠道黏膜吸收进入血液循环，从而发挥局部或全身的治疗作用，但是口服药物吸收较慢，临床产生疗效的时间较长，因而不适于急救、意识不清、禁食等患者。

★口服给药技术(技术 4-1)

【目的】 协助患者依照医嘱安全、正确地服用药物，以减轻症状、治疗疾病、维持正常生理功能、协助诊断、预防疾病。

【实施】 见表 4-3。

表 4-3 口服给药法的操作过程

操作步骤	操作程序	注意要点
* 操作前		
1. 评估	(1) 患者年龄、病情，有无口腔、食管疾病，有无吞咽困难及呕吐 (2) 患者服药能否自理，对服药计划的了解、认识及合作程度 (3) 用药史、过敏史和目前用药情况，所服药物的治疗作用及可能出现的不良反应	
2. 准备		
(1) 护士准备	衣帽整洁，修剪指甲，洗手，戴口罩	
(2) 用物准备	药柜、发药盘或发药车、研钵、药盘、服药本、药杯、湿纱布、量杯、小药卡、药匙、治疗巾、滴管、饮水管、包药纸、水壶	
(3) 患者准备	了解用药目的、所服药物的相关知识并能积极配合	
(4) 环境准备	环境安静、整洁、光线适宜、舒适、安全	
* 操作中		
* 摆药		
1. 备药核对	洗手，戴口罩。核对口服药本和药卡，依床号、姓名填写小药卡，按顺序插入药盘内，放好药杯	☆ 按规定时间发药，确保药物有效浓度

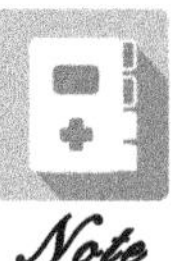

续表

操作步骤	操作程序	注意要点
2. 取药	检查药物性状，根据药物的不同剂型，采取不同的方法取药	
(1) 固体药	用药匙取药，一手取药瓶，瓶签朝向自己，核对，另一手用药匙取出所需药量，放入药杯时再次核对，将药瓶放回药柜时再次核对。需碾碎的药物，可将药物放在研钵内碾碎，以药匙盛入药杯内。一个患者的药摆完后，再摆第二个患者的药	☆ 先备固体药，再配液体药
(2) 液体药	将药液摇匀，打开瓶盖，将瓶盖内面朝上放置。用量杯量取，一手持量杯，拇指置于所需刻度，举起量杯，使所需刻度和视线平，保证药量准确；另一手将药瓶有标签的一面朝上，防止倒药液时污染标签，倒药液至所需刻度处。将药液倒入药杯。用纱布擦净瓶口，将药瓶放回药柜原处，以便取用。药液不足 1 mL 或为油剂时，先在药杯内倒入少许温开水，用滴管吸取所需药液量，滴管尖与药液水面成 45°，将药液滴入药杯内	☆ 避免药液溶质沉淀而影响药物浓度 ☆ 更换药液品种时，洗净量杯，以免更换药液时发生化学变化
3. 核对	摆完全部药物后，根据服药本再次核对，盖上治疗巾	☆ 确保准确无误
*发药		
1. 核对	携带服药本，备温开水，送药至患者床前，核对床号、姓名、药名、剂量、浓度、时间、方法	☆ 同一患者的药物应一次取离药车
2. 解释	协助患者坐起，向患者及家属解释服药的目的及注意事项	☆ 取得合作
3. 服药	倒温开水或使用饮水管，帮助患者服药，视患者服下后方可离开。增加或停用某药物，应及时告诉患者，当患者提出疑问时，应重新核对	☆ 若患者拒绝服药，应了解原因，并及时向主管医生反映
4. 指导	根据药物特性进行用药指导	
5. 再次核对	药杯放回后再次核对	☆ 确保准确无误
6. 整理床单位	协助患者取舒适卧位，整理床单位	
*操作后		
1. 整理	发药完毕，推车至治疗室。清洗消毒药杯；将治疗药盘、小药卡放回药柜	☆ 一次性药杯作相应处理
2. 洗手记录	洗手，在发药清单上签时间、全名，并注意字迹清晰，必要时做记录	
3. 评价	(1) 患者能安全正确服药，达到治疗效果 (2) 护患沟通良好，患者能主动配合，能说出口服给药的有关知识及注意要点	

【注意事项】

1. 发药前 护士应了解患者的有关情况，如做手术、特殊检查等必须禁食者暂时不发药，并做好交接班。

2. 发药时

(1) 同一患者的药物应一次取出药盘，不同患者的药物不可同时取出，以免发生差错。

(2) 如患者提出疑问，护士要认真听取，重新核对，确认无误后再耐心解释，协助患者服下；对于不能自行服药的危重患者、儿童应喂服。

(3) 鼻饲者给药前应先将药物研碎，用温开水溶解后从胃管内灌入，再注少量温开水将管壁内药液冲净。

(4) 如患者突然呕吐，应查明原因，再行处理。

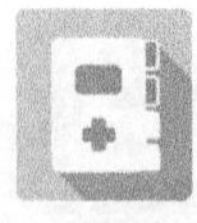

(5) 麻醉药、催眠药、抗肿瘤药用药后更应注意观察反应。

(6) 如患者不在或因故暂时不能服药，应将药物带回保管，适时再发或交班。

3. 指导患者按药物性能正确服用

(1) 缓释片、肠溶片、胶囊吞服时不可嚼碎，需吞服的药物通常用 40～60 ℃温开水送下。

(2) 对牙齿有腐蚀作用或使牙齿染色的药物，服用时应避免与牙齿接触，可用吸水管吸入，服后漱口，如稀盐酸溶液、铁剂等。

(3) 服用铁剂时忌饮茶，以免形成铁盐，妨碍铁剂的吸收。

(4) 健胃药物宜饭前服，可刺激味觉感受器，使消化液分泌增多，增加食欲；助消化药和对胃有刺激性的药物宜饭后服，利于食物消化，减少药物对胃黏膜的刺激；驱虫药宜在空腹或半空腹时服用。

(5) 磺胺类和发汗类药物，服后多饮水，前者可防止磺胺结晶析出，堵塞肾小管；后者服后多饮水可增强药物疗效，以助降温。

(6) 止咳糖浆，对呼吸道黏膜有安抚作用，故服后不宜饮水，以防降低疗效；若同时服多种药物，则最后服用止咳糖浆。

(7) 强心苷类药物，应在服用前测脉率和脉律(或心率和心律)，如脉率少于每分钟 60 次或节律出现异常时，应暂停服药并报告医生，及时处理。

4. 发药后 观察患者服药后的治疗效果和不良反应，有异常情况时应及时与医生联系，进行相应处理。

注射给药技术

注射给药(injection)是将一定量的无菌药液或生物制品用无菌注射器注入体内，使其达到预防、诊断、治疗目的。注射给药药物吸收快，可以迅速升高血药浓度，吸收的量也比较准确，因而适用于需要药物迅速发挥作用、因某种原因不能经口服给药、某些药物易受消化液影响而失效或不能经胃肠道黏膜吸收的情况。常用的注射法有皮内注射、皮下注射、肌内注射及静脉注射。

一、注射给药原则(八要八防，一回抽)

(一) 要严格遵守无菌操作的原则，防止发生感染

1. 环境 环境清洁，无尘埃飞扬，符合无菌操作的基本要求。

2. 操作者 注射前必须洗手，戴口罩，衣帽整洁。

3. 注射器 空筒内壁、乳头、活塞、针尖、针梗必须保持无菌。

4. 注射部位 按要求消毒，并保持无菌。常规消毒：取无菌棉签蘸碘酊，以注射点为中心，由内向外螺旋式旋转涂擦，直径在 5 cm 以上，待干(约 20 秒)后，用 75%酒精棉签以同样方式脱碘，酒精挥发后，方可注射。

(二) 要严格执行查对制度，防止发生差错

1. 严格执行“三查七对”制度 确保药物准确无误地给予患者。仔细检查药物质量，发现药液有变质、沉淀、混浊，药物超过有效期，瓶体有裂缝，密闭瓶盖有松动等现象，则不能应用。

2. 注意药物配伍禁忌 需要同时注射几种药物，应确认药物配伍禁忌后才可配药。

(三) 要严格执行消毒隔离制度，防止发生交叉感染

注射时做到一人一套物品，包括注射器、针头、止血带、小垫枕。所用物品须按消毒隔离制度和一次性用物处理原则进行处理，不可随意丢弃。

(四) 要选择合适的注射器和针头，防止发生断针、漏液

根据药液剂量、黏稠度和刺激性的强弱选择合适的注射器和针头，注射器应完整无裂缝，不漏气。针头应锐利，型号合适、无钩、无弯曲，注射器和针头的衔接必须紧密。一次性注射器的包装应密封，在

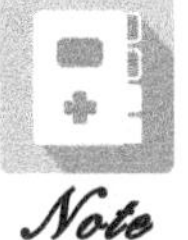

有效期内使用。

（五）药液要现配现用，防止发生疗效降低或污染

注射的药液应现配现用，在规定的注射时间临时抽取，即时注射，以免放置过久而降低药效或被污染。

（六）注射前要排尽空气，防止发生空气栓塞

注射前，应排尽注射器内空气，以免空气进入血管内形成空气栓塞。排气时，也应防止药物的浪费。

（七）要选择合适的注射部位，防止损伤血管和神经

注射部位应避开血管处，切勿在有炎症、硬结、瘢痕及患皮肤病处进针。对于长期进行注射的患者，应有计划地更换注射部位。静脉注射时选择血管应由远心端到近心端。

（八）要掌握无痛注射技术，防疼痛

(1) 解除患者的思想顾虑，分散注意力，并取舒适卧位，使肌肉放松，易于进针。

(2) 注射时做到“二快一慢”：进针快、拔针快、推药慢。推药速度要均匀。

(3) 对于刺激性强的药物，针头宜粗长，且进针要深，以免引起疼痛和硬结。如需同时注射数种药物，需注意配伍禁忌，一般先注射无刺激或刺激性弱的药物，再注射刺激性强的药物，以减轻疼痛。

（九）注射前抽回血

进针后，在注射药物前，应抽动活塞，检查有无回血。动、静脉注射前必须见有回血后方可注入药液。皮下、肌内注射，抽吸无回血，才可注入药液。

二、常用注射用物

（一）注射盘

(1) 皮肤消毒溶液：常用 2%碘酊和 75%酒精，或 5%碘伏。

(2) 无菌持物钳及罐。

(3) 砂轮、棉签、酒精棉球、弯盘、开瓶器。

（二）注射器和针头

1. 注射器 注射器由空筒和活塞两部分组成。空筒前端为乳头，空筒上标有容量刻度，活塞后部为活塞轴、活塞柄。其中空筒内壁、乳头、活塞须保持无菌，不得用手触摸。注射器的规格及主要用途见表 4-4。

表 4-4 注射器的规格及主要用途

规格	主要用途
1 mL	皮内注射
2 mL、5 mL	皮下注射、肌内注射、静脉采血
10 mL、20 mL、30 mL、50 mL、100 mL	静脉注射或各种穿刺

2. 针头 针头分为针尖、针梗、针栓三部分，除针栓外壁以外，其余部分保持无菌，不得用手接触。针头的规格及主要用途见表 4-5。

表 4-5 针头的规格及主要用途

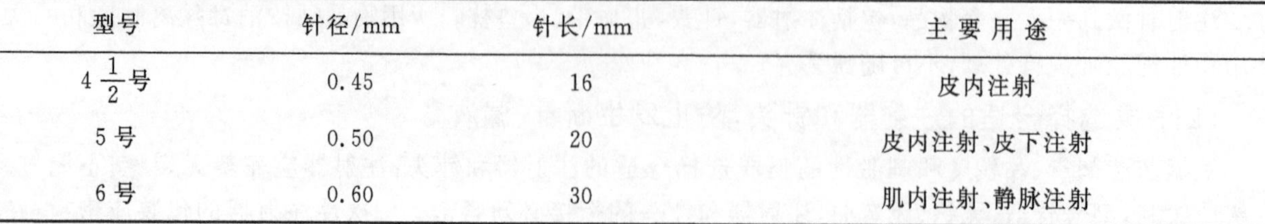

型号	针径/mm	针长/mm	主要用途
$4\frac{1}{2}$号	0.45	16	皮内注射
5 号	0.50	20	皮内注射、皮下注射
6 号	0.60	30	肌内注射、静脉注射

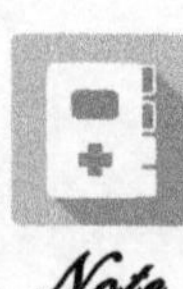

Note

续表

型号	针径/mm	针长/mm	主 要 用 途
7 号	0.70	32	肌内注射、静脉注射
8 号	0.80	33	静脉注射
9 号	0.90	40	静脉注射
12 号	1.20	38	输血、采血及进行各种穿刺
16 号	1.60	38	输血、采血及进行各种穿刺

现在临床使用多为一次性注射器(图 4-1)。

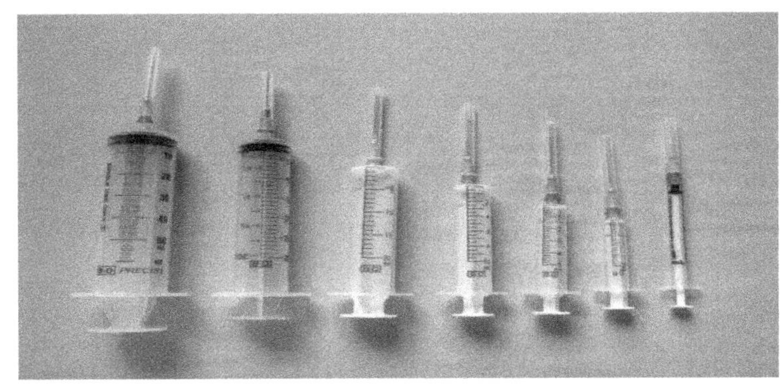

图 4-1 临床常用一次性注射器

(三) 注射药物

常用药物有油剂、混悬液、结晶和粉剂等。

(四) 注射本

根据医嘱准备,注射本是注射给药的依据,便于“三查七对”。

(五) 其他

免洗洗手液、污物桶 2 个。

★三、药液抽吸技术(技术 4-2)

【实施】 见表 4-6。

表 4-6 药物抽吸法的操作步骤

操 作 步 骤	操 作 程 序	注 意 要 点
* 操作前		
1. 评估	(1) 评估环境是否符合操作 (2) 评估用物的安全性	
2. 准备		
(1) 护士准备	衣帽整洁,修剪指甲,洗手,戴口罩	
(2) 用物准备	①治疗车上层:治疗盘、无菌治疗巾、注射器、药物、砂轮、棉签、碘酊、酒精、开瓶器、洗手液、医嘱单、注射卡 ②治疗车下层:生活垃圾桶、医用垃圾桶、锐器盒	
(3) 环境准备	环境安静、整洁、光线适宜、舒适、安全	

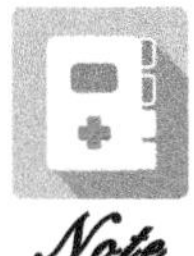

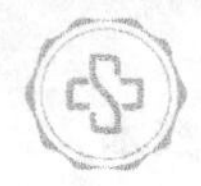

续表

操作步骤	操作程序	注意要点
*操作中		
1. 查对	按医嘱进行查对	☆ 严格执行查对制度
2. 铺盘	铺无菌注射盘	
3. 查对用物	检查注射器型号、生产日期、外包装有无漏气。检查药物标签上药物名称、浓度、剂量,生产日期、失效日期,药物质量	
4. 抽吸药液		
*自安瓿内吸取药液		
(1) 消毒、折断安瓿	将安瓿内尖端药液弹至体部,用消毒液消毒安瓿颈部及砂轮后,在安瓿颈部划一锯痕,重新消毒,拭去细屑,用纱布按住颈部,折断安瓿。安瓿颈部若有蓝色标记,则不需划痕,消毒颈部后,将纱布按住颈部蓝色点标记的上方,折断安瓿	☆ 使药液集中到体部 ☆ 避免过度用力捏碎安瓿,或损伤手指
(2) 抽取药液	取出注射器,将针头斜面向下放入安瓿内的液面下,持活塞柄,进行吸药(图 4-2) 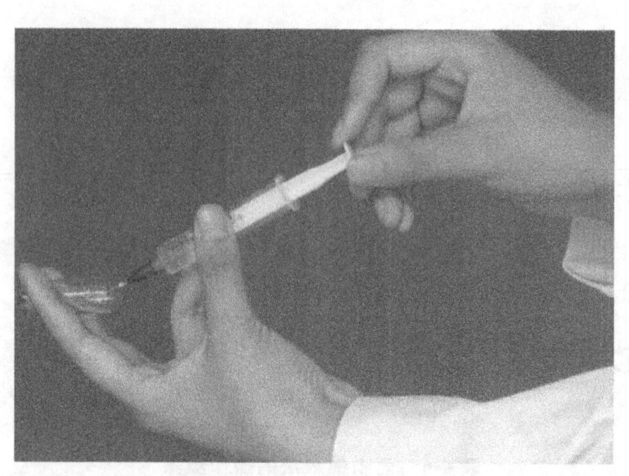 **图 4-2　从安瓿内抽取药液**	☆ 针头不可触及安瓿外口,针尖斜面向下,有利于吸收药液
*自密封瓶内吸取药液		
(1) 消毒	除去铝盖中心部分并消毒瓶塞,待干	
(2) 注射空气	注射器先吸入与欲抽吸药量相等的空气,将针头穿过瓶盖中心刺入瓶内,并将空气注入	☆ 增加瓶内压力,便于吸药
(3) 抽药	倒转药瓶及注射器,使针尖在液面下,稍抽动活塞,药液即会流入注射器内,待吸至所需药量后,示指固定针栓,迅速拔出针头	☆ 针尖须在液面下,以免吸入空气而影响药量的准确

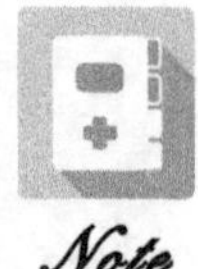

Note

续表

操作步骤	操作程序	注意要点
5. 排气	将针头垂直向上，轻拉活塞，使针头中的药液流入注射器，并使气泡聚集在乳头口，稍推活塞，排出气体(图 4-3) 图 4-3　排气	☆ 排气时，应使注射器乳头向上倾斜，使气泡聚集于乳头根部处
6. 放入无菌盘	排气毕，盖上护针帽，再次核对后放入无菌注射盘内备用	☆ 抽尽了药液的空安瓿或密封瓶放于一边以备查对
*操作后		
1. 整理	整理用物，按消毒隔离原则处理相应物品	
2. 洗手记录	洗手，记录	
3. 评价	(1) 严格执行查对制度及无菌操作原则 (2) 药液抽吸手法正确，动作轻稳，未发生浪费药液及针刺现象	

【注意事项】

(1) 严格执行查对制度及无菌操作原则。

(2) 结晶或粉剂，用无菌氯化钠或专用溶剂充分溶解后抽吸。混悬液摇匀后立即抽吸，黏稠油剂可稍加温后或用双手搓药瓶(遇热变质的药液不可加温)后，再抽吸，选用口径较粗的针头。

(3) 药液少于 1 mL 时必须用 1 mL 注射器。

四、常用注射技术

★(一) 皮内注射技术(技术 4-3)

皮内注射(intradermic injection，ID)是将少量药液或生物制品注射于表皮与真皮之间的技术。临床上主要用于药物过敏试验。

【目的】

(1) 各种过敏试验，以观察有无过敏反应。

(2) 预防接种。

(3) 局部麻醉的前驱步骤。

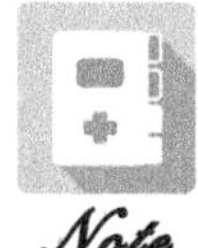

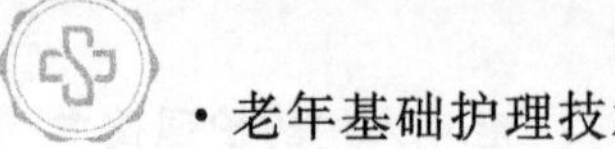

【部位】

(1) 皮内试验：常选用前臂掌侧下段，因该处皮肤较薄，易于注射，且此处皮色较淡，易于辨认局部反应。

(2) 预防接种：常选用上臂三角肌下缘部位进行注射。

(3) 局部麻醉：需实施局部麻醉处的局部皮肤。

【实施】 见表 4-7。

表 4-7 皮内注射法操作步骤

操作步骤	操作程序	注意要点
＊操作前		
1. 评估	(1) 患者病情、治疗情况、意识状态、心理状态、用药史及药物过敏史 (2) 患者注射部位的皮肤情况，对药物的认知及合作程度	
2. 准备		
(1) 护士准备	衣帽整洁，修剪指甲，洗手，戴口罩	
(2) 用物准备	①治疗车上层：注射盘、1 mL 注射器、药物、75%酒精、0.1%盐酸肾上腺素、洗手液、医嘱单、注射卡 ②治疗车下层：生活垃圾桶、医用垃圾桶、锐器盒	☆ 根据医嘱抽吸药液，放入已铺无菌巾的治疗盘内
(3) 患者准备	了解皮内注射的目的、方法、注意事项及配合要点	
(4) 环境准备	环境安静、整洁、光线适宜、舒适、安全	
＊操作中		
1. 核对解释	携用物至患者床前，核对患者。核对药液，向患者解释操作的目的及方法，注意事项及配合要点	☆ 做皮试者应详细询问用药史、过敏史、家族史
2. 取体位	协助患者取舒适体位	
3. 选部位	选择合适注射部位	
4. 皮肤消毒	以 75%酒精消毒皮肤，待干	
5. 核对	再次核对	☆ 操作中核对
6. 排气	排除注射器内空气	
7. 进针注射	绷紧前臂掌侧皮肤，右手以平执式持注射器，使针尖斜面向上，与皮肤成 5°刺入皮内(图 4-4)，待针尖斜面进入皮内后放平注射器，左手拇指固定针栓，右手注入药液 0.1 mL(图 4-5)，使局部形成皮丘，皮丘标准：圆形隆起，皮肤变白，毛孔变大 **图 4-4 进针方法**	

Note

续表

操作步骤	操作程序	注意要点
7. 进针注射	图 4-5 推药方法	☆ 进针角度过大易于注入皮下 ☆ 针尖斜面必须全部进入皮内，以免药液漏出
8. 拔针	注射完毕，迅速拔出针头，嘱患者不可用手拭去药液，不可按压皮丘，以免影响观察结果。患者 20 分钟内不可离开病房、不可剧烈活动，如有不适，立即通知医务人员	☆ 不能用棉签按压
9. 核对	再次核对	☆ 操作后核对
10. 整理	整理用物，整理床单位，协助患者取舒适卧位	
* 操作后		
1. 整理	回处置室整理用物，按消毒隔离原则处理相应物品	
2. 洗手，记录	在医嘱单上签名，记录注射时间	
3. 观察	如做过敏试验，20 分钟后两人共同观察结果，并及时做好记录	
4. 评价	(1) 护患沟通有效，患者理解皮内注射的目的，愿意接受并配合 (2) 注射过程严格按注射原则进行，未发生感染	

【注意事项】

(1) 严格执行无菌技术操作及查对制度，预防差错事故的发生。

(2) 如患者对皮试药物有过敏史，严禁皮试。

(3) 试敏药液要现配现用，剂量浓度要准确，并备有肾上腺素等抢救药品及物品。

(4) 若需做对照试验，应在另一侧前臂相同部位，注入 0.1 mL 生理盐水做对照。

(5) 试敏结果阳性时，应通知医生、患者及家属，并做好标记。

★(二) 皮下注射技术(技术 4-4)

皮下注射(hypodermic injection，H)是将少量药液注入皮下组织的技术。

【目的】

(1) 需在一定时间内产生药效，不宜口服或不能口服给药时。

(2) 预防接种。

(3) 局部麻醉用药和胰岛素治疗。

【部位】 上臂三角肌下缘、腹部、后背、大腿前侧及外侧。

【实施】 见表 4-8。

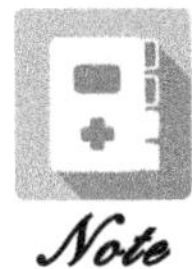

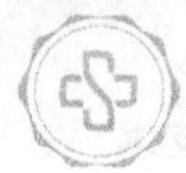

表 4-8　皮下注射法操作步骤

操作步骤	操作程序	注意要点
*操作前		
1. 评估	(1) 患者病情、治疗情况、意识状态、心理状态、用药史及药物过敏史 (2) 患者注射部位的皮肤情况，肢体活动能力，对药物的认知及合作程度	
2. 准备		
(1) 护士准备	衣帽整洁，修剪指甲，洗手，戴口罩	
(2) 用物准备	①治疗车上层：注射盘、(1～2 mL)注射器、药物、碘伏、棉签、洗手液、医嘱单、注射卡 ②治疗车下层：生活垃圾桶、医用垃圾桶、锐器盒	☆ 遵医嘱抽吸药液 ☆ 药液少于 1 mL 时，要用 1 mL 注射器
(3) 患者准备	了解皮下注射的目的、方法、注意事项及配合要点	
(4) 环境准备	环境安静、整洁、光线适宜、舒适、安全，必要时用屏风遮挡	
*操作中		
1. 核对解释	携用物至患者床前，核对患者。核对药液，向患者解释操作的目的及方法、注意事项及配合要点	
2. 取体位	选择注射部位，协助患者取舒适体位	
3. 选部位	选择合适注射部位	
4. 皮肤消毒	常规消毒注射部位皮肤 5 cm×5 cm，待干	
5. 核对	再次核对	☆ 操作中核对
6. 排气	排除注射器内空气	
7. 进针注射	左手绷紧局部皮肤，右手以平执式持注射器，示指固定针栓，针尖斜面向上，与皮肤成 30°～40°，快速刺入皮下，进针 1/2 或 2/3，固定针头	☆ 针头刺入角度不宜超过 45°，以免刺入肌层
8. 回抽注药	右手姿势不变，左手回抽，无回血，缓慢匀速推注药液(图 4-6) 图 4-6　注药方法	有回血则拔针

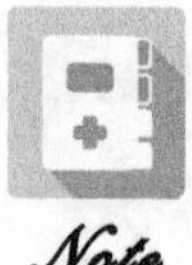

Note

续表

操作步骤	操作程序	注意要点
9. 拔针	注射毕,用干棉签轻轻按压进针处,快速拔出	
10. 核对	再次核对	☆ 操作后核对
11. 整理	整理用物,整理床单位,协助患者取舒适卧位	
*操作后		
1. 整理	回处置室整理用物,按消毒隔离原则处理相应物品	
2. 洗手记录	洗手,在医嘱单上签名,记录注射时间	
3. 观察	观察患者用药反应	☆ 加强巡视
4. 评价	(1) 护患沟通有效,患者理解皮下注射的目的,愿意接受并配合 (2) 注射过程严格遵守无菌技术原则、注射原则,注射部位未出现硬结、未发生感染	

【注意事项】

(1) 尽量避免应用刺激性较强的药物做皮下注射,以免引起皮下组织的坏死。

(2) 选择注射部位时应当避开炎症、破溃或者有肿块的部位。

(3) 经常注射者,应更换部位,建立轮流交替注射部位的计划。

★(三) 肌内注射技术(技术4-5)

肌内注射(intramuscular injection,IM)是将一定药液注入肌肉组织,作用于全身,起到治疗作用。由于毛细血管壁是多孔的类脂质膜,药物透过的速度较透过其他生物膜快,因此药物吸收快。

【目的】

(1) 需在一定的时间产生药效而不能或不宜口服的患者采用。

(2) 药物不宜或不能做静脉注射,要求比皮下注射更快发生疗效时采用。

(3) 刺激性较强或药量较大的药物采用。

【部位】 一般选择肌内较厚,远离大神经、大血管的部位。如臀大肌、臀中肌、臀小肌、股外侧肌及上臂三角肌,其中临床最常用的部位是臀大肌。

1. 臀大肌注射定位法

(1) 十字法:从臀裂顶点向左或向右侧划一水平线,然后从髂嵴最高点作一垂直线,将臀部分成四个象限,选其外上象限并避开内角,即为注射区。

(2) 连线法:取髂前上棘和尾骨连线的外上三分之一处为注射部位,2岁以下婴幼儿不宜选用臀大肌注射,因其臀大肌尚未发育完全,注射有损伤坐骨神经的危险。

2. 臀中肌、臀小肌的定位法 该处血管、神经较少,且脂肪组织也较薄,故目前使用日趋广泛,其定位方法有如下两种。

(1) 构角法:以示指尖和中指尖分别置于髂前上棘和髂嵴下缘处,髂嵴、示指、中指之间构成的三角形区域为注射区域。

(2) 三指法:髂前上棘外侧三横指处。

3. 股外侧肌定位法 取大腿中段外侧,膝上10 cm、髋关节下10 cm处,宽约7.5 cm。此区大血管、神经干很少通过,同时部位较广,适用于多次注射或2岁以下幼儿注射。

4. 上臂三角肌注射定位法 上臂外侧,肩峰下2~3横指处。此处肌肉不如臀部丰厚,只能做小剂量注射。

【实施】 见表4-9。

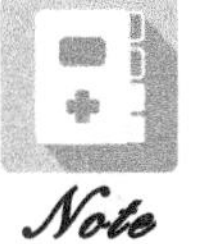

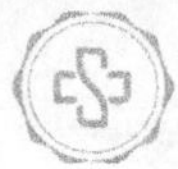

表 4-9 肌内注射法操作步骤

操作步骤	操作程序	注意要点
*操作前		
1. 评估	(1) 患者病情、治疗情况、意识状态、心理状态、用药史及药物过敏史 (2) 患者注射部位的皮肤情况及肌肉组织情况，肢体活动能力，对药物的认知及合作程度	
2. 准备		
(1) 护士准备	衣帽整洁，修剪指甲，洗手，戴口罩	
(2) 用物准备	①治疗车上层：注射盘、弯盘、砂轮、注射器、碘伏、棉签、注射单或医嘱单、药物、洗手液、医嘱单、注射卡 ②治疗车下层：生活垃圾桶、医用垃圾桶、锐器盒	☆ 根据药物量和性质选择合适注射器 ☆ 遵医嘱抽吸药液
(3) 患者准备	了解肌内注射的目的、方法、注意事项及配合要点	
(4) 环境准备	环境安静、整洁、光线适宜、舒适、安全，必要时屏风遮挡	
*操作中		
1. 核对解释	携用物至患者床前，核对患者。核对药液，向患者解释操作的目的及方法，注意事项及配合要点	
2. 取体位	选择合适注射部位，协助患者取舒适体位，常用体位如下 侧卧位：侧卧，上腿伸直，下腿弯曲 仰卧位：常用于危重患者或不能翻身的患者 俯卧位：足尖相对，足跟分开	☆ 使患者臀部肌肉松弛，减少疼痛
3. 选部位	选择合适注射部位	
4. 皮肤消毒	常规消毒注射部位皮肤 5 cm×5 cm，待干	
5. 核对	再次核对	☆ 操作中核对
6. 排气	排除注射器内空气	
7. 进针注射	以左手拇指、示指错开并绷紧局部皮肤，右手以执笔式持注射器，用前臂带动腕部的力量，将针头迅速垂直刺入肌肉，一般刺入 2.5～3 cm，固定针头	
8. 回抽注药	右手姿势不变，左手回抽，无回血，缓慢匀速推注药液	☆ 有回血则拔针
9. 拔针	注射毕，用干棉签轻轻按压进针处，快速拔出	
10. 核对	再次核对	☆ 操作后核对
11. 整理	整理用物，整理床单位，协助患者取舒适卧位	
*操作后		
1. 整理	回处置室整理用物，按消毒隔离原则处理相应物品	
2. 洗手记录	洗手，在医嘱单上签名，记录注射时间	
3. 观察	观察患者用药反应	☆ 观察治疗效果，加强巡视
4. 评价	(1) 护患沟通有效，患者理解肌内注射的目的，愿意接受并配合 (2) 注射过程严格遵守无菌技术原则、注射原则，注射部位未出现硬结，未发生感染	

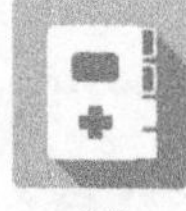

Note

【注意事项】

(1) 需要两种药物同时注射时,应注意配伍禁忌。

(2) 选择合适的注射部位,避开炎症、硬结、瘢痕等部位,避免刺伤血管和神经,无回血时方可注射。

(3) 注射刺激性较强的药物时,应选用细长针头,进针要深。同时注射多种药物时应先注射刺激性弱的药物,后注射刺激性强的药物。

(4) 注射时切勿将针梗全部刺入,以防针梗从根部断裂。

(5) 对经常注射的患者,应当更换注射部位。

(6) 掌握减轻患者疼痛的注射技术。

(7) 两岁以下婴幼儿不宜选用臀大肌注射,因有损伤坐骨神经的危险,尽量选择臀中、肌臀小肌注射。

(四) 静脉注射法

静脉注射(intravenous injection,IV)是从静脉注入无菌药液的方法,临床上常见的静脉注射部位为四肢静脉、股静脉、小儿头皮静脉。

★A. 四肢浅静脉注射技术(技术 4-6)

【目的】

(1) 注入药物,用于不宜口服、皮下或肌内注射,需要迅速发生药效的药物。

(2) 诊断性检查,由静脉注入药物,如为肝、肾、胆囊等 X 线摄片。

(3) 输液或输血。

(4) 静脉高营养治疗。

【部位】 常用肘部浅静脉(贵要静脉、正中静脉、头静脉)、腕部静脉、手背静脉、足背部静脉。

【实施】 见表 4-10。

表 4-10 四肢浅静脉注射操作步骤

操作步骤	操作程序	注意要点
*操作前		
1. 评估	(1) 患者病情、治疗情况、意识状态、心理状态、用药史及药物过敏史 (2) 患者注射部位的皮肤情况及血管情况,肢体活动能力,对药物的认知及合作程度	
2. 准备		
(1) 护士准备	衣帽整洁,修剪指甲,洗手,戴口罩	
(2) 用物准备	①治疗车上层:注射盘、注射器、头皮针、药物、碘伏、无菌棉签、止血带、小垫枕、治疗巾、洗手液、医嘱单、注射卡 ②治疗车下层:生活垃圾桶、医用垃圾桶、锐器盒	☆ 遵医嘱抽吸药液
(3) 患者准备	了解静脉注射的目的、方法、注意事项及配合要点	
(4) 环境准备	环境安静、整洁、光线适宜、舒适、安全,必要时屏风遮挡	
*操作中		
1. 核对解释	携用物至患者床前,核对患者。核对药液,向患者解释操作的目的及方法,注意事项及配合要点	
2. 取体位	患者取舒适卧位	

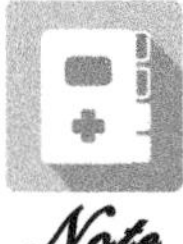

续表

操作步骤	操作程序	注意要点
3. 选择静脉	以手指探明静脉方向及深浅,在穿刺部位的肢体下垫小垫枕和治疗巾,扎止血带,选择合适静脉,松止血带	☆ 选择粗直、弹性好、不易滑动而易于固定的静脉,避开关节及静脉瓣
4. 皮肤消毒	用碘伏常规消毒,待干,在穿刺部位的上方(近心端)约 6 cm 处扎止血带,再次以碘伏消毒,待干。若为上肢注射,嘱患者握拳	☆ 使静脉回流受阻,远心端静脉充盈,利于穿刺 ☆ 止血带末端向上
5. 核对	再次核对	☆ 操作中核对
6. 排气	排气	
7. 进针	以左手拇指绷紧静脉下端皮肤,使其固定,右手持针,针尖斜面向上,并与皮肤成15°～30°,由静脉上方或侧方刺入皮下,再沿静脉方向潜行刺入静脉,见回血后,证明针头已刺入静脉,再顺静脉进针 0.5～1 cm,松开止血带,嘱患者松拳	☆ 一旦出现局部血肿,应立即松开止血带,拔出针头,按压局部
8. 注药	固定针头,缓慢注入药液	☆ 注药过程中,若局部疼痛、肿胀、抽吸无回血时,提示针头脱出静脉,应拔出针头,更换部位,重新注射
9. 拔针	注射毕,将干棉签放于穿刺点上方,快速拔出针头,用棉签按压片刻或嘱患者屈肘	☆ 防止渗血或皮下血肿
10. 核对	再次核对	☆ 操作后核对
11. 整理	整理用物,整理床单位,协助患者取舒适卧位	
*操作后		
1. 整理	回处置室整理用物,按消毒隔离原则处理相应物品	
2. 洗手记录	洗手,在医嘱单上签名,记录注射时间	
3. 观察	观察患者用药反应	☆ 观察治疗效果,加强巡视
4. 评价	(1) 护患沟通有效,患者理解静脉注射的目的,愿意接受并配合 (2) 注射过程严格遵守无菌技术原则、注射原则,注射部位未发生渗出、肿胀和感染	

【注意事项】

(1) 严格执行无菌技术操作和查对制度。

(2) 对需要长期静脉给药的患者,应保护血管,由远心端至近心端选择血管。

(3) 静脉注射对静脉有强烈刺激的药物,可另备一盛有生理盐水的注射器,穿刺成功后先注入少量生理盐水,证明针头在血管内后,再调换有药液的注射器推药,以免药液外溢引起组织坏死。

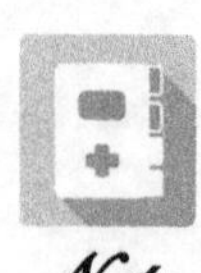
Note

(4) 根据患者的年龄、病情及药物性质,掌握注入药液的速度,注射过程中随时观察患者的反应。

【静脉穿刺失败的常见原因】

(1) 针头未刺入血管内:刺入过浅,或因静脉滑动,针头未刺入血管,表现为抽吸无回血,推注药液局部隆起、疼痛。

(2) 针头(尖)未完全进入血管内:针头斜面部分在血管内,部分尚在皮下,表现为可抽吸到回血,但推注药液可有局部隆起、疼痛。

(3) 针头(尖)刺破对侧血管壁:针头斜面部分在血管内,部分在血管外,表现为抽吸有回血。

(4) 针头(尖)穿透对侧血管壁:针头刺入过深,穿透下面的血管壁,表现为抽吸无回血。

【提高静脉穿刺成功率的方法】

(1) 老年患者:皮肤松弛,静脉多硬化,脆性增强,血管易滑动,针头不易刺入。可用手指固定穿刺段静脉上下两端后在静脉上方直接刺入。

(2) 肥胖患者:皮下脂肪多,静脉较深,静脉显露不明显,但较固定,摸准血管后再行正面刺入,进针角度应稍大(30°～40°)。

(3) 消瘦患者:皮下脂肪少,静脉易滑动,但静脉较明显,穿刺时须固定静脉,正面或侧面刺入。

(4) 水肿患者:静脉不明显,可按静脉走行的解剖位置,用手指压迫局部,以暂时驱散皮下水分,显露静脉后迅速刺入。

(5) 脱水患者:静脉萎缩,充盈不良,可做局部按摩、热敷,待血管扩张显露后再穿刺。

★B. 股静脉注射技术(技术4-7)

【目的】 常用于急救时作加压输液、输血或采集血标本。

【部位】 股静脉位于股三角区,在股神经与股动脉内侧。

【实施】 见表4-11。

表4-11 股静脉注射法操作步骤

操作步骤	操作程序	注意要点
*操作前		
1. 评估	(1) 患者病情、治疗情况、意识状态、心理状态、用药史及药物过敏史 (2) 患者注射部位的皮肤情况及血管情况,肢体活动能力,对药物的认知及合作程度	
2. 准备		
(1) 护士准备	衣帽整洁,修剪指甲,洗手,戴口罩	
(2) 用物准备	①治疗车上层:注射盘、注射器、药物、碘伏、无菌棉签、止血带、小垫枕、治疗巾、洗手液、医嘱单、注射卡 ②治疗车下层:生活垃圾桶、医用垃圾桶、锐器盒	☆遵医嘱抽吸药液
(3) 患者准备	了解股静脉注射的目的、方法、注意事项及配合要点	
(4) 环境准备	环境安静、整洁、光线适宜、舒适、安全,必要时屏风遮挡	
*操作中		
1. 核对解释	携用物至患者床旁,核对患者。核对药液,向患者解释操作的目的及方法,注意事项及配合要点	
2. 取体位	协助患者仰卧,下肢伸直,略外展	
3. 选择静脉	于股三角区扪及股动脉搏动最明显的部位或以髂前上棘和耻骨结节连线处作为股动脉的定位,确定注射部位	
4. 皮肤消毒	常规消毒局部皮肤,待干,同时消毒左手示指和中指	
5. 核对	再次核对	☆操作中核对
6. 排气	排气	

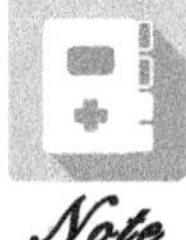

续表

操作步骤	操作程序	注意要点
7. 进针注药	左手示指触摸股动脉并固定，右手持注射器，使针尖与皮肤成 90°或 45°，在股动脉内侧 0.5 cm 处刺入，抽动活塞或慢慢边抽边提注射器，当抽出暗红色血时，提示针头已进入股静脉，固定针头，缓慢注入药液	☆若抽出鲜红色血液，提示刺入股动脉
8. 压迫止血	注射完毕拔针后，局部用无菌纱布加压止血 3～5 分钟，确认无出血，方可离开	☆以免引起出血或形成血肿
9. 核对	再次核对	☆操作后核对
10. 整理	整理用物，整理床单位，协助患者取舒适卧位	
*操作后		
1. 整理	回处置室整理用物，按消毒隔离原则处理相应物品	
2. 洗手记录	洗手，在医嘱单上签名，记录注射时间	
3. 观察	观察患者用药反应	
4. 评价	(1) 护患沟通有效，患者理解股静脉注射的目的 (2) 注射过程严格遵守无菌技术原则、注射原则，注射部位未发生渗出、肿胀和感染	

【注意事项】

(1) 严格执行无菌操作规程，防止感染。

(2) 注射结束后，务必按压，确保无出血。若抽出为鲜红色血液，即提示进入股动脉，应立即拔出针头，按压穿刺部位 5～10 分钟，直至无出血为止。

★C. 动脉注射技术(技术 4-8)

【目的】

(1) 加压注入高渗葡萄糖溶液或血液，增加有效血容量，用于抢救重度休克尤其是创伤性休克的患者。

(2) 注入造影剂，用于施行某些特殊检查，如脑血管造影、下肢动脉造影等。

(3) 注入抗癌药物进行区域性化疗。

【部位】 常用股动脉、颈总动脉、锁骨下动脉和桡动脉。

【实施】 见表 4-12。

表 4-12 股动脉注射法操作步骤

操作步骤	操作程序	注意要点
*操作前		
1. 评估	(1) 患者病情、治疗情况、意识状态、心理状态、用药史及药物过敏史 (2) 患者注射部位的皮肤情况及血管情况，肢体活动能力，对药物的认知及合作程度	
2. 准备		
(1) 护士准备	衣帽整洁，修剪指甲，洗手，戴口罩	
(2) 用物准备	①治疗车上层：注射盘、注射器、药物、碘伏、无菌棉签、无菌纱布、无菌手套及无菌洞巾(必要时)、沙袋、洗手液、医嘱单、注射卡 ②治疗车下层：生活垃圾桶、医用垃圾桶、锐器盒	☆遵医嘱抽吸药液
(3) 患者准备	了解股动脉注射的目的、方法、注意事项及配合要点	

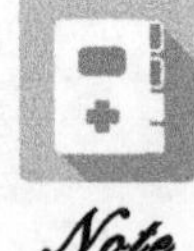
Note

续表

操作步骤	操作程序	注意要点
(4) 环境准备	环境安静、整洁、光线适宜、舒适、安全,必要时屏风遮挡	
*操作中		
1. 核对解释	携用物至患者床旁,核对患者。核对药液,向患者解释操作的目的及方法,注意事项及配合要点	
2. 选择部位	协助患者取适当体位,选择并显露穿刺部位,桡动脉穿刺的穿刺点为前臂掌侧腕关节上 2 cm,动脉搏动明显处;股动脉穿刺点在腹股沟股动脉搏动明显处,穿刺时,患者取仰卧位,下肢伸直略外展外旋,以充分暴露穿刺部位	
3. 皮肤消毒	常规消毒局部皮肤,直径大于 6 cm,待干	
4. 核对	再次核对	☆ 操作中核对
5. 排气	排气	
6. 进针注药	戴无菌手套,在欲穿刺动脉的搏动最明显部位固定于两指间,另一手持注射器,在两指间垂直或与动脉走向成 40°角刺入动脉,见有鲜红色血液涌进注射器,即固定穿刺针头的方向和深度,推注药液	
7. 压迫止血	注射完毕,迅速拔针,局部用无菌纱布加压止血 5~10 分钟	☆ 也可用沙袋加压止血
8. 核对	再次核对	☆ 操作后核对
9. 整理	整理用物,整理床单位,协助患者取舒适卧位	
*操作后		
1. 整理	回处置室整理用物,按消毒隔离原则处理相应物品	
2. 洗手记录	洗手,在医嘱单上签名,记录注射时间	
3. 观察	观察患者用药反应	
4. 评价	(1) 护患沟通有效,患者理解股动脉注射的目的,愿意接受并配合 (2) 注射过程严格遵守无菌操作原则、注射原则,注射部位未发生渗出、肿胀和感染	

【注意事项】

(1) 严格执行无菌操作技术,以防感染。

(2) 有出血倾向者,谨慎应用,以免引起血流不止。

(3) 新生儿如采用股动脉垂直进针易伤及髋关节,故多选用桡动脉。

吸入给药技术

吸入给药是指用雾化装置将水分或药液吹散成细小的雾滴,使其悬浮在空气中,随着呼吸经口或鼻腔吸入,以达到湿化呼吸道黏膜、去痰、解痉、抗炎等目的。特点是起效快,药物用量小,不良反应轻。常用吸入法有超声雾化吸入法、氧气雾化吸入法和手压式雾化吸入法。

★一、超声雾化吸入技术(技术 4-9)

超声雾化吸入是利用超声波声能产生的高频振荡,将药液变成细微雾滴,随着吸入的空气散布在气管、支气管、细支气管等深部呼吸道而发生疗效。

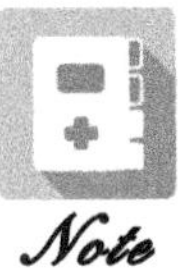

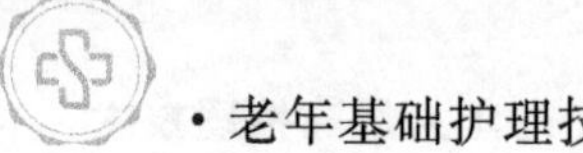

【目的】

（1）湿化呼吸道，稀化痰液，帮助去痰。

（2）解除支气管痉挛，改善通气功能。

（3）减轻呼吸道炎症，预防和控制呼吸道感染。

【用物】

1. 超声雾化吸入器的构造和作用原理

（1）基本构造

①超声波发生器：接通电源后可输出高频电能，面板上有电源和雾量调节开关、指示灯和定时器。

②水槽与晶体换能器：水槽内盛冷蒸馏水，底部有一个晶体换能器，能接收超声波发生器输出的高频电能，并将其转化为超声波声能。

③雾化罐和透声膜：雾化罐内盛放药液，底部是半透明的透声膜。

④螺纹管和口含嘴（或面罩）。

（2）作用原理：超声波发生器通电后输出高频电能，电能通过水槽底部的晶体换能器转换成超声波声能，声能震动并通过雾化罐底部的透声膜作用于罐内的药液，使药液表面张力被破坏而形成细微的气雾，通过螺纹管在患者深吸气时进入呼吸道。

2. 常用药物

（1）控制呼吸道感染，消除炎症：抗生素，如卡那霉素、庆大霉素。

（2）解除支气管痉挛：氨茶碱、沙丁胺醇。

（3）稀释痰液，帮助排痰：α-糜蛋白酶、乙酰半胱氨酸，盐酸氨溴索。

（4）减轻呼吸道黏膜水肿：地塞米松。

【实施】 见表4-13。

表4-13 超声雾化吸入法操作步骤

操作步骤	操作程序	注意要点
*操作前		
1. 评估	（1）患者的病情、意识状态、心理状态、合作程度 （2）患者呼吸道是否感染、通畅，有无支气管痉挛、呼吸道黏膜水肿、痰液等 （3）患者面部及口腔黏膜有无感染、溃疡等	
2. 准备		
（1）护士准备	衣帽整洁，修剪指甲，洗手，戴口罩	
（2）用物准备	①治疗盘、超声雾化器、口含嘴（或面罩）、连接管、冷蒸馏水、无菌生理盐水、一次性注射器、药液、水温计、棉签、碘伏、75%酒精、治疗巾、弯盘 ②加水加药：水槽内加蒸馏水至标线处，要浸没雾化罐底部的透声膜；核对药物，将药物用30～50 mL注射用水稀释，加入雾化罐内，连接雾化管道	☆检查雾化器各部件是否完好 ☆水槽底部的晶体换能器和雾化罐底部的透声膜薄而质脆，易损坏，操作时应小心
（3）患者准备	患者了解超声雾化吸入法的目的、方法、注意事项及配合要点，愿意接受雾化治疗	
（4）环境准备	环境安静、整洁、光线适宜、舒适、安全	
*操作中		
1. 核对解释	携用物至患者床旁，核对患者，向患者解释操作目的，指导使用方法	
2. 卧位	协助患者取舒适卧位	

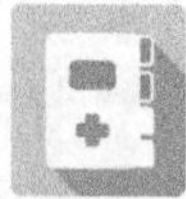

Note

续表

操作步骤	操作程序	注意要点
3. 调节	将雾化器接通电源，打开电源开关，指示灯亮，预热 3～5 分钟；设定雾化时间，一般每次雾化时间 15～20 分钟，调节雾量，观察药液喷出形成的雾量大小	☆ 雾量调节旋钮一般分三挡：大雾挡、中雾挡、小雾挡，按需调节
4. 协助吸入	将口含器放入患者口中(或将面罩罩在患者的口鼻上)，嘱患者紧闭口唇深呼吸	
5. 观察	观察患者反应，了解患者感受	
6. 整理	治疗结束，取下口含器或面罩，先关雾化开关后，再关电源开关，协助患者擦净面部，取舒适体位，整理床单位	☆ 连续使用雾化器时间间隔 30 分钟
* 操作后		
1. 整理	回处置室整理用物，放掉水槽内的水，擦干水槽，将雾化罐、螺纹管浸泡于消毒液内，再洗净晾干	☆ 预防交叉感染
2. 洗手记录	洗手，记录雾化时间，患者反应	
3. 评价	(1) 护患沟通良好，患者理解雾化吸入目的，愿意配合治疗 (2) 患者感觉舒适，痰液易咳出，症状缓解，治疗作用明显	

【注意事项】

(1) 水槽内无水时，不可开机工作以免烧坏机芯；水槽内保持足够的水量，水温不宜超过 60 ℃，如超过应停机调换冷蒸馏水。

(2) 保护药杯及水槽底部晶体换能器，安放时动作要轻。

(3) 一般每次雾化吸入 15～20 分钟，特殊情况下需要连续使用时，应间隔 30 分钟。

(4) 雾化吸入过程中严密观察患者痰液排出是否困难。

★二、氧气雾化吸入技术(技术 4-10)

氧气雾化吸入是指利用一定压力的氧气产生高速的气流使药液形成雾状，随着吸气进入呼吸道而产生疗效的治疗方法。

【目的】 同超声雾化吸入。

【用物】 氧气雾化吸入器的构造和原理

(1) 构造：由输氧管、喷嘴、储药瓶、射流孔、储药瓶盖、T 形接头、吸嘴等构成。

(2) 原理：常用的氧气雾化吸入器为射流式雾化器。基本原理是借助高速气流通过毛细管并在管口产生负压，负压将药液从小管吸出，所吸的药液又被毛细管口高速的气流冲击成细小的雾滴，呈气雾状喷出。

【实施】 见表 4-14。

表 4-14 氧气雾化吸入操作步骤

操作步骤	操作程序	注意要点
* 操作前		
1. 评估	(1) 患者的病情、意识状态、心理状态、合作程度 (2) 患者呼吸道是否感染、通畅，有无支气管痉挛、呼吸道黏膜水肿、痰液等 (3) 患者面部及口腔黏膜有无感染、溃疡等	

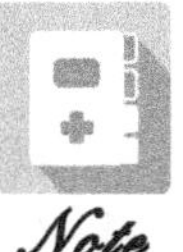

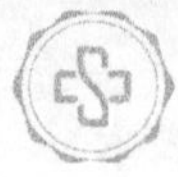

续表

操作步骤	操作程序	注意要点
2. 准备		
(1) 护士准备	衣帽整洁,修剪指甲,洗手,戴口罩	
(2) 用物准备	①氧气装置 ②治疗盘、氧气雾化吸入器、药液、弯盘、蒸馏水或无菌生理盐水、无菌纱布、棉签、记录单 ③配药:核对药物,将药物用蒸馏水或生理盐水稀释至 5 mL,加入雾化器内,连接雾化管道	☆检查氧气装置及雾化器是否完好
(3) 患者准备	患者了解雾化吸入的目的、方法、注意事项及配合要点,愿意接受雾化治疗	
(4) 环境准备	环境安静、整洁、光线适宜、舒适、安全	
*操作中		
1. 核对解释	携用物至患者床旁,核对患者,向患者解释操作目的,指导使用方法	
2. 卧位	协助患者取舒适卧位	
3. 调节氧流量	连接装置,将雾化器的进气口接在氧气装置的输出管,调节氧流量为 6～8 L/min,观察雾量大小	
4. 协助吸入	将口含器放入患者口中,嘱患者紧闭口唇,指导患者深呼吸	☆如感到疲劳,可关闭氧气,休息片刻
5. 观察	观察患者反应	
6. 整理	治疗结束后,取下雾化器,关闭氧气;协助患者清洁口腔,整理床单位	
*操作后		
1. 整理	回处置室整理用物,用消毒液浸泡消毒雾化器,温水冲洗晾干	☆预防交叉感染
2. 洗手记录	洗手,记录雾化时间,患者反应	
3. 评价	(1) 护患沟通良好,患者理解雾化吸入目的,愿意正确配合治疗 (2) 患者感觉舒适,痰液易咳出,症状缓解,治疗作用明显	

【注意事项】

(1) 操作前,仔细检查氧气雾化装置连接是否完好,有无漏气,管道是否通畅。

(2) 氧气湿化瓶内勿加水,以免液体进入雾化吸入器内使药液稀释。

(3) 操作中注意用氧安全,严禁接触烟火和易燃品。

【任务测试】

1. 王奶奶,68 岁,身体虚弱,患多种慢性病,宜饭前服用的药物是(　　)。

A. 维生素 E　　B. 胃蛋白酶合剂　　C. 止咳合剂

D. 庆大霉素　　E. 先锋霉素

2. 张爷爷,64 岁,缺铁性贫血,服用铁剂时,多食哪种食物可增加铁的吸收?(　　)

A. 含电解质的流质食物　　B. 高蛋白质食物　　C. 含纤维素多的食物

D. 酸性食物　　E. 米面食物

3. 周爷爷,78 岁,慢性充血性心力衰竭,患者服用地高辛时,护士应重点观察(　　)。

A. 胃肠道反应　B. 是否成瘾　C. 心率、心律　D. 体温　E. 血压

4. 马奶奶,72 岁,小肠疝气术后,遵医嘱给予青霉素皮试,试验过程中,正确的操作是(　　)。

A. 进针角度为 20°～30°　　B. 用 2%碘酊消毒皮肤

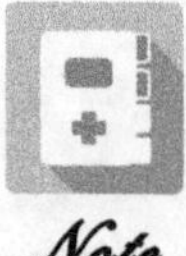

Note

C. 通常注射药量为 0.1 mL

D. 拔针后，用无菌棉签按压针眼

E. 若皮试需做对照试验，可用同一注射器及针头

5. 郑爷爷，67 岁，高热，遵医嘱进行小柴胡肌内注射，选择臀大肌注射时，为使肌肉松弛，应采取的姿势为（ ）。

A. 俯卧位，足尖分开，足跟相对

B. 侧卧位，上腿稍弯曲，下腿伸直

C. 侧卧位，上腿伸直，下腿稍弯曲

D. 坐位时，应选择较矮坐凳

E. 仰卧位，足尖分开，足跟相对

答案：1. B 2. D 3. C 4. C 5. C

（苏 晗）

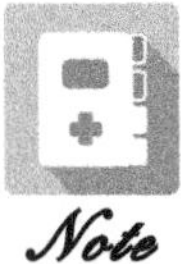

任务 2　药物过敏试验技术

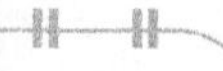

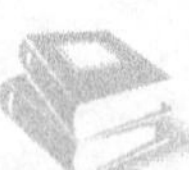

导入语

药物过敏反应也称药物变态反应，是由药物引起的过敏反应，属于药物不良反应中的特殊类型，多与患者的特异性过敏体质相关，仅见于少数人。药物过敏反应发生于多次接触同一种药物后，轻者出现皮肤瘙痒、荨麻疹、发热，重者可引起过敏性休克而出现生命危险。因此在为患者使用能引起致敏作用的药物如青霉素、链霉素、头孢菌素、破伤风抗毒素（TAT）时，需做药物过敏试验，并严密观察病情变化，正确判断结果，一旦出现过敏反应，及时有效地采取急救措施。

学习目标

知识目标	1. 了解青霉素过敏反应的发生机制 2. 熟悉青霉素、TAT 过敏反应的机理，链霉素过敏反应的预防及链霉素过敏性休克的处理；掌握链霉素、头孢等常用过敏试验药液的配制及试验结果的判断 3. 掌握青霉素、TAT 试验药液的配制及试验结果的判断，青霉素过敏反应的预防，青霉素过敏反应的表现及过敏性休克的处理，TAT 脱敏注射法及过敏反应的急救处理
技能目标	能够规范熟练地完成青霉素试验药液的配制操作
素质目标	具有严谨求实的工作作风和对待工作学习一丝不苟的态度

情景导入

庞奶奶，72 岁，无明显诱因出现腹痛、腹泻、发热、呕吐 20 小时入院。查体：T 38.6 ℃，R 18 次/分，P 88 次/分，BP 100/68 mmHg，腹平，肝脾未及，无包块，全腹压痛以右下腹麦氏点周围为著，无明显肌紧张，肠鸣音 10～15 次/分。诊断为急性阑尾炎。遵医嘱给予青霉素抗感染治疗。护士小王为庞奶奶做青霉素皮试后，观察结果为阴性，输液 30 分钟后，庞奶奶突然出现面色苍白、出冷汗、胸闷、气急、发绀、呼吸困难，手足发麻，继之不能言语。

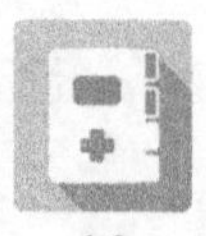

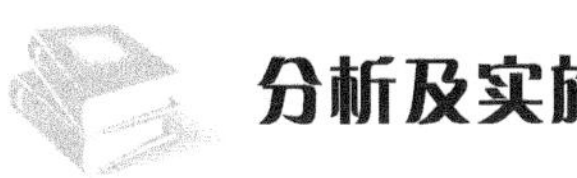

分析及实施

青霉素过敏试验

青霉素(penicillin)是青霉素 G 的简称,又名苄青霉素,是目前常用的抗生素之一,具有疗效高、毒性低的特点,但较易发生过敏反应,是各种抗生素中过敏反应发生率最高的药物。对青霉素过敏的人接触该药后,无论年龄、性别、剂量和制剂(钾盐、钠盐、长效、半合成青霉素等)、给药时间和给药途径(注射、口服、外用等),均可发生不同程度的过敏反应。因此在使用各种剂型的青霉素制剂前,必须先做过敏试验,试验结果阴性者方可用药,同时要加强用药前后的监测,及时发现过敏反应症状并处理。

一、青霉素过敏反应的原因

青霉素过敏反应是抗原与抗体在致敏细胞上相互作用引起的。青霉素本身不具有抗原性,其制剂中所含的高分子集合体(6-氨基青霉烷酸)、青霉素降解产物(青霉烯酸、青霉噻唑酸)作为半抗原进入机体后与蛋白质或多肽分子结合形成全抗原,使 T 淋巴细胞致敏,从而作用于 B 淋巴细胞使其分化增殖,使 B 淋巴细胞转变为浆母细胞和浆细胞,而产生特异性抗体 IgE。IgE 黏附于某些组织,如皮肤、鼻、咽、声带、支气管黏膜下微血管周围的肥大细胞上及血液中的嗜碱性粒细胞表面,使机体处于致敏状态。当机体再次接触同类药物的抗原刺激时,抗原即与肥大细胞和嗜碱性粒细胞表面的特异性抗体 IgE 结合,导致细胞破裂,释放组胺、缓激肽、慢反应物质、5-羟色胺等血管活性物质,这些物质分别作用于效应器,使平滑肌收缩、毛细血管通透性增高、腺体分泌增多,从而产生一系列过敏反应的临床表现。

二、青霉素过敏反应的预防

(1) 用药前应详细询问患者的用药史、过敏史和家族史,对有青霉素过敏史者禁止做过敏试验。对已接受青霉素治疗的患者,停药已超过 24 小时需再用此药,或使用过程中更换药物批号,均须重新做过敏试验,结果阴性者方可用药。

(2) 青霉素皮试液在接近中性的溶剂中(pH 6～6.5)分解缓慢,所以皮试液溶媒应选择 0.9%氯化钠溶液。青霉素皮试液极不稳定,在常温下易成倍分解产生各种致敏物质导致过敏反应发生,因此,青霉素皮试液应现配现用。

(3) 严格遵守操作规程,正确实施药物过敏试验,准确判断试验结果。

(4) 用药过程中,严密观察患者反应,并备好急救药品,如盐酸肾上腺素等。首次注射青霉素者需观察 30 分钟。

(5) 不宜空腹进行皮肤试验和药物注射。空腹用药可因疼痛刺激等出现头晕眼花、出冷汗、面色苍白、恶心等反应,易与过敏反应相混淆。

★三、青霉素过敏试验技术(技术 4-11)

青霉素过敏试验通常以 0.1 mL(含青霉素 G 20～50 U)的试验药液皮内注射,根据皮丘及患者全身情况来判断试验结果,只有过敏试验结果阴性方可使用青霉素治疗。过敏试验的部位常选择前臂掌侧下段,该处皮肤较薄,易于注射,且肤色较淡,易于辨认局部反应。

【目的】 筛选过敏体质的患者,指导临床安全合理用药。

【实施】

试验药液的配制　青霉素过敏试验药液的配制方法见表 4-15。

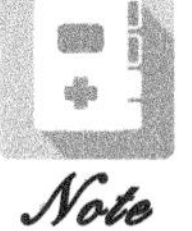

表 4-15　青霉素过敏试验药液配制操作步骤

操作步骤	操作程序	注意要点
* 操作前		
1. 评估	(1) 患者病情、治疗情况、意识状态、心理状态、用药史及药物过敏史 (2) 患者注射部位的皮肤情况，对药物的认知及合作程度	
2. 准备		
(1) 护士准备	衣帽整洁，修剪指甲，洗手，戴口罩	
(2) 用物准备	①治疗车上层：注射盘、80 万 U 青霉素 1 瓶、0.9%氯化钠注射液 1 瓶、1 mL 注射器 1 支、5 mL 注射器 1 支、10 mL 注射器 1 支、碘伏、无菌棉签、75%酒精(对酒精过敏者备生理盐水)、0.1%盐酸肾上腺素 1 支、2 mL 注射器 1 支、洗手液、医嘱单、注射卡 ②治疗车下层：生活垃圾桶、医用垃圾桶、锐器盒	
(3) 患者准备	患者了解试验目的、情绪稳定、无空腹、无青霉素类药物过敏史，获得有关皮肤过敏试验的一般知识，能积极配合	
(4) 环境准备	按无菌操作要求进行，注射环境安静、整洁、光线适宜	
* 操作中		
◆ 配置青霉素皮试液		
1. 查对	查对医嘱单，填写注射卡，核对无误	
2. 铺盘	铺无菌注射盘	
3. 检查	检查青霉素、0.9%氯化钠注射液，检查注射器	
4. 溶解	取 4 mL 生理盐水，加入 80 万 U 青霉素瓶内，溶解为每毫升含青霉素 G 20 万 U	
5. 第一次稀释	抽取上述溶液 0.1 mL，加生理盐水至 1 mL(图 4-7)，稀释后每毫升含青霉素 G 2 万 U 图 4-7　抽生理盐水稀释	

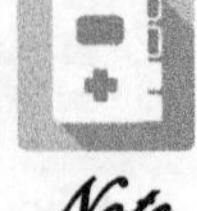
Note

续表

操作步骤	操作程序	注意要点
6. 第二次稀释	推至 0.1 mL(图 4-8),加生理盐水至 1 mL,稀释后每毫升含青霉素 G 2000 U 图 4-8　推出药液剩 0.1 mL	
7. 第三次稀释	推至 0.1 mL 或 0.25 mL,加生理盐水至 1 mL,稀释后则每毫升含青霉素 G 200 U 或 500 U	☆ 每次配制时均应将溶液混匀
8. 放置妥当	配制完毕,在注射器上标记药物名称,将针头保护套或原空安瓿套在针头上,放入已铺好的无菌注射盘内备用	☆ 贴好标记,妥善保管
◆ 注射青霉素皮试液		
实施	同皮内注射法,取青霉素皮试液(每毫升含青霉素 G 200～500 U),按皮内注射法在患者前臂掌侧下段进行注射,注入皮试液 0.1 mL(含青霉素 G 20～50 U),20 分钟后观察结果	
青霉素皮肤试验结果的判断		
阴性(－)	皮丘大小无改变,周围不红肿,无红晕,无自觉症状,无不适表现	
阳性(＋)	皮丘可见隆起,出现红晕硬结,直径大于 1 cm 或周围出现伪足,有痒感,可有头晕、心慌、恶心等不适,严重者可发生过敏性休克	
* 操作后		
1. 整理	回处置室整理用物,按消毒隔离原则处理相应物品	
2. 洗手记录	在医嘱单上签名,记录注射时间和结果	
3. 评价	(1) 护患沟通有效,患者理解试验的目的,愿意接受并配合 (2) 护理人员严格遵守操作规程,皮试液的配制、试验方法和结果判断正确	

【注意事项】

(1) 青霉素皮肤试验前详细询问患者的用药史、过敏史和家族过敏史。

(2) 凡初次用药、停药超过 24 小时需再次使用及使用过程中更换青霉素批号,均需重新做过敏试验。

(3) 严密观察患者,首次注射后须观察 30 分钟。注意局部和患者反应,倾听患者主诉,做好急救的准备工作。

(4) 若需做对照试验,则用另一注射器及针头,在另一侧前臂相应部位注射 0.1 mL 0.9%氯化钠溶

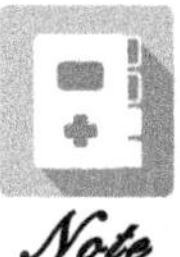

液。

(5) 试验结果阳性者禁止使用青霉素，同时报告医生，在体温单、医嘱单、病历、床头卡上醒目注明，并告知患者及其家属。

四、青霉素过敏反应的临床表现

青霉素过敏反应的临床表现多种多样，包括皮肤、呼吸道、消化道等过敏症状，其中最为严重的表现为过敏性休克。

1. 过敏性休克(anaphylactic shock) 属Ⅰ型变态反应，发生率为10万分之5～10，可发生于用药后数秒钟或数分钟内，或半小时后，也有极少数患者发生于连续用药的过程中。一般在做青霉素过敏试验过程中，或注射药液后呈现闪电式发生。主要表现如下。

(1) 呼吸道阻塞症状　由于喉头水肿和肺水肿引起，表现为胸闷、气急、发绀、口吐白沫伴濒死感。

(2) 循环系统症状　由于周围血管扩张，导致有效循环血量不足，表现为面色苍白、出冷汗、发绀、脉搏细弱、血压下降、烦躁不安等。

(3) 中枢神经系统症状　因脑组织缺氧所致，表现为头晕眼花、面部及四肢麻木、意识丧失、抽搐、大小便失禁等。

2. 血清病型反应(serum sickness-like reaction) 属Ⅲ型变态反应，一般于用药后7～12天发生，临床表现和血清病相似，有发热、腹痛、皮肤发痒、荨麻疹、全身淋巴结肿大、关节肿痛等。

3. 各器官或组织的过敏反应

(1) 皮肤过敏反应　主要有瘙痒、荨麻疹、皮炎，严重者发生剥脱性皮炎。

(2) 呼吸道过敏反应　可引起哮喘或促发原有的哮喘发作。

(3) 消化系统过敏反应　可引起过敏性紫癜，以腹痛和便血为主要症状。

五、青霉素过敏性休克的急救措施

立即停药、就地抢救、报告医生、争分夺秒、严密观察。

1. 停药平卧　立即停药，患者取平卧位或中凹卧位，就地抢救，同时报告医生。

2. 注射盐酸肾上腺素　立即皮下注射0.1%盐酸肾上腺素0.5～1 mL，小儿剂量酌减。若症状不缓解，可每隔30分钟皮下或静脉注射0.1%盐酸肾上腺素0.5 mL，直至脱离危险。盐酸肾上腺素是抢救过敏性休克的首选药物，具有收缩血管、增加外周阻力、兴奋心肌、增加心排出量及松弛支气管平滑肌等作用。

3. 纠正缺氧改善呼吸　给予氧气吸入，当呼吸受抑制时，应立即进行口对口人工呼吸，并肌内注射尼可刹米(可拉明)或山梗菜碱(洛贝林)等呼吸兴奋剂等；喉头水肿影响呼吸时，应立即行气管插管或配合施行气管切开术。

4. 根据医嘱给药

(1) 抗过敏　给予地塞米松5～10 mg静脉推注或氢化可的松200～400 mg加入5%或10%葡萄糖溶液500 mL内静脉滴注。

(2) 改善微循环　静脉滴注10%葡萄糖或平衡液扩充血容量，根据病情给予多巴胺、间羟胺等升压药。

(3) 纠正酸中毒　应用抗组胺类药物，如肌内注射盐酸异丙嗪(非那根)25～50 mg等。

5. 心肺复苏　若出现心搏骤停，立即行心肺复苏术。

6. 观察与记录　密切观察患者的神志、血压、脉搏、尿量等变化，并做好病情动态记录。患者未脱离危险期时不宜搬动。

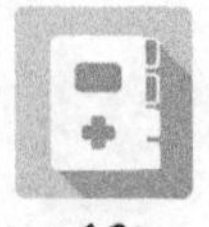
Note

链霉素过敏试验

由于链霉素本身的毒性作用以损害第八对脑神经为主，所含杂质(链霉素胍及二链霉胺)具有释放组织胺的作用，可引起中毒反应和过敏反应，所以使用链霉素时应进行皮肤过敏试验并加强观察。通过学习此项目，学会配制链霉素试验药液，能够正确实施药物过敏试验，准确判断试验结果。

一、链霉素过敏试验法

1. 试验药液的配制 链霉素试验药液以每毫升含链霉素 2500 U 为标准，具体配制方法见表 4-16。

表 4-16 链霉素试验药液的配制

100 万 U 链霉素（原液）	加 0.9%氯化钠注射液	每毫升药液含链霉素	要点说明
取原液（0.5 mL）	3.5 mL	25 万 U	用 5 mL 注射器，6～7 号针头
取上液 0.1 mL	0.9 mL	2.5 万 U	用 1 mL 注射器，充分溶解摇匀
取上液 0.1 mL	0.9 mL	2500 U	配制完毕换上 4 $\frac{1}{2}$ 号针头

2. 试验方法 皮内注射链霉素试验药液 0.1 mL（含链霉素 250 U），20 分钟后根据皮丘变化及患者全身症状来判断试验结果并记录，只有链霉素试验结果阴性方可使用链霉素治疗。试验结果的判断方法同青霉素过敏试验法。

二、链霉素过敏反应的临床表现与处理

链霉素过敏反应的临床表现与青霉素过敏反应大致相同。轻者表现为发热、皮疹、荨麻疹，重者可致过敏性休克。一旦发生过敏性休克，其救治措施与青霉素过敏性休克相同。

链霉素的毒性反应比过敏反应更常见、更严重，链霉素与 Ca^{2+} 结合，可导致血钙降低，患者表现为麻木、头晕、抽搐，最初仅口周麻木，严重者四肢、面部、头皮等全身麻木，甚至四肢抽动。链霉素具有阻滞神经、肌肉接头作用，可发生呼吸抑制和四肢软弱；链霉素对第八对脑神经的影响可引起眩晕、耳鸣、耳聋等，多呈进行性或永久性。可用 10%葡萄糖酸钙或稀释一倍的 5%氯化钙静脉推注，因钙离子能和链霉素络合，从而减轻其毒性反应。

破伤风抗毒素（TAT）过敏试验

破伤风抗毒素（tetanus antitoxin，TAT）是马的免疫血清，对人体而言是一种异种蛋白，具有抗原性，注射后容易出现过敏反应。因此用药前须做过敏试验，曾用过 TAT 但停药超过 1 周者，如需再次使用，应重新做过敏试验。

破伤风抗毒素是一种特异性抗体，能中和破伤风患者体液中由破伤风杆菌产生的毒素，使机体产生被动免疫，从而有效控制病情发展或起到预防疾病的功能。

一、TAT 过敏试验法

1. 试验药液的配制 用 1 mL 注射器吸取 1500 U/mL 破伤风抗毒素 0.1 mL，加无菌生理盐水稀释至 1 mL（每毫升含 TAT 150 U），为 TAT 皮试液，即可做皮肤过敏试验。

2. 试验方法 皮内注射破伤风抗毒素试验药液 0.1 mL（含破伤风抗毒素 15 U），20 分钟后观察试验结果。

阴性（－）：局部无红肿，无全身反应。

阳性（＋）：局部皮丘红肿硬结，直径大于 1.5 cm，红晕范围直径超过 4 cm，有时出现伪足、痒感，全身反应同青霉素过敏性反应，严重者可出现过敏性休克。

二、TAT 阳性患者脱敏注射法

脱敏注射法针对 TAT 过敏试验阳性患者，是小剂量、短间隔、分次注射的方法。其基本原理：小剂量抗原进入体内后，同吸附于肥大细胞或嗜碱性粒细胞上的 IgE 结合，使其逐步释放出少量的组胺等活

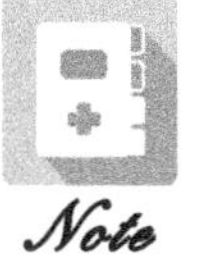

性物质；而机体本身有一种组胺酶释放，它可使组胺分解，从而不会对机体产生严重损害，因此在临床上可不出现症状。经过多次小量的反复注射后，可使细胞表面的 IgE 抗体大部分甚至全部被结合而消耗掉，最后大量注射破伤风抗毒素（抗原）时，便不会发生过敏反应。脱敏注射法如表 4-17 所示。

表 4-17　破伤风抗毒素脱敏注射法

注射次数	TAT	加生理盐水	注射方法	间隔时间
1	0.1 mL	0.9 mL	肌内注射	20 分钟
2	0.2 mL	0.8 mL	肌内注射	20 分钟
3	0.3 mL	0.7 mL	肌内注射	20 分钟
4	余量	稀释至 1 mL	肌内注射	20 分钟

在脱敏注射过程中，应密切观察患者反应。当患者出现面色苍白、发绀、荨麻疹、头晕及心慌等不适或过敏性休克时，应立即停止注射 TAT，按青霉素过敏性休克的急救措施处理。若过敏反应轻微，可待症状消退后，酌情减少剂量，增加注射次数，以达到顺利注入余量的目的。

其他药物过敏试验

一、普鲁卡因过敏试验法

普鲁卡因是局部麻醉药。白色结晶或结晶性粉末，易溶于水，毒性比可卡因低。主要用于浸润麻醉、腰麻、“封闭疗法”等。除用药过量引起中枢神经系统及心血管系统反应外，偶发过敏反应，用药前需做过敏试验。

1. 试验药液的配制　以 0.25%普鲁卡因试验药液为标准。具体配制方法：如为 1%的普鲁卡因溶液，取 0.25 mL 药液加生理盐水稀释至 1 mL 即可。

2. 试验方法　皮内注射 0.25%普鲁卡因 0.1 mL（含普鲁卡因 0.25 mg），20 分钟后观察试验结果。试验结果的判断及过敏反应的处理同青霉素过敏试验。

二、头孢菌素类（先锋霉素）过敏试验法

头孢菌素又称先锋霉素，是一类广谱半合成抗生素，具有抗菌谱广、抗菌作用强、毒性小、耐青霉素酶、对 β-内酰胺酶稳定、过敏反应发生率较青霉素类低等优点。头孢菌素类和青霉素类之间可呈现不完全的交叉过敏反应，对青霉素过敏者有 10%～30%对头孢菌素类过敏，而对头孢菌素类过敏者绝大多对青霉素过敏。用药前需做过敏试验。

1. 试验药液的配制　头孢菌素试验药液以每毫升含头孢菌素 60 μg 的生理盐水为标准。配制方法见表 4-18。

表 4-18　头孢菌素（先锋霉素Ⅴ、Ⅵ）试验药液的配制法（60 μg/mL）

步骤	头孢菌素	加生理盐水	药物浓度	要点说明
1	每瓶 0.5 g	5 mL	0.1 g/mL	用 5 mL 注射器，6～7 号针头
2	取上液 0.1 mL	0.9 mL	10 mg/mL	换 1 mL 注射器
3	取上液 0.1 mL	0.9 mL	1 mg/mL	配制时充分溶解摇匀
4	取上液 0.1 mL	0.9 mL	100 μg/mL	配制完毕换 $4\frac{1}{2}$ 号针头
5	取上液 0.6 mL	0.4 mL	60 μg/mL	贴好标记备用

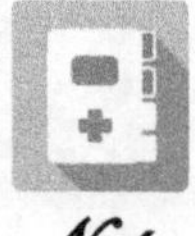

2. 试验方法　皮内注射头孢菌素类试验药液 0.1 mL（含头孢菌素 6 μg），20 分钟后观察试验结果。

试验结果的判断及过敏反应的处理同青霉素过敏试验法。

3. 注意事项

(1) 凡既往使用头孢菌素类药物发生过敏反应者,不得再做过敏试验。

(2) 皮试阴性者,用药后仍有发生过敏反应的可能,故在用药期间应密切观察患者反映,如有过敏反应发生,应立即停药并通知医生,处理方法同青霉素过敏反应。

三、碘过敏试验

临床上常用碘化物造影剂做肾脏、胆囊、心脏血管、脑血管、其他脏器和周围血管造影,CT 增强扫描和其他各种腔道、瘘管造影等。此类药物也可发生过敏反应,凡首次应用此药者,应在碘造影前 1～2 天做过敏试验,结果为阴性者方可做碘造影检查。但少数患者过敏试验虽为阴性,在检查前注射造影剂时仍有可能发生过敏反应,因此,需密切观察,并做好急救准备。

(一) 试验方法

1. 口服法 口服 5%～10%碘化钾 5 mL,每日 3 次,共 3 天,观察结果。

2. 皮内注射法 皮内注射碘造影剂 0.1 mL,20 分钟后观察试验结果。

3. 静脉注射法 静脉注射碘造影剂(30%泛影葡胺)1 mL 后,5～10 分钟后观察、判断试验结果。

(二) 试验结果判断

1. 口服法 服药后出现口麻、流泪、流涕、头晕、恶心呕吐、荨麻疹等反应为阳性。

2. 皮内试验法 局部有红肿硬结,直径大于 1 cm 为阳性。

3. 静脉注射法 有血压、脉搏、呼吸、面色等改变为阳性。

(三) 注意事项

(1) 静脉注射造影剂前,必须先做皮内试验,阴性者做静脉注射试验,静脉试验阴性者方可进行碘造影。

(2) 少数患者过敏试验结果虽为阴性,但在注射碘造影剂时仍有可能发生过敏反应,所以在造影时需备好急救药品。

四、细胞色素 C 过敏试验法

细胞色素 C 是一种细胞呼吸激活剂,能增强细胞氧化,提高氧的利用。常用于急救或辅助治疗各种原因引起的组织缺氧,如一氧化碳中毒、新生儿窒息、高山缺氧等,偶发过敏反应,治疗终止后再用本品较易发生,用药前需做过敏试验。

1. 试验药液的配制 细胞色素 C 试验药液以每毫升含细胞色素 C 0.75 mg 的生理盐水为标准。以每毫升含细胞色素 C 0.75 mg 为标准。具体配制方法:细胞色素 C 每支 2 mL,含 15 mg,取 0.1 mL 加 0.9%氯化钠溶液稀释至 1 mL,即每毫升含细胞色素 C 0.75 mg。

2. 试验方法

1) 皮内注射试验 皮内注射细胞色素 C 试验药液 0.1 mL(含细胞色素 C 0.075 mg),20 分钟后观察试验结果。试验结果的判断及过敏反应的处理同青霉素过敏试验。

2) 划痕试验

(1) 在患者的前臂掌侧下段,用 70%酒精常规消毒皮肤,待干。

(2) 取细胞色素 C 原溶液(每毫升含细胞色素 C 7.5 mg)1 滴,滴于皮肤上。

(3) 无菌针头在表皮上划痕两道,长约 0.5 cm,深度以微量渗血为度。

3. 试验结果判断

(1) 阴性(－) 局部无红肿,无自觉症状。

(2) 阳性(＋) 局部红肿,直径大于 1 cm,有丘疹。

注意事项及急救措施同青霉素过敏反应。

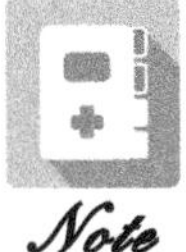

【任务测试】

1. 李爷爷,62 岁,阑尾炎术后,遵医嘱给予青霉素过敏试验,关于皮试过程的叙述不正确的是(　　)。

A. 皮试前应评估患者的用药史、药物过敏史　　B. 查对姓名、床号、皮试的药物

C. 常用部位为前臂掌侧下 1/3 处　　D. 无自觉反应即可判断皮试阴性

E. 皮丘隆变化大,直径超过 1 cm 是皮试阳性的表现

2. 王奶奶,65 岁,乳腺瘤切除术后,遵医嘱给予青霉素过敏试验,做过敏试验时,常用的皮肤消毒剂是(　　)。

A. 2%碘酒溶液　　B. 0.2%碘伏溶液　　C. 70%酒精溶液

D. 0.1%新洁尔灭溶液　　E. 0.02%洗必泰溶液

3. 赵爷爷,63 岁,患扁桃体炎,在注射青霉素数秒钟后出现胸闷、气促、面色苍白、出冷汗及濒危感、血压 75/45 mmHg,护士首先采取的急救措施是(　　)。

A. 给予氧气吸入　　B. 针刺人中、内关等穴位　　C. 给予静脉输液

D. 报告医生　　E. 停止注射青霉素,皮下注射盐酸肾上腺素 1 mg

4. 于奶奶,61 岁,做青霉素过敏试验,结果为阳性,以下做法哪种不妥?(　　)

A. 禁用青霉素　　B. 告知患者及家属今后禁用青霉素

C. 将试验结果在注射单上做醒目标识　　D. 将试验结果填在体温单上

E. 用生理盐水在对侧相应部位做对照试验

5. 孙爷爷,67 岁,外出遛弯时不慎踩到铁钉,脚被扎伤,到医院注射 TAT,TAT 过敏试验反应阳性,护士应采取的措施是(　　)。

A. 停止注射 TAT　　B. 采用脱敏疗法注射 TAT

C. 再次做过敏试验并用生理盐水做对照试验　　D. 注射肾上腺素、苯海拉明等药物抗过敏

E. 先准备好抢救器械,然后直接注射 TAT

答案:1. D　2. C　3. E　4. E　5. B

(白　柳　郑敏娜)

Note

任务3　静脉输液技术

导入语

静脉输液是临床常用的护理技术，在抢救和治疗患者方面起着重要的作用。静脉输液是一项侵入性的操作，操作中任何环节的疏忽大意都会影响输液的质量。因此，护理人员应熟练掌握静脉穿刺技术，关心体贴患者，以丰富的理论知识和熟练的操作技术为患者提供安全、有效的高质量护理服务。

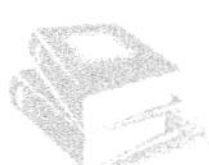

学习目标

知识目标	1. 了解输液微粒的定义，输液微粒的来源、危害、防止及消除措施 2. 熟悉输液的目的、常用溶液的种类及作用、输液速度与时间的计算 3. 掌握周围静脉输液法操作要点、常见输液故障的排除、常见输液反应及护理
技能目标	能够规范熟练地完成周围静脉输液操作
素质目标	具有高度的责任心、爱心、耐心、细心、同情心，尊重生命。

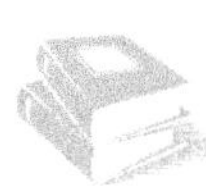

情景导入

孙奶奶，69岁，在炎热夏季吃隔夜剩菜剩饭后出现恶心、腹痛、腹泻，一日腹泻达8次，自服思密达未缓解来院。患者头晕，精神萎靡不振，心慌乏力，困倦，皮肤干燥，弹性差，唇舌干燥，唾液少，眼窝略塌陷。医生诊断为急性腹泻伴中度脱水，需要立即补液、抗感染治疗。护士小李准备为其进行静脉输液。

分析及实施

静脉输液(intravenous infusion)是利用大气压和液体静压的作用原理，将一定量的无菌溶液（药液）直接输入静脉的方法。

一、静脉输液的目的

（1）补充水分及电解质，纠正水和电解质失调，维持酸碱平衡。常用于各种原因引起的脱水、酸碱平衡紊乱的患者。

（2）补充营养，维持热量。常用于慢性消耗性疾病、胃肠道吸收障碍、昏迷、禁食、口腔疾病等不能经口进食及大手术后的患者。

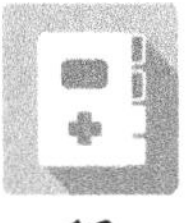

(3) 输入药物,治疗疾病。常用于中毒、各种感染、脑及各种组织水肿,以及各种需经静脉输入药物治疗的患者。

(4) 增加血容量,改善微循环,维持血压。常用于严重烧伤、大出血、休克等患者。

二、常用溶液及作用

(一) 晶体溶液

晶体溶液的分子量小,在血管内存留时间短,对维持细胞内外水分的相对平衡有重要的作用,可有效纠正体内水、电解质及酸碱失衡。

1. 葡萄糖溶液 常用5%葡萄糖溶液、10%葡萄糖溶液。用于补充水分和热量,防止酮体产生,减少蛋白质的消耗,促进钠(钾)进入细胞内。

2. 等渗电解质溶液 常用0.9%氯化钠溶液、5%葡萄糖氯化钠溶液、复方氯化钠溶液(即林格等渗溶液,内含氯化钠、氯化钾和氯化钙)等,用于补充水分和电解质。

3. 高渗溶液 常用20%甘露醇、25%山梨醇、25%～50%葡萄糖溶液。用于利尿脱水。可迅速提高血浆渗透压,回收组织水分进入血管内,消除水肿,同时可降低颅内压、改善中枢神经系统的功能。

4. 碱性溶液 常用5%碳酸氢钠溶液、1.4%碳酸氢钠溶液、11.2%乳酸钠溶液和1.84%乳酸钠溶液,用于纠正酸中毒,维持酸碱平衡。

(二) 胶体溶液

胶体溶液的分子量大,在血管内存留时间长,能有效维持血浆胶体渗透压,增加血容量,改善微循环,提升血压。

1. 右旋糖酐 为水溶性多糖类高分子聚合物,常用的溶液有两种。

(1) 中分子右旋糖酐 平均分子量为7.5万。可提高血浆胶体渗透压,补充血容量。

(2) 低分子右旋糖酐 平均分子量为4万,可降低血液黏稠度,改善微循环和抗血栓形成。

2. 代血浆 常用羟乙基淀粉(706代血浆)、氧化聚明胶、聚乙烯吡咯烷酮等。作用与低分子右旋糖酐相似,扩容效果良好,输入后可使循环血量和心输出量显著增加,急性大出血时可与全血共用。

3. 血液制品 常用5%白蛋白和血浆蛋白等,输入后能提高胶体渗透压,增加循环血容量,补充蛋白质和抗体,有助于组织修复和增强机体免疫力。

(三) 静脉高营养溶液

常用溶液有复方氨基酸、脂肪乳剂等,主要由氨基酸、脂肪酸、维生素、矿物质、高浓度葡萄糖及水分组成,能供给患者热能,维持正氮平衡,补充各种维生素和矿物质,改善营养。

三、静脉输液技术

老年患者手足静脉较细小表浅、皮下脂肪少、弹性差、血管缺少组织支持而活动度较大,穿刺困难。因此,穿刺前要仔细了解血管特点,使其充分暴露,看清走行,摸清深浅和粗细。

★(一) 密闭式周围静脉输液技术(技术4-12)

密闭式周围静脉输液法(表4-19)是利用原装密封药液瓶插入输液器进行输液的方法。此法操作简便,污染机会少,运用广泛。

表4-19 密闭式周围静脉输液操作步骤

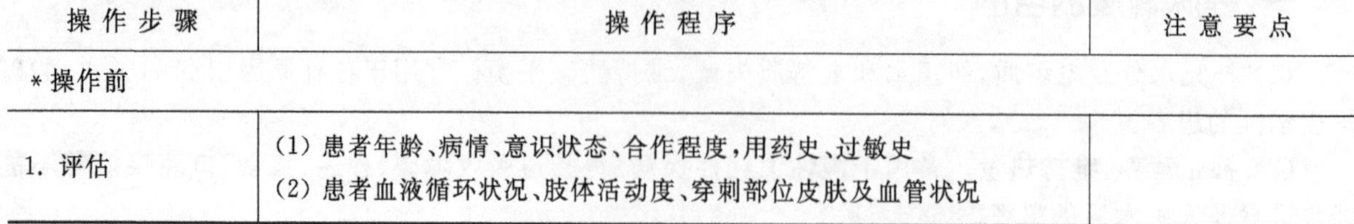

操作步骤	操作程序	注意要点
*操作前		
1. 评估	(1) 患者年龄、病情、意识状态、合作程度,用药史、过敏史 (2) 患者血液循环状况、肢体活动度、穿刺部位皮肤及血管状况	

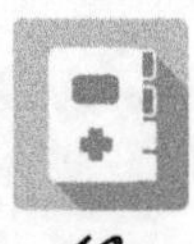

Note

续表

操作步骤	操作程序	注意要点
2. 准备		
(1) 护士准备	衣帽整洁,修剪指甲,洗手,戴口罩	
(2) 用物准备	①治疗车上层:治疗盘、0.9%氯化钠(加药时配备注射器)、输液器、输液瓶贴、皮肤消毒液(安尔碘)、无菌干棉签(一次性)、止血带、治疗巾、小垫枕、输液敷贴、弯盘、医嘱单、输液单、洗手液。需静脉留置输液时,另备静脉留置针及无菌敷贴一套,封管液(无菌生理盐水或稀释肝素溶液)。 ②治疗车下层:生活垃圾桶、医用垃圾桶、锐器盒、剪刀 ③输液架	
(3) 患者准备	了解静脉输液的目的、方法、注意事项及配合要点;排尿、排便,取舒适卧位	
(4) 环境准备	环境安静、整洁、光线适宜、舒适、安全	
*操作中		
1. 备物,核对	核对医嘱单、输液卡、瓶贴上的内容,三处一致	☆ 三查七对
2. 检查药物	检查药液瓶签上药名、浓度、剂量和时间,检查瓶盖有无松动,瓶体、瓶底有无裂缝,将瓶上下摇动 2 次,对光检查药液有无混浊、沉淀、絮状物等	
3. 插输液器	将瓶贴倒贴于输液瓶上,套瓶套,启开液体瓶铝盖中心部分,常规消毒瓶塞,待干。检查输液器是否过期,包装有无破损,将输液管尖端插入瓶塞至根部。如需加入药物,则先加药后再插入输液管	☆ 加药物时应注意配伍禁忌
4. 核对,解释	备齐物品携至患者床前,核对床头卡及患者;向患者解释,询问是否已排尿,取舒适体位,备胶布 3～4 条	☆ 避免输液后如厕不便
5. 挂瓶,排气	将输液瓶倒挂于输液架上,倒置、上举茂非滴管,轻轻挤压滴管,当液体平面达茂非滴管 1/3～1/2 时,迅速放正滴管,使液平面缓缓下降,直至排尽导管和针头内的空气。关闭调节器待用	☆ 清除输液管内空气,防止发生空气栓塞
6. 选静脉消毒	肢体下置小垫枕,扎止血带(图 4-9),选择合适静脉,松止血带。常规消毒穿刺部位,待干,在穿刺点上方 6 cm 处扎止血带,再次消毒待干,嘱患者握拳 **图 4-9　扎血带**	☆ 使静脉充盈便于穿刺

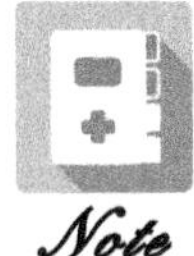

续表

操作步骤	操作程序	注意要点
7. 穿刺固定	二次排气后关闭调节器，再次核对药物及检查空气是否排尽，按静脉注射法行静脉穿刺，见回血后，将针头再平行送入少许，固定针柄，松开止血带，嘱患者松拳，放开调节器，待液体滴入通畅，患者无不适后，用胶布固定针头。	☆排液于弯盘内，穿刺前确认导管内无气泡
8. 调节滴速	成人40～60滴/分；小儿20～40滴/分	☆看表数滴数
9. 整理	协助患者取舒适的体位，整理床单元及用物，再次核对	☆冬季勿暴露注射肢体，防止着凉
10. 洗手记录	洗手，在医嘱单上签名，记录输液时间，在输液卡上记录输入时间、滴速，签名后挂于输液架上	
11. 告知注意事项	对患者及家属进行健康教育，不可随意调节滴速，对输液部位注意保护，发现输液部位肿胀、疼痛或全身不适及时报告，将呼叫器置于患者易取之处	
12. 巡视观察	输液过程加强巡视，观察输液情况，及时处理输液故障	
13. 拔针按压	输液完毕，除去胶布，关闭调节器，将无菌干棉签放于穿刺点上方，快速拔出针头	☆用棉签按压片刻至无出血
14. 整理	协助患者取舒适卧位，整理床单位	
15. 洗手记录	洗手，在输液卡上记录输液反应，结束时间	
*操作后		
1. 整理	回处置室整理用物，按消毒隔离原则处理相应物品	
2. 评价	(1) 患者了解静脉输液的目的及相关知识，能够积极主动配合 (2) 操作者操作规范，无菌观念强	

【注意事项】

(1) 严格执行无菌技术操作及查对制度，预防感染及差错事故的发生。

(2) 静脉输液时应根据患者的病情、年龄、输液量、药液的种类选用静脉，应选用粗直、弹性好、相对固定，避开关节和静脉瓣。长期输液者，注意保护和合理使用静脉，一般从远端小静脉开始穿刺。

(3) 根据患者病情，有计划地安排输液顺序；加入药物时要注意药物的配伍禁忌；刺激性强及特殊药物，应先用生理盐水进行静脉穿刺输液，确定针头在血管内再输入药物。

(4) 根据病情、年龄及药物性质调节输液速度，对患有心、肺、肾疾病的患者，老年患者，婴幼儿以及输注高渗盐水、含钾或升压药液的患者，务必谨慎，速度宜慢，对严重脱水、心肺功能良好者速度可适当加快。

(5) 保持输液通畅，防止液体滴尽和针头堵塞及滑出；密切观察有无输液反应，如有心悸、畏寒、持续咳嗽等情况，应立即减慢或停止输液，并通知医生，及时处理。

(6) 移动患者时，为患者更衣或执行其他护理活动时，要注意保护穿刺部位，防止过分牵拉。

(7) 不可从静脉输液的肢体采取血液标本或测量血压。

★(二) 静脉留置输液技术(技术4-13)

静脉留置输液是将静脉留置针置于静脉血管内，保留一段时间，可多次利用并减轻患者痛苦的一种输液方法。它主要适用于需长期输液、静脉穿刺困难的患者。

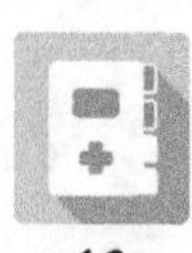

【实施】 见表4-20。

表 4-20　密闭式周围静脉留置输液操作步骤

操作步骤	操作程序	注意要点
*操作前		
1. 评估	(1) 患者年龄、病情、意识状态、合作程度、用药史、过敏史 (2) 患者血液循环状况、肢体活动度、穿刺部位皮肤及血管状况	
2. 准备		
(1) 护士准备	衣帽整洁,修剪指甲,洗手,戴口罩	
(2) 用物准备	①治疗车上层:治疗盘、皮肤消毒液(安尔碘)、无菌干棉签(一次性)、0.9%氯化钠(250 mL 塑料袋)、输液器、密闭式静脉留置针(图 4-10)、无菌透明敷贴(图 4-11)、输液胶贴或胶带、止血带、治疗巾、小垫枕、血管钳、弯盘、输液瓶贴、输液执行单、输液执行记录卡、速干手消毒剂 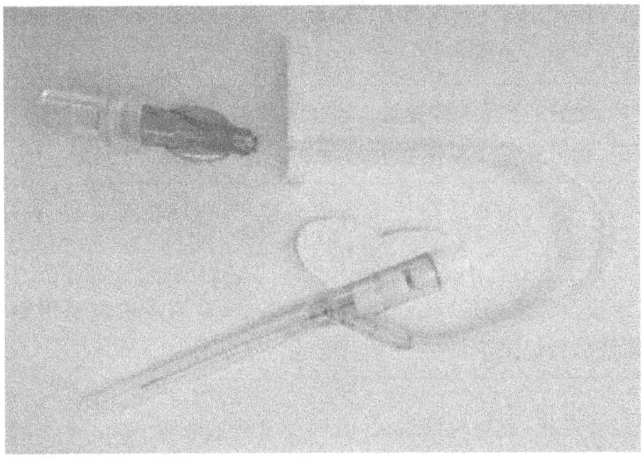 图 4-10　密闭式静脉留置针 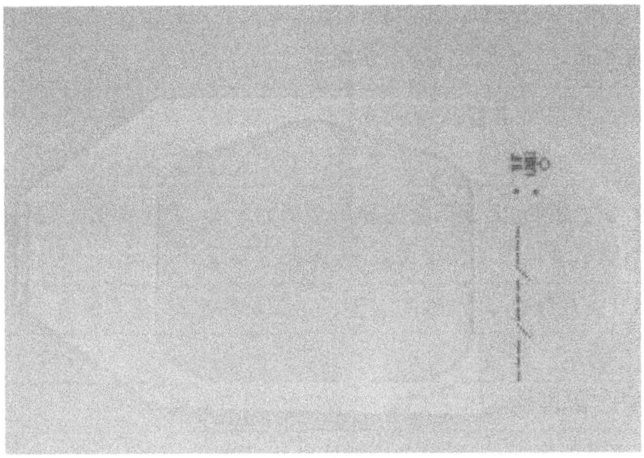 图 4-11　无菌透明敷贴 ②治疗车下层:生活垃圾桶、医用垃圾桶、锐器盒、剪刀 ③输液架	
(3) 患者准备	了解静脉输液的目的、方法、注意事项及配合要点;排尿、排便,取舒适卧位	
(4) 环境准备	环境安静、整洁、光线适宜、舒适、安全	
*操作中		
1. 核对检查	二人核对医嘱单、输液卡、瓶贴上的内容,三处一致,核对药液标签,检查药液质量,贴瓶贴	☆ 三查七对

续表

操作步骤	操作程序	注意要点
2. 准备药液	启瓶盖,消毒瓶塞至瓶颈,检查输液器包装、有效期与质量,将输液器针头插入瓶塞	☆ 两次消毒
3. 核对解释	备齐用物携至患者床旁,核对患者信息(床号、姓名、住院号),向患者解释取得合作	
4. 初步排气	再次检查药液质量后挂输液瓶挂于输液架上,检查并打开留置针包装,连接输液器,排空装置内气体,检查有无气泡	☆ 排液于弯盘内,仔细检查有无气泡
5. 皮肤消毒	协助患者取舒适体位,垫小垫枕与治疗巾,选择静脉,距穿刺点上方10 cm扎止血带,消毒皮肤,直径≥8 cm	☆ 2次消毒
6. 静脉穿刺	再次核对,去除针套,再次排气至有少量药液滴出,检查有无气泡,旋转松动外套管,固定血管,嘱患者握拳,进针,见回血后降低角度进针少许,将软管全部送入血管内	☆ 使静脉充盈便于穿刺
7. 固定针头	穿刺成功后,松开止血带,打开调节器,嘱患者松拳,撤出针芯,透明敷贴妥善固定,管道标签上注明置管日期、时间及签名	☆ 作为确认置管时间的依据
8. 调节滴速	根据患者的年龄、病情和药物性质调节滴速,操作后核对患者,告知注意事项	☆ 调节滴速时间至少15秒
9. 整理,记录	安置患者于安全舒适体位,放呼叫器于易取处,整理床单位及用物,洗手,记录输液执行记录卡	☆ 冬季勿暴露注射肢体,防止着凉
10. 巡视观察	输液过程加强巡视,观察输液情况,及时处理输液故障	☆ 15~30分钟巡视病房一次
11. 拔针,封管	输液将要完毕时,用注射器抽取封管液,输液完毕拔出输液器针头,常规消毒静脉帽上的胶塞,用注射器向静脉帽内注入封管液,注入封管液时,应边推注边退针,直至针头完全退出为止	☆ 确保正压封管
12. 再次输液	再次输液时,常规消毒静脉帽胶塞,再将静脉输液针头插入静脉帽内即可	☆ 注意无菌操作
13. 拔针,按压	核对解释,揭去敷贴,无菌干棉签轻压穿刺点上方,关闭调节夹,迅速拔出留置针,嘱患者按压至无出血,并告知注意事项	
14. 安置,整理	协助患者取安全舒适体位,询问需要。清理治疗用物,分类放置	
*操作后		
1. 洗手,记录	洗手,取下口罩,在输液卡上记录输液反应,结束时间	
2. 整理	回处置室整理用物,按消毒隔离原则处理相应物品	
3. 评价	(1) 护患沟通沟通有效,充分体现人文关怀 (2) 操作者操作规范,查对到位,无菌观念强,注意保护患者安全和职业防护	

【注意事项】

(1) 注意保护有留置针的肢体,在不进行输液时,嘱患者避免此肢体下垂、用力过猛,以免引起大量回血。

(2) 输液前后均应检查穿刺部位静脉有无红肿,询问患者有无不适,发现异常及时拔除导管处理局部。

(3) 常用封管液为无菌生理盐水和稀释肝素溶液,通过封管可以保持静脉输液通道畅通,并且还能

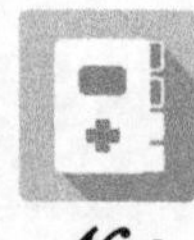
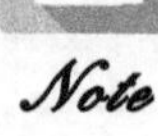

将残留的刺激性药液冲入血流，避免刺激局部血管。

(4) 静脉留置针一般可保留3～5天，最好不超过一周；需24小时连续输液者，应每天更换输液器。

四、静脉输液滴速与时间的计算方法

在静脉输液过程中，每毫升溶液的滴数，为该输液器的点滴系数。目前常用的静脉输液器的点滴系数有10、15、20滴/毫升三种。

(1) 已知每分钟滴数，计算输完总液量所需的时间。

$$\text{输液时间(分)}=\frac{\text{液体总量(mL)}\times\text{点滴系数}}{\text{每分钟滴数}}$$

(2) 已知液体总量与计划需用的时间，计算每分钟需调节的滴数。

$$\text{每分钟滴数(滴)}=\frac{\text{液体总量(mL)}\times\text{点滴系数}}{\text{输液时间(分钟)}}$$

五、常见输液故障及处理

(一) 溶液不滴

1. 针头滑出血管外　液体注入皮下组织，局部有肿胀并疼痛，处理方法：将针头拔出，另选血管重新穿刺。

2. 针尖斜面紧贴血管壁或输液管扭曲　妨碍液体滴入，使液体滴入不畅或不滴。局部无肿胀疼痛，挤压输液管可有回血。处理方法：调整针头位置或适当变换肢体位置，调整输液管位置，直到滴注通畅为止。

3. 针头堵塞　用一手捏住滴管下端输液管，另一手轻轻挤压靠近针头的输液管，若感觉有阻力，松手后又无回血，则表示针头已阻塞。处理方法：更换针头，另选静脉穿刺。

4. 压力过低　患者周围循环不良或输液瓶位置过低或患者肢体抬举过高引起。处理方法：抬高输液瓶位置或降低肢体位置。

5. 静脉痉挛　穿刺肢体暴露在冷的环境中时间过长或输入的液体温度过低。处理方法：用热水袋或热毛巾热敷注射部位上端血管，解除静脉痉挛。

(二) 滴管内液面过高

1. 滴管侧壁有调节孔　先夹紧滴管上端输液管，开放调节孔，待溶液流至低于滴管口时，再关闭调节孔，松开上端输液管。

2. 滴管无调节孔　将输液瓶取下，倾斜液体面，使输液管插入瓶内之针头露出液面，瓶内空气进入输液管内，液体缓缓流下，直到滴管露出液面，再挂输液瓶于架上。

(三) 滴管内液面过低

1. 滴管侧壁有调节孔　先夹住滴管下端的输液管，打开调节孔，当滴管内液面升高至1/3～1/2时，关闭调节孔，松开滴管下端输液管即可。

2. 滴管侧壁无调节孔　夹住滴管下端输液管，用手挤压滴管，迫使液体下流至滴管内，当液面升至1/3～1/2时，停止挤压，松开滴管下端的输液管。

(四) 滴管内液面自行下降

1. 原因及表现　输液装置有漏气或裂隙情况存在。

2. 处理方法　尤其要注意检查输液管上端与插瓶针头衔接处有无漏气或裂缝存在，必要时更换输液装置。

六、常见输液反应及护理

(一) 发热反应

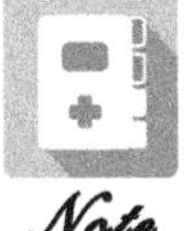

1. 原因　常因输入致热物质(如死菌、游离菌体蛋白质等)、输液器具清洁灭菌不彻底或药物制品

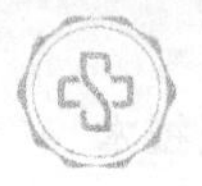

不纯、灭菌保存不良而致，是输液中常见的一种反应。

2. 症状 表现为发冷、寒战和发热。轻者发热在 38 ℃左右，停止输液数小时内体温可恢复正常；重者初起寒战，继之体温高达 40～41 ℃，并有恶心、呕吐、头痛、脉速等症状。

3. 预防 严格检查药液质量，对输液用具进行处理以去除致热原。注意操作时严守无菌技术原则。

4. 护理

(1) 反应轻者可减慢点滴速度，注意保暖，同时针刺合谷、内关，配合输液肢体对侧耳针神门、肾上腺穴，使体温恢复正常。

(2) 对症处理，寒战时适当增加盖被或用热水袋保暖，对高热者给予物理降温，观察生命体征，必要时按医嘱给予抗过敏药物或激素治疗。

(3) 对于严重反应者，应立即停止输液。除对症处理外，还应对输液器具与溶液进行检测，查找反应原因。

(二) 循环负荷过重(肺水肿)

1. 原因 由于输液速度过快或短时间内输入过多液体，使循环血容量急剧增加，心脏负荷过重引起。

2. 症状 患者突然出现呼吸困难、气促、咳嗽、咯泡沫样痰或粉红色泡沫样痰，严重者稀痰液可由口鼻涌出，肺部可闻及湿啰音，脉搏快而弱。

3. 预防 输液中滴注速度不宜过快，液量不可过多，对心脏病、老人及儿童尤需注意。

4. 护理

(1) 停止输液 出现上述症状时，立即停止输液。使患者端坐，双腿下垂，以减少回心血量，减轻心脏负荷。

(2) 吸氧 加压给氧，可使肺泡内压力增加，减少肺泡内毛细血管渗出液的产生。吸氧时使氧气经过 20%～30%酒精湿化后吸入，因酒精能降低肺泡内泡沫的表面张力，使泡沫破裂消散，从而改善肺部气体交换，迅速减轻缺氧症状。

(3) 遵医嘱给药 根据病情应用镇静、扩血管、强心、利尿等药物治疗。

(4) 必要时进行四肢轮扎。用止血带或血压计袖带行适当加压以阻断静脉血流，但保持动脉血流通畅，每隔 5～10 分钟轮流放松一侧肢体上的止血带，可有效地减少静脉回心血量。症状缓解后，止血带应逐渐解除。此外，对无贫血的患者可通过静脉放血 200～300 mL 以减少回心血量。

(三) 静脉炎

1. 原因 长期从静脉输入浓度较高、刺激性较强的药物或在静脉内置管时间太长，引起局部静脉壁的化学性炎症反应，或因输液时未严格执行无菌操作而引起局部静脉感染。

2. 症状 沿静脉走向出现条索状红线，局部组织发生红、肿、热、痛，有时伴有畏寒、发热等全身症状。

3. 预防 严格执行无菌技术操作并注意保护静脉。对血管有刺激性的药物应充分稀释后再应用。注射时防止药液溢出血管外并注意有计划地更换注射部位。

4. 护理

(1) 抬高患肢并制动，局部用 95%酒精或 50%硫酸镁行湿热敷，亦可行超短波治疗，必要时应用抗生素。

(2) 中药如意金黄散外敷。用醋将如意金黄散调成糊状，局部外敷，每日两次。本方有清热、除湿、疏通气血、止痛、消肿作用。外敷后患者有清凉、舒适感觉，起到止痛、消炎的作用，还可以用冰红酊贴敷剂、喷雾剂。

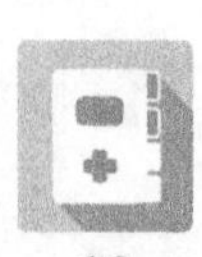

Note

(四) 空气栓塞

1. 原因 输液时输液管连接不紧或管内空气未排尽，加压输液、输血时无人观察，连续输液添加液体不及时，可能导致空气栓塞。空气进入静脉，首先被带入右心房，再进右心室，如空气量少则被右心室压入肺动脉，再分散到肺小动脉，最后经毛细血管吸收，损害较小。如空气量大，空气在右心室内阻塞肺动脉入口，使血液不能进入肺内，可引起严重缺氧，甚至立即死亡。

2. 症状 患者感到胸部异常不适，随即出现呼吸困难和严重发绀，心前区听诊可闻及响亮、持续的“水泡声”，心电图表现为心肌缺血和急性肺心病改变。

3. 预防 输液时必须排尽管内空气，加压输液输血时严密观察，医护人员不得离开患者。

4. 护理

(1) 患者出现上述症状，停止输液。

(2) 立即置患者于左侧卧位和头低足高位，该体位可使肺动脉的位置处于右心室的下部，气泡则向上漂浮在右心室，避开肺动脉入口，随着心脏搏动将空气混成小泡沫，分次少量进入肺动脉内，避免阻塞肺动脉口。

(3) 给予氧气吸入，必要时通过中心静脉导管抽出空气或根据病情变化给予对症处理。

(五) 输液微粒污染

1. 概念 输液微粒是指在输液过程中进入人体内非代谢性的颗粒杂质。其直径一般为 1～15 μm，少数可达 50～300 μm。肉眼只能看到 50 μm 以上的颗粒。输液微粒污染是指在输液过程中将输液微粒带入人体，对人体造成严重危害的过程。

2. 输液微粒污染的危害 液体中微粒过多，造成局部血管阻塞和供血不足，组织缺血、缺氧，甚至坏死；红细胞可集聚在微粒上，形成血栓，引起血管栓塞和静脉堵塞；可出现血小板减少症和过敏反应；微粒进入肺微血管，可引起巨噬细胞增殖，包围微粒，造成肺内肉芽肿；某些微粒还能刺激组织而发炎或形成肿块。

3. 输液微粒的来源 药物生产制作过程中混入杂质，使微粒进入药液，如水、空气、工艺过程中的污染；盛装药液容器不洁净；输液器与注射器不洁净，在输液操作过程中的污染，如输液加药时，反复穿刺橡皮塞加药及输液环境不洁等，可将微粒带入液体中。

4. 防止输液微粒污染的措施

(1) 制剂生产方面 药厂要改善车间的环境卫生条件，安装空气净化装置，防止空气中悬浮尘粒及细菌污染；工作人员要穿工作服、工作鞋、戴口罩，必要时戴手套；选用优质溶剂与注射用水；采用先进工艺、先进技术，提高检验技术，确保药液质量。

(2) 输液操作方面 采用密闭式一次性医用塑料输液(血)器。注意输液操作中的空气净化，可在超净工作台进行输液前准备；在通气针头或通气管内放置滤器，在输液器连接头皮针处放置滤器，防止空气中的微粒进入液体中；对监护病房、手术室、产房、婴儿室应定期进行空气消毒或安装空气净化装置，有条件的医院在一般病室内也应安装空气净化装置，减少病原微生物和尘埃的数量，使输液环境洁净。认真检查输入的液体，注意其透明度，输液瓶有无裂痕或破损，瓶盖有无松动，瓶签字迹是否清楚完整，并注意有效期。严格无菌操作，以减少污染，注意药物配伍禁忌，缩短药物存放时间，现配现用，确保安全。

【任务测试】

1. 赵爷爷，72 岁，胆囊炎，给予静脉输液治疗。输液过程中，护士发现针头阻塞，处理方法是(　　)。

A. 抬高输液架，增加压力　　B. 用手按压输液管，使针头通畅

C. 更换针头，重新穿刺　　D. 注射器抽吸药液后加压冲通针头

E. 调整针头位置

2. 马爷爷，68 岁，输液半小时后，突然出现呼吸困难、咳嗽、咯粉红色泡沫样痰，护士应立即(　　)。

A. 置患者于端坐位　　B. 50%酒精湿化吸氧　　C. 给予缩血管药

D. 四肢轮扎　　E. 停止输液

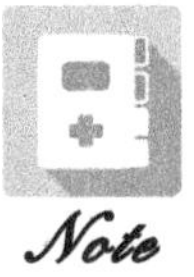

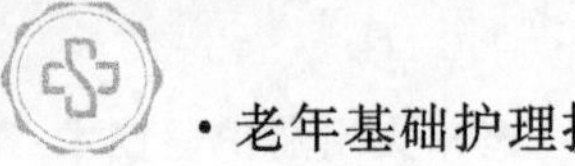

3. 王奶奶，65 岁，急性胆囊炎入院，预约了下午 1 点半的 B 超检查，根据医嘱，患者早上有 800 mL 的液体药物需输入，如果从早上 7 点半开始输，要在下午 1 点左右输完，应调节滴数为（点滴系数为 20）（　　）。

A. 50 滴/分　B. 45 滴/分　C. 75 滴/分　D. 60 滴/分　E. 30 滴/分

4. 张奶奶，65 岁，近日来呕吐频繁，遵医嘱给予氯化钾静脉点滴，输液第 2 天，患者主诉注射部位疼痛，局部沿静脉走向出现条索状红肿、灼热。以下处理措施中不正确的是（　　）。

A. 立即停止局部输液　B. 更换注射部位　C. 局部用 95%酒精湿热敷

D. 50%硫酸镁湿热敷　E. 抬高患肢并多活动

5. 李奶奶，67 岁，高血压性心脏病入院治疗，给予静脉输液，护士巡视病房过程中发现患者输液点滴不畅，局部肿胀疼痛，检查无回血，护士应（　　）。

A. 抬高患肢　B. 减慢输液速度　C. 调整针头位置

D. 肝素冲管　E. 更换针头，重新穿刺

答案：1. C　2. E　3. A　4. E　5. E

（唐　杨）

Note

任务 4 静脉输血技术

导入语

静脉输血是将全血或成分血通过静脉输入人体内的方法，是临床急救和治疗的一项重要措施。正常成人的血容量应占体重的 8%。一般情况下，失血不超过人体血量的 10%时，对健康无明显影响，机体可以通过一系列调节机制，使血容量短期内得以恢复；失血 20%时对人体影响不明显，可能出现各种缺氧表现；失血超过 30%时，导致血压下降，脏器供血不足。特别是脑细胞供血不足，可出现功能降低甚至昏迷，可危及生命，必须立即输血。

学习目标

知识目标	1. 熟悉输血的目的、血液制品的种类及作用、常见输血反应及护理 2. 掌握静脉输血前的准备
技能目标	能够正确实施静脉输血操作技术
素质目标	具有高度的责任心，加强无菌观念

情景导入

张爷爷，66 岁，5 天前无明显诱因出现排黑色便，无头晕，无心悸、大汗，无明显腹痛，无腹胀，无上腹烧灼感，无反酸，嗳气，无黑蒙及晕厥，无意识障碍。1 天前开始出现恶心，呕吐咖啡色液，伴有头晕、心悸，为进一步诊治来院。门诊以上消化道出血收入普外科。病程中无头痛，无咳嗽、咳痰，无心悸、大汗，精神状态可，饮食睡眠可，体重无变化。既往：十二指肠球部溃疡穿孔术后 10 年，糖尿病史两年，无肝炎病史，无药物过敏史。进一步诊断：十二指肠球部溃疡伴出血，失血性休克，食道炎，浅表性胃炎伴糜烂。拟全麻下行远端胃大部分切除术，术前备血 1200 mL，术中给予输血。

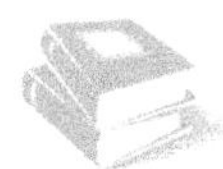

分析及实施

一、静脉输血的目的

(1) 补充血容量：增加体内有效循环血容量和心排血量，提升血压，促进血液循环。常用于急性大出血、休克患者。

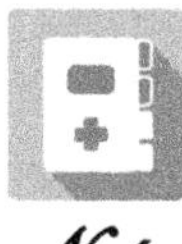

(2) 补充血红蛋白:促进血液携氧功能,增加血红蛋白,纠正贫血,改善全身状况。常用于血液系统疾病引起的严重贫血患者,以及某些慢性消耗性疾病患者。

(3) 补充抗体、补体:新鲜血液含有多种抗体及白细胞、血小板,输入新鲜血可增强机体免疫力。常用于严重感染、烧伤等免疫力低下的患者。

(4) 补充血浆蛋白:可维持胶体渗透压,减轻组织渗出和水肿,纠正低蛋白血症,改善营养。常用于低蛋白血症患者。

(5) 补充血小板和各种凝血因子:输入新鲜血可改善凝血功能,有助于止血。常用于凝血功能障碍患者。

(6) 促进骨髓系统和网状内皮系统功能,常用于再生障碍性贫血、白血病等患者。

二、血液制品的种类

血液由血细胞和血浆两大部分组成,随着血液制备技术的发展,从全血到成分血,血液制品的种类大大增加。

1. 全血 全血是指采集后未经任何改变,而保存备用的血液,有新鲜血、库存血和自体血。

(1) 新鲜血:在 4 ℃冰箱内冷藏,保存时间不超过 1 周的血液。它基本上保留了血液中原有的各种有效成分,如血细胞、血小板和凝血因子,适用于血液病患者。

(2) 库存血:在 4 ℃冰箱内保存 2～3 周的血液,适用于各种原因所致的大出血患者。随着保存时间的延长,库存血中的各种有效成分,如血细胞、血小板、凝血酶原破坏较多,红细胞、白细胞的逐渐破坏,细胞内钾离子外排,可导致血浆中钾离子浓度升高,此外,随着保存时间延长,血液保养液的酸性也会逐渐上升。因此,大量输入库存血时,要警惕高钾血症和酸中毒。

(3) 自体血:收集患者自身血液,在需要时回输给患者本人。其优点是安全、有效,不需要做血型鉴定及交叉配血试验,可避免输血反应。例如,择期手术者,病情允许可术前 2～3 周定期采血储备;对手术过程中出血量较多者,病情允许可术中收集腹腔内的血液,经过抗凝、过滤后再行输入。

2. 成分血 成分血是将血液中各种有效成分分离提纯所制成的高浓度血液制品,根据患者病情需要输入相应的血液成分,成分血是临床常用的输血类型。其优点是:一血多用,节约血源,针对性强,疗效高,副作用少,且便于保存和运输。

1) 血浆 血浆是指全血经分离后所得的液体部分,主要成分为血浆蛋白,不含血细胞,无凝集原,输注时无需做血型鉴定和交叉配血试验。临床上用于补充血容量、蛋白质和凝血因子。血浆可分以下几种。

(1) 新鲜血浆:全血采集后立即分离输入,基本上保留了血液的各种成分,主要成分是血浆蛋白,含正常量的全部凝血因子。适用于凝血因子缺乏的患者。

(2) 保存血浆:除血浆蛋白外,其余成分逐渐破坏。一般可保留 6 个月,适用于低血容量患者及血浆蛋白较低的患者。

(3) 冰冻血浆:在－30 ℃的环境下保存,有效期为 1～5 年。使用前冰冻血浆需在 37 ℃温水中融化。

(4) 冻干血浆:也称干燥血浆,是冰冻血浆在真空装置下经干燥制成,有效期为 5 年,使用时需用 0.9%氯化钠溶液或 0.1%枸橼酸钠溶液进行溶解。

2) 红细胞

(1) 浓缩红细胞:也称压积红细胞,全血经分离去除血浆后的剩余部分,因仍含有少量血浆,故可直接输入。适用于携氧能力缺陷和血容量正常的贫血患者以及一氧化碳中毒患者。

(2) 红细胞悬液:全血经分离去除血浆后的红细胞加入等量保养液制成。适用于战地急救和中小手术患者。

(3) 洗涤红细胞:红细胞经等渗盐水洗涤数次后,再加入适量等渗盐水制成,于 4 ℃条件下可保存 24 小时。因经反复洗涤,含抗体物质少,适用于免疫性溶血性贫血、脏器移植术后、肾功能不全等患者。

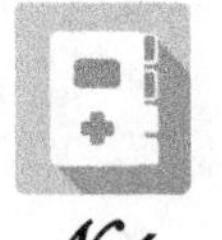

(4) 冰冻红细胞:可保存较长时间,使用时解冻后 24 小时内输注。适用于为稀有血型者保存部分红细胞,以及已被致敏需长期输血治疗的患者。

3) 白细胞浓缩悬液　新鲜全血经离心后提取的白细胞,于 4 ℃环境下保存,48 小时内有效。常温下输注应于 24 小时内输完。适用于粒细胞缺乏伴严重感染患者。

4) 血小板浓缩悬液　全血经离心后所得,于 22 ℃环境下保存,24 小时内有效。适用于血小板减少或功能障碍所致的出血患者。

5) 其他血液制品

(1) 白蛋白制剂:从血浆中提取制成的,为高纯度的白蛋白低盐溶液,临床上常用的是稀释成 5%浓度的白蛋白。输入白蛋白制剂可提高机体血浆蛋白水平与胶体渗透压,适用于治疗营养性水肿、肝硬化或其他原因所致的低蛋白血症患者。

(2) 凝血制剂:包括抗血友病球蛋白、凝血酶原复合物等。适用于血友病和各种因凝血因子缺乏所引起的出血。输注时可在室温或 37 ℃水中融化。

(3) 免疫球蛋白和转移因子:含多种抗体,可增强机体免疫力。

三、静脉输血技术

(一) 输血前准备

1. 备血　根据医嘱抽取患者静脉血标本 2 mL,与填写完整的输血申请单和配血单一并送往血库,做血型鉴定和交叉配血试验。采血时禁忌同时采集两名患者的血标本,以免发生混淆。

2. 取血　凭取血单到血库取血,并与血库工作人员共同认真做好"三查八对"。三查:检查血液的有效期、血液的质量、输血装置是否完好。八对:核对床号、姓名、住院号、血袋号、血型、血液种类、剂量、交叉配血试验结果。认真检查血液质量,正常库存血分为两层,上层血浆呈淡黄色、半透明,下层红细胞呈均匀暗红色,两者之间界限清楚,无血凝块。如血袋有破损,标签字迹不清,血液中有明显凝块,血浆呈乳糜状或暗灰色,其内有明显气泡、絮状物或粗大颗粒,红细胞呈暗紫色,两者之间界限不清,则不能使用。确认无误后护士在交叉配血单上签名后方可提血。

3. 取血后　血液取出后勿剧烈振荡,以免红细胞大量破坏引起溶血;勿加温,以免血浆蛋白凝固变性而引起不良反应,于室温下放置 15～20 分钟后再输入;勿久置,血液取出后于 4 小时内输完。

4. 输血前　血制品取回病区后,输血前需与另一位护士再次核对,确认无误并检查血液质量后方可输入。

(二) 静脉输血操作技术

临床上常用的输血方法有间接静脉输血技术和直接静脉输液技术。直接静脉输血技术是将供血者血液抽出后立即输给受血者的方法。适用于无血库而患者又急需输血时,以及婴幼儿少量输血。

★A. 间接静脉输血技术(技术 4-14)

【实施】 见表 4-21。

表 4-21　间接静脉输血技术

操作步骤	操作程序	注意要点
*操作前		
1. 评估	(1) 患者年龄、病情、治疗状况、身体状况、意识状态、心肺功能、血型、输血史、过敏史等 (2) 患者心理状态、对输血的认识程度及合作程度 (3) 患者肢体活动度、穿刺部位皮肤及血管状况	

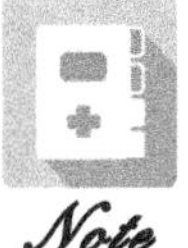

续表

操作步骤	操作程序	注意要点
2. 准备		
(1) 护士准备	衣帽整洁,修剪指甲,洗手,戴口罩	
(2) 用物准备	①治疗车上层:治疗盘、皮肤消毒液(安尔碘)、无菌干棉签(一次性)、0.9%氯化钠、血液制品、一次性输血器、输液胶贴或胶带、止血带、治疗巾、小垫枕、血管钳、弯盘、输液瓶贴、输液执行单、输液执行记录卡、速干手消毒剂 ②治疗车下层:生活垃圾桶、医用垃圾桶、锐器盒、剪刀 ③输液架	
(3) 患者准备	了解静脉输液的目的、方法、注意事项及配合要点;排尿、排便,取舒适卧位	
(4) 环境准备	环境安静、整洁、光线适宜、舒适、安全	
*操作中		
1. 核对解释	备齐用物携至患者床旁,两名护士同时核对、解释	☆ 确保无误
2. 建立静脉通道	按密闭式静脉输液技术建立静脉通道,输入少量生理盐水	
3. 核对	两名护士再次核对,"三查八对"确认无误后,轻轻旋转血袋,将血液摇匀	☆ 避免剧烈振荡
4. 输血	戴手套,打开血袋封口,常规消毒血袋上的塑料管,将输血器针头从生理盐水瓶中拔出插入塑料管内,缓慢将血袋挂于输液架上	☆ 血袋放平,防止被针头扎破
5. 调节滴速	开始速度宜慢,小于 20 滴/分,观察 15 分钟,若无不良反应,根据病情及年龄调节滴速,一般成人 40～60 滴/分	
6. 核对交代	操作后核对,向患者或家属交代输血的注意事项,协助患者取舒适卧位	☆ 嘱患者不可自行调节滴速
7. 巡视观察	输血过程中严密巡视,仔细观察患者有无输血反应,发现问题及时处理	
8. 拔针	输血完毕,再滴入少量生理盐水,直到输血器内血液全部输入体内。如不需继续输液,拔针	☆ 输血针头较粗,拔针后应延长按压时间
9. 整理	整理床单位,患者取舒适卧位,清理用物	
*操作后		
1. 洗手记录	洗手,取下口罩,记录输血时间、种类、剂量、血型、血袋号、有无输血反应等	
2. 整理	回处置室整理用物,按消毒隔离原则处理相应物品,血袋保存 24 小时	
3. 评价	(1) 护患沟通有效、充分体现人文关怀 (2) 操作者操作规范娴熟,查对到位,无菌观念强,注意保护患者安全和职业防护,无差错事故发生	

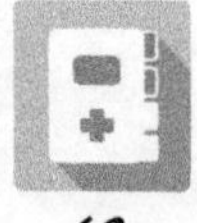

★B. 直接静脉输血技术(技术 4-15)

【实施】 见表 4-22。

Note

表 4-22 直接静脉输血技术

操作步骤	操作程序	注意要点
*操作前		
1. 评估	(1) 患者年龄、病情、治疗状况、身体状况、意识状态，心肺功能、血型、输血史、过敏史等 (2) 患者心理状态、对输血的认识程度及合作程度 (3) 患者肢体活动度、穿刺部位皮肤及血管状况	
2. 准备		
(1) 护士准备	衣帽整洁，修剪指甲，洗手，戴口罩	
(2) 用物准备	①治疗车上层：注射盘、50 mL 注射器数个、3.8%枸橼酸钠溶液、头皮针、药物，碘伏、无菌棉签、止血带、小垫枕、治疗巾、洗手液、医嘱单、注射卡 ②治疗车下层：生活垃圾桶、医用垃圾桶、锐器盒	
(3) 患者准备	供血者和受血者了解静脉输血的目的、方法、注意事项及配合要点；排尿、排便，取舒适卧位	
(4) 环境准备	环境安静、整洁、光线适宜、舒适、安全	
*操作中		
1. 核对解释	备齐用物携至床旁，两名护士共同查对，向供血者和受血者解释	☆ 严防差错发生
2. 抽枸橼酸钠	在备好的 50 mL 注射器内抽取 3.8%枸橼酸钠 5 mL 备用	
3. 绑血压袖带	供血者与受血者分别卧于床上，暴露一侧手臂。将血压计袖带缠于供血者上臂并充气	☆ 压力维持在 100 mmHg 左右
4. 抽取血液	戴手套，选择粗大静脉，常规消毒皮肤，用含有抗凝剂的注射器抽取供血者的血液，注意观察其面色，并询问有无不适	☆ 抽血时不可过快、过急
5. 注射血液	给受血者推注血液时速度不宜过快，随时注意观察患者病情变化。连续抽血时，只需更换注射器，不需拔出针头，同时放松袖带，用手压迫静脉远端，减少出血	☆ 三名护士协同操作，一人采血，一人传递，一人输注
6. 拔针按压	输血结束，拔针，按压穿刺点	
7. 整理记录	整理床单位，受血者与供血者取舒适卧位，清理用物	
*操作后		
1. 洗手记录	洗手，取下口罩，记录输血时间、种类、剂量、血型、有无输血反应等	
2. 整理	回处置室整理用物，按消毒隔离原则处理相应物品	
3. 评价	(1) 护患沟通沟通有效、充分体现人文关怀 (2) 操作者操作规范娴熟，查对到位，无菌观念强，注意保护患者安全和职业防护，无差错事故发生	

【注意事项】

(1) 严格执行查对制度和无菌操作技术。输血前、输血中、输血后必须由两名护士共同做好“三查八对”，确认无误后方可输血，避免差错事故和输血反应的发生。

(2) 输入全血、红细胞、血小板悬液前，均须做血型鉴定和交叉配血试验。输入血浆前，需做血型鉴定。

(3) 输血前、输血后及输两袋血之间，应输入少量的生理盐水。

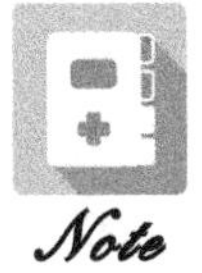

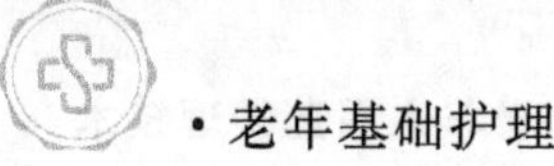

(4) 血液内不可随意添加任何药物，以防血液凝集或溶解。

(5) 输血过程中应加强巡视，密切观察有无输血反应的发生。一旦出现严重输血反应，须立即停止输血，同时报告医生，采取相应护理措施，并保留余血以备查找原因。

(6) 多次输血或输入多位供血者血液时，输血前遵医嘱给予抗过敏药。

(7) 若同时输入全血与成分血，应首先输入成分血，其次为新鲜血，最后为库存血，以保证成分血在新鲜状态下输入。

四、常见输血反应及护理

(一) 发热反应

发热反应是输血中最常见的反应。

1. 原因

(1) 致热源(如蛋白质、死菌、细胞产物)污染：血液、保养液、血袋、输血器被致热源污染。

(2) 细菌污染：输血时违反无菌操作原则，造成污染。

(3) 免疫反应：多次输血后，受血者血液中产生白细胞抗体和血小板抗体，当再次输血时，与所输入的白细胞和血小板发生免疫反应。

2. 症状 多发生在输血过程中或输血后1～2小时内。患者表现为畏寒、发热，体温升高至38～41℃，伴有皮肤潮红、头痛、恶心、呕吐、肌肉酸痛等全身症状。轻者1～2小时后逐渐缓解，重者可出现呼吸困难、抽搐，甚至昏迷。

3. 预防 严格管理血液保养液和输血用具，有效预防致热源；输血过程中严格执行无菌操作，有效预防细菌污染。

4. 护理措施

(1) 减慢或暂停输血：轻者减慢输血速度；重者立即停止输血，更换生理盐水静脉滴注，以维持静脉通道。

(2) 通知医生并给予对症处理，密切观察患者生命体征。

(3) 遵医嘱给予退热药及抗过敏药。

(4) 将输血器、剩余血液连同储血袋一并送检。

(二) 过敏反应

1. 原因

(1) 患者为过敏性体质，输入血中的异体蛋白质与患者机体内的蛋白质相结合形成完全抗原而致敏。

(2) 供血者在献血前服用过可致敏的食物或药物，使输入血中含致敏物质。

(3) 患者多次输血后，血浆内产生抗体，当再次输血时，抗原、抗体相互作用而发生过敏反应。

(4) 供血者体内的变态反应性抗体随血液传给受血者，使受血者易致敏。

2. 症状 多见于输血后期，表现轻重不一。轻者表现为皮肤瘙痒、荨麻疹、眼睑、口唇水肿，数小时后可消退；重者可因喉头水肿导致呼吸困难，肺部听诊可闻及哮鸣音；严重者可发生过敏性休克。

3. 预防 勿选用有过敏史的献血者；献血者在采血前4小时内不宜进食高蛋白质、高脂肪食物，可食用少量清淡饮食、糖水或禁食；对有过敏史及需多次输血的受血者于输血前遵医嘱给予抗过敏药物。

4. 护理措施

(1) 轻者减慢输血速度，遵医嘱给予抗过敏药物；重者立即停止输血，按过敏性休克处理方法进行处理。

(2) 密切观察患者病情变化，及时通知医生给予对症处理。

(3) 保留全血及输血装置等，以查明原因。

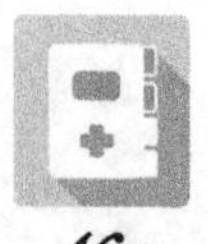

Note

(三) 溶血反应

溶血反应是指受血者或供血者的红细胞发生异常破坏，大量血红蛋白散布到血浆中而引起一系列的临床症状，是最严重的输血反应。

1. 原因

(1) 输入异型血：由于供血者与受血者 ABO 血型不符而造成溶血，反应发生迅速，后果严重，死亡率高。

(2) 输入变质血：输血前红细胞已破坏溶解，如血液储存不当，血液超过保质期，血液中加入其他药物，输血前血液剧烈振荡，血液加热或血液受到污染等。

(3) 输入 Rh 因子不合的血：Rh 阴性受血者首次接受 Rh 阳性血液后，体内将产生抗体，当再次输入 Rh 阳性血液时，抗原、抗体相结合，即可发生溶血反应。

2. 症状 溶血反应发生迅速，后果严重，一般输入 10～15 mL 血液后即可出现症状。可分为三个阶段。

(1) 第一阶段：受血者血浆中的凝集素和输入血中红细胞的凝集原发生凝集反应，使红细胞凝集成团，堵塞部分小血管。患者表现为头部胀痛、面色潮红、胸闷、四肢麻木、恶心、呕吐、腰背部剧痛等，严重者可出现休克症状。

(2) 第二阶段：凝集的红细胞开始溶解，大量血红蛋白释放入血浆中。患者表现为黄疸、血红蛋白尿，伴寒战、发热、呼吸困难、发绀、血压下降等。

(3) 第三阶段：大量血红蛋白从血浆进入肾小管，遇酸性物质则形成结晶体，致使肾小管堵塞；同时，由于抗原、抗体相互作用，致使肾小管内皮缺血、坏死，进一步加重肾小管堵塞。患者表现为少尿、无尿等急性肾功能衰竭症状，严重者可导致死亡。

3. 预防 溶血反应以预防为主，医护人员应加强责任心，严格执行查对制度和操作规程，认真做好血型鉴定和交叉配血试验，严格执行血液采集、保存制度，防止血液变质，杜绝差错事故的发生。

4. 护理措施

(1) 立即停止输血，并通知医生。保留余血并抽取患者血标本一同送检，重做血型鉴定及交叉配血试验。

(2) 给予氧气吸入。

(3) 用生理盐水维持静脉通道，以备抢救时使用。

(4) 双侧腰部封闭，并用热水袋热敷肾区，解除肾血管痉挛，保护肾脏。

(5) 遵医嘱口服或静脉滴注 5%碳酸氢钠溶液，以碱化尿液，增加血红蛋白在尿液中的溶解度，减少血红蛋白结晶，避免堵塞肾小管。

(6) 密切观察患者生命体征和尿量，并做好记录。对少尿、无尿者按急性肾功能衰竭处理，休克者配合医生进行抗休克治疗。

(7) Rh 血型不合导致的溶血反应一般在输血后的几个小时、几天甚至更长时间出现，症状较轻，有轻度发热伴乏力、血胆红素升高，对此类患者应严密观察并查找原因。

(8) 做好心理护理，关心、安慰患者，以缓解其焦虑、恐惧情绪。

(四) 大量输血后反应

大量输血是指在 24 小时内输血量大于或相当于患者血液总量。常见的大量输血后反应有循环负荷过重、出血倾向、枸橼酸钠中毒、酸中毒和高钾血症等。

1. 循环负荷过重 循环负荷过重的原因、临床表现、预防、护理措施和静脉输液反应的相同。

2. 出血倾向

(1) 原因：输入大量库存血时，因库存血中血小板、凝血因子破坏较多，输入大量库存血易引起出血倾向。

(2) 症状：患者表现为皮肤、黏膜淤点或淤斑，牙龈出血，静脉穿刺点出血或手术伤口渗血。

(3) 护理措施：大量输入库存血时，密切观察患者意识及生命体征变化，密切观察患者皮肤、黏膜或手术伤口等部位有无出血倾向。遵医嘱每输入 3～5 个单位库存血后，补充 1 个单位新鲜血或血小板浓缩悬液。

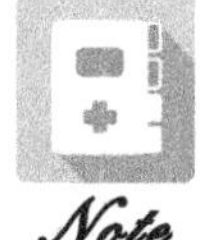

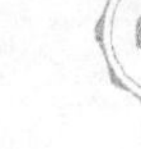

3. 枸橼酸钠中毒

(1) 原因:枸橼酸钠是常用的抗凝剂,大量输血导致体内枸橼酸钠积聚,与血中游离钙结合,致使血钙下降,出现凝血功能障碍、毛细血管张力降低、血管收缩不良和心肌收缩无力等。

(2) 症状:患者表现为手足抽搐、出血倾向、血压下降、心率缓慢,甚至心搏骤停。

(3) 护理措施:遵医嘱每输入 1000 mL 库存血时,静脉注射 10%葡萄糖酸钙溶液或氯化钙溶液 10 mL,预防发生低血钙。

4. 酸中毒和高钾血症 因库存血随保留时间的延长,会出现酸性增强,钾离子浓度升高,故大量输入库存血,可导致酸中毒和高钾血症。

(五) 其他输血反应

其他输血反应有空气栓塞、细菌污染、体温过低,以及经输血传染疾病(如病毒性肝炎、艾滋病、梅毒、疟疾等)。医护人员加强责任心,严格把握采血、储血和输血操作的各个环节是预防的关键。

【任务测试】

1. 王奶奶,62 岁,肝脏移植术中需要输血,输入两袋血之间应输入少量的溶液是(　　)。

A. 0.9%氯化钠溶液　B. 5%葡萄糖氯化钠溶液
C. 4%枸橼酸钠生理盐水　D. 10%葡萄糖酸钙溶液
E. 5%葡萄糖溶液

2. 白奶奶,63 岁,拟于全麻下行子宫切除术,术中备血。在给患者输血前的准备工作中,错误的是(　　)。

A. 抽血做血型鉴定和交叉配血试验　B. 取血时与血库人员进行"三查八对"
C. 血液勿剧烈振荡　D. 为了尽早将血液输给患者,可对血液进行加温
E. 输血前,先静脉滴注 0.9%氯化钠溶液

3. 冯奶奶,62 岁。因外伤大出血急需输血治疗,在输入库存血 10 分钟后,患者感到头部胀痛,并出现恶心、呕吐、腰背部疼痛,患者最可能出现的反应是(　　)。

A. 高血钾症　B. 低血钙症　C. 酸中毒　D. 溶血反应　E. 过敏反应

4. 苑爷爷,68 岁,因肝硬化、食管静脉曲张破裂大呕血急诊入院,遵医嘱输血。在输血过程中,患者出现手足抽搐、血压下降、出血倾向。此患者可能出现的情况是(　　)。

A. 过敏反应　B. 发热反应　C. 休克　D. 溶血反应　E. 枸橼酸钠中毒

5. 于爷爷,63 岁,输血过程中出现溶血反应,护士首先应采取的措施是(　　)。

A. 碱化尿液　B. 通知医生和家属,安慰患者　C. 热敷双侧腰部
D. 密切观察生命体征和尿量　E. 停止输血,保留余血

答案:1. A　2. D　3. D　4. E　5. E

(肖静琼)

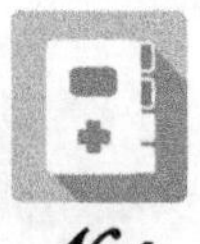

Note

模块5

危重老年人护理技术

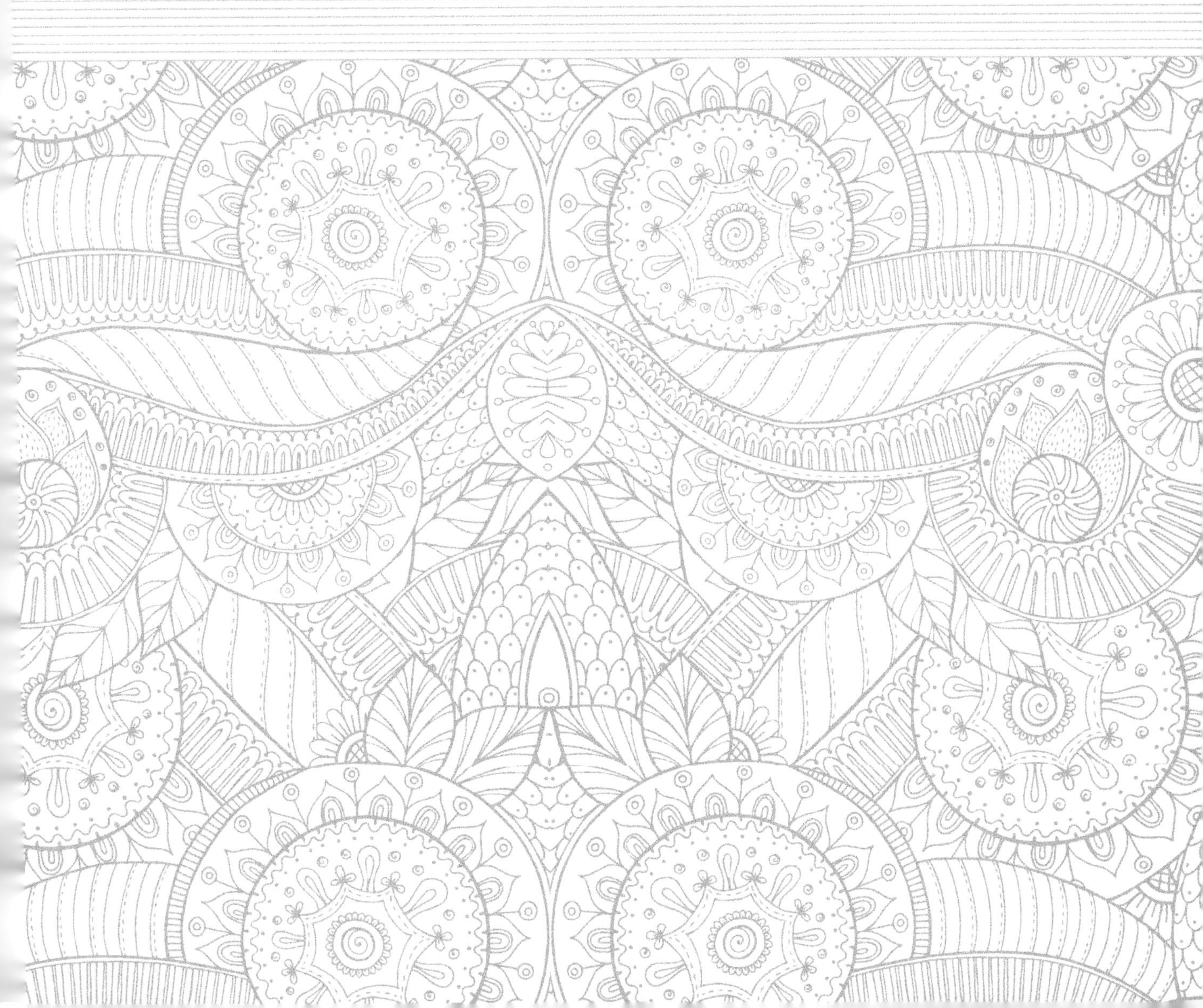

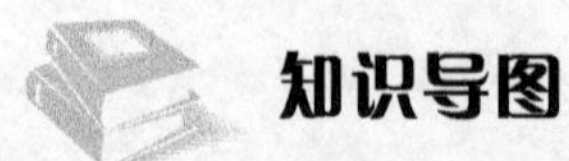

知识导图

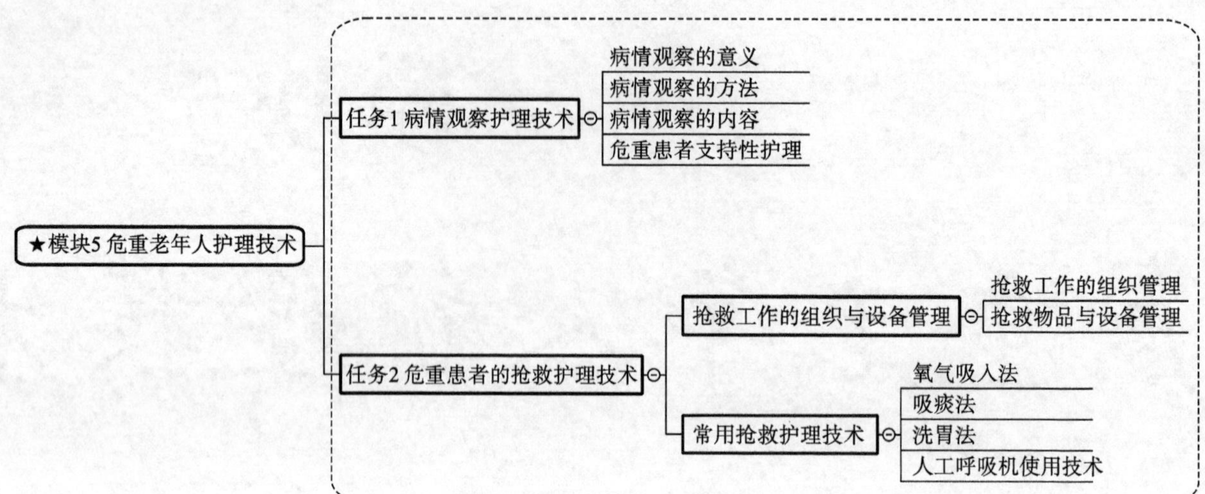
★模块5 危重老年人护理技术
任务1 病情观察护理技术
病情观察的意义
病情观察的方法
病情观察的内容
危重患者支持性护理
任务2 危重患者的抢救护理技术
抢救工作的组织与设备管理
抢救工作的组织管理
抢救物品与设备管理
常用抢救护理技术
氧气吸入法
吸痰法
洗胃法
人工呼吸机使用技术

任务1　病情观察护理技术

导入语

病情观察是指护士在护理工作中运用视、听、嗅、触等感觉器官及辅助工具获得有关患者疾病信息的过程，为患者的诊断、治疗、护理和并发症的预防提供依据。危重患者是指病情严重，随时有可能发生生命危险的患者。病情观察是一项系统工程。在整个疾病护理过程中，要求护士将患者作为一个整体来进行全面、细致的观察。通过学习此项目，护士应该熟悉病情观察的方法和内容，并在护理工作中有目的、有意识地培养观察和判断病情的能力。护士不仅要做好危重患者的生理护理，还要做好稳定患者情绪、提供心理支持、帮助患者认知疾病、非语言交流等工作。

学习目标

知识目标	1. 了解病情观察的意义 2. 熟悉病情观察的方法及内容 3. 掌握生命体征及意识状态的观察、危重患者的护理
技能目标	能够规范熟练地完成对患者的观察护理
素质目标	具有严谨求实的工作作风和对待工作学习一丝不苟的态度

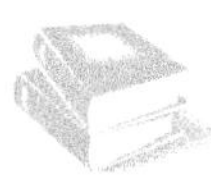

情景导入

孙奶奶，68岁。因间断喘息4个月，加重1天入院。4个月前无明显诱因出现喘息，初起较轻，无活动受限。3个月前喘息加重，伴睡眠时呼吸困难。1天前喘息严重，不能平卧，大汗。既往有高血压、冠心病病史，体质虚弱。护理查体：T 37.3 ℃，P 118次/分，R 25次/分，BP 145/90 mmHg。患者神志清楚，精神差，饮食差，乏力，面色灰暗，口唇发绀，呼吸困难，三凹征明显，双肺呼吸音低，闻及明显哮鸣音。实习护士小赵由带教老师指导并安排为孙奶奶观察病情。

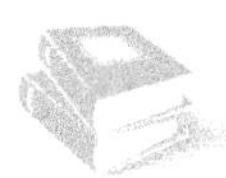

分析及实施

一、病情观察的意义

病情观察是临床护理工作中的一项重要内容。通过观察，护士能及时发现患者的病情变化，了解患

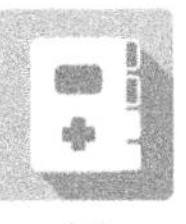

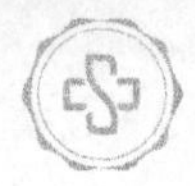

者的情绪反应，提供及时的医疗救治和护理，促进患者尽早康复，并为危重患者赢得抢救时机。因此，做好病情观察具有十分重要的意义。

二、病情观察的方法

1. 视觉观察 是最基本的检查方法，亦是身体检查的第一步。利用视觉，配合触、听、嗅觉及使用辅助仪器，以提高观察的准确性。检查时，光线需充足。观察者本身需具备专业知识与技能，从患者入院至出院，持续、客观地进行视诊，并随时注意患者反应与病情变化，弹性调整观察方法的内容。观察的内容包括患者的外观、行为、意识以及各系统的生理和病情变化。

2. 听觉观察 利用耳或听诊器来辨别患者身体不同部位所发出的声音及其所代表的不同意义。借助听诊器听患者的心率、呼吸音及肠鸣音，需在不受干扰的环境下进行，且需协助患者维持适当的姿势，以利于听诊的进行。此外，也可通过倾听，了解患者潜在的健康问题。

3. 触觉观察 利用触觉来了解所触及体表的温度、湿度、弹性、光滑度、柔细度及脏器的外形、大小、软硬度、移动度及跳动情况。

4. 嗅觉观察 利用嗅觉来辨别患者的各种气味与其健康状况的关系。

（1）呼吸系统 呼吸时有无异常气味，如恶臭味、水果样味、腐败味、大蒜样臭味。

（2）消化系统 有无口臭或粪便的特殊味。

（3）泌尿生殖系统 尿液有无异常气味，如恶臭味、甜味；生殖器分泌物是否有异味。

（4）皮肤系统 伤口分泌物有无恶臭味。

三、病情观察的内容

（一）一般情况观察

1. 饮食与营养 饮食在疾病治疗中占重要的地位，对疾病的诊断亦起到一定的作用。因此，护士应观察患者的食欲、食量、进食后的反应、饮食习惯以及有无特殊嗜好或偏食等现象。营养状况可根据皮肤、毛发、皮下脂肪、肌肉的发育情况等进行综合判断。

2. 面容与表情 健康人表情自然、神态安怡。疾病可使人的面容与表情发生变化，通常表现为痛苦、忧虑、疲惫或烦躁等。某些疾病发展到一定程度时，可出现特征性的面容与表情。

（1）急性病容 表现为面色潮红，兴奋不安，鼻翼扇动，呼吸急促，口唇疱疹，表情痛苦，常见于大叶性肺炎、疟疾等急性热病的患者。

（2）慢性病容 表现为面色苍白或灰暗，面色憔悴，目光暗淡，常见于恶性肿瘤晚期、慢性肝病、结核病等慢性消耗性疾病的患者。

（3）病危面容 表现面色枯槁，面色苍白或铅灰，表情淡漠，双目无神，眼眶凹陷，鼻骨嵴耸，常见于休克、大出血、脱水、急性腹膜炎等严重疾病的患者。

（4）二尖瓣面容 表现为双颊紫红，口唇发绀，常见于风湿性心脏病的患者。

（5）贫血面容 表现为面色苍白，唇舌及结膜色淡，表情疲惫乏力，见于各种类型的贫血患者。

3. 体位 体位是指个体在卧位时所处的状态，可分为主动体位、被动体位、强迫体位三种。患者的体位与疾病有密切的联系，不同的疾病可使患者采取不同的体位，而且体位对某些疾病的诊断也具有一定的意义。如：昏迷或极度衰竭的患者呈被动体位；胆石症、肠绞痛的患者，在腹痛发作时，常辗转反侧，坐卧不宁；心肺功能不全患者常采用强迫体位（亦称端坐呼吸）。

4. 姿势与步态 姿态即举止的状态。健康成人躯体端正，肢体动作灵活适度。步态即走动时所表现的姿态。患者突然出现步态改变，可能是病情变化的征兆之一，如高血压患者突然出现跛行，则提示有发生脑血管意外、偏瘫的可能。

5. 睡眠 注意观察睡眠形态、时间，有无难以入睡、失眠、梦游或睡眠中易醒等现象。

6. 皮肤与黏膜 主要应观察其颜色、湿度、温度、弹性及有无出血、水肿、皮疹、皮下结节、囊肿等情况。

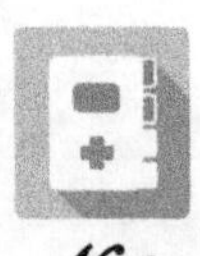

7. 呕吐 胃内容物或一部分小肠内容物经口排出体外的一种复杂反射动作。呕吐可将胃内有害物质吐出，因而是一种具有保护意义的防御反射。但剧烈而频繁的呕吐，可引起水、电解质紊乱、酸碱平衡失调、营养障碍等。由于疾病不同，呕吐发生的时间、次数、方式及呕吐物的性状、量、色、气味和伴随症状也不同，所以呕吐发生时应注意观察下列内容。

(1) 时间 妊娠呕吐常发生在清晨，幽门梗阻的呕吐常发生在夜晚或凌晨。

(2) 方式 喷射性呕吐，不伴恶心，常见于脑肿瘤、脑出血、脑膜炎等颅内压升高的患者；消化道疾病引起的呕吐为反射性呕吐。

(3) 性状 一般呕吐物含有消化液及食物。幽门梗阻时，呕吐物常为发酵酸性隔夜宿食；高位小肠梗阻者，呕吐物常伴有胆汁；霍乱、副霍乱患者的呕吐物为米泔水样。

(4) 量 成人胃容量约为 300 mL，如呕吐物超过胃容量，应考虑有无幽门梗阻或其他异常情况；神经官能症呕吐量不多，吐后可再进食。

(5) 颜色 急性大出血时，呕吐物呈鲜红色；陈旧性出血或慢性出血，呈咖啡色；胆汁反流胃内时，呈黄绿色；胃内容物滞留胃内时间较长时，呈暗灰色。

(6) 气味 普通呕吐物呈酸味；胃内出血者呈碱性；含有大量胆汁时呈苦味；幽门梗阻患者呕吐物呈腐臭味；有机磷农药中毒常带有大蒜味。

(7) 伴随症状 呕吐伴腹痛、腹泻常见于急性胃肠炎、食物中毒；喷射状呕吐伴剧烈头痛，常见于颅内压增高；呕吐伴眩晕及眼球震颤，常提示前庭功能障碍。

8. 排泄物 包括汗液、痰液、粪、尿等，应注意观察其性状、量、色、味、次数等。

(二) 生命体征的观察

生命体征是机体内在活动的一种客观反映，是衡量机体身心状况的可靠指标。正常人的生命体征在一定范围内相对稳定，当机体患病时，生命体征会发生不同程度的变化。

1. 体温的变化 体温突然升高多见于感染；持续高热或超高热表示病情严重；体温过低多见于休克或重度衰竭的患者；体温持续不升提示病情危重。

2. 脉搏的变化 观察脉搏时，要注意脉率、节律、强弱等是否正常，如出现脉缓、速脉、期前收缩、脉搏短绌、细脉、奇脉等表示病情发生变化。

3. 血压的变化 测量血压时，要注意观察收缩压、舒张压和脉压是否正常，如收缩压持续高于 180 mmHg 或舒张压持续高于 110 mmHg 表示患者为重度高血压，可能出现脑出血；如收缩压持续低于 70 mmHg 或脉压低于 20 mmHg 多见于休克。

4. 呼吸的变化 观察呼吸时，要注意呼吸的频率、节律、性质、深浅度及呼吸音等是否正常，如出现叹息样呼吸、点头呼吸、潮式呼吸、毕奥呼吸等，表示病情危重。

5. 血氧饱和度 利用血氧饱和度仪测定患者的血氧饱和程度，可间接判断患者的氧供情况，称为第五生命体征监测。正常值：96%～100%。

(三) 意识状态的观察

意识(consciousness)是大脑高级神经中枢功能活动的综合表现，即对环境的知觉状态。正常人意识清晰，反应敏捷精确，语言流畅、准确，思维合理，情感正常，对时间、地点、人物的判断力和定向力正常。

意识障碍是指个体对外界环境刺激缺乏正常反应的一种精神状态。任何原因引起大脑高级神经中枢功能损害时，都可出现意识障碍。表现为患者对自身及外界环境的认识与记忆、思维、定向力、知觉、情感等精神活动的不同程度的异常改变。意识障碍的程度一般分为如下几种。

1. 嗜睡(somnolence) 患者处于持续睡眠状态，但能被言语或轻度刺激唤醒，醒后能正确、简单而缓慢地回答问题，但反应迟钝，刺激去除后又很快入睡。是最轻度的意识障碍。

2. 意识模糊(confusion) 其程度较嗜睡深，患者表现为思维和语言不连贯，对时间、地点、人物的定向力完全或部分发生障碍，可有错觉、幻觉、躁动不安、语言或精神错乱。

3. 昏睡(stupor) 患者处于熟睡状态，不易唤醒。经压迫眶上神经、摇动身体等强烈刺激可被唤

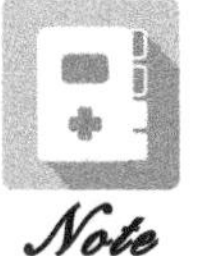

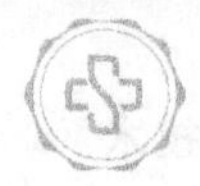

醒，醒后答话含糊或答非所问，停止刺激后又马上进入熟睡状态。

4. 昏迷(coma) 是最严重的意识障碍，也是病情危重的信号，按其程度可分为以下几类。

(1) 浅昏迷 患者意识大部分丧失，无自主运动，对声、光刺激无反应，对疼痛刺激(如压迫眶上缘)可有痛苦表情及躲避反应。瞳孔对光反射、角膜反射、眼球运动、吞咽反射、咳嗽反射等可存在。呼吸、心跳、血压无明显改变，可有大、小便失禁或尿潴留。

(2) 中度昏迷 患者对周围事物及各种刺激无反应，但压迫眶上缘时可有痛苦表情，角膜反射减弱，瞳孔对光反射迟钝，眼球无转动。

(3) 深昏迷 患者意识完全丧失，对各种刺激均无反应。全身肌肉松弛，肢体呈迟缓状态，深浅反射均消失，偶有深反射亢进及病理反射出现。可出现呼吸不规则，血压下降，大、小便失禁或尿潴留。

(四) 瞳孔的观察

瞳孔的变化是许多疾病，尤其是颅内疾病、药物中毒、昏迷等病情变化的一个重要指征。观察瞳孔要注意两侧瞳孔的形状、对称性、大小及对光反应。

1. 瞳孔大小与对称性 正常瞳孔呈圆形，两侧等大等圆，位置居中，边缘整齐；在自然光线下，直径为 2～5 mm，调节反射两侧相等。病理情况下，瞳孔直径小于 2 mm 称为瞳孔缩小，小于 1 mm 为针尖样瞳孔。双侧瞳孔缩小，常见于有机农药、氯丙嗪、吗啡等药物中毒；单侧瞳孔缩小常提示同侧小脑幕裂孔疝早期。瞳孔直径大于 5 mm 称为瞳孔散大。双侧瞳孔散大，常见于颅内压增高、颅脑损伤、颠茄类药物中毒及濒死状态；一侧瞳孔扩大、固定，常提示同侧颅内病变，如颅内血肿、脑肿瘤等，所致的小脑幕裂孔疝的发生。

2. 瞳孔对光反射 正常瞳孔对光反射灵敏，并于光亮处瞳孔收缩，昏暗处瞳孔扩大。当瞳孔大小不随光线刺激而变化时，称瞳孔对光反应消失，常见于危重或深昏迷患者。

(五) 心理状态的观察

心理状态的观察包括患者语言和非语言行为、思维能力、认知能力、情绪状态、感知情况、对疾病的认识、价值观和信念等。

(六) 特殊检查或治疗的观察

临床上，对未明确诊断的患者，常常要做一些特殊检查，如各种造影、各种内镜检查、各种穿刺术。这些检查均会产生不同程度的创伤，护士应重点了解其注意事项，观察生命体征、倾听患者的主诉，防止并发症的发生。应用引流管时，应注意观察引流液的性质、颜色、量等，引流管是否通畅，有无扭曲、受压、引流不畅的现象。

四、危重患者支持性护理

危重患者病情重而复杂，不仅随时危及生命，而且容易发生并发症，护士不仅要注意技术性护理，患者的基础生理需要也不容忽视。另一方面，危重患者常因病情危重而产生对死亡的恐惧，情绪上极度消极、沮丧，故对患者的心理护理也是一个重要内容。

(一) 危重患者的基础护理

1. 密切观察病情变化 护士应密切观察患者生命体征、意识、瞳孔及其他情况，随时了解患者心、脑、肺、肝、肾等重要脏器的功能、治疗反应与效果，及时采取有效的救治措施。

2. 保持呼吸道通畅 清醒患者应鼓励并协助其定时做深呼吸和轻拍背部，以助痰液咳出，预防坠积性肺炎及肺不张等；昏迷患者头应偏向一侧，及时吸出呼吸道分泌物，防止误吸。

3. 加强清洁护理

(1) 眼睛的保护 眼睑不能自行闭合的患者，可在眼部涂上金霉素、红霉素眼药膏或覆盖凡士林纱布保持角膜，防止角膜干燥而发生溃疡、结膜炎。

(2) 口腔护理 根据需要进行口腔护理，保持口腔卫生。

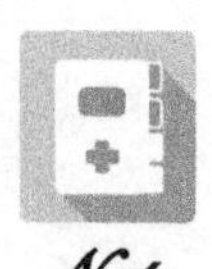

(3) 皮肤护理 认真做好皮肤清洁护理，保持皮肤干燥，及时更换污染的床单衣物，使床铺平整舒

适；加强预防压疮的各项护理措施，避免发生压疮。

4. 保持肢体功能 经常为患者翻身，做四肢的主动或被动运动，同时进行按摩，预防肌腱及韧带退化、肌肉萎缩、关节僵直、静脉血栓形成和足下垂的发生。

5. 补充营养和水分 对能进食者，鼓励其多进食富含营养易消化吸收的饮食；对不能自己进食者，可采用鼻饲或完全胃肠外静脉高营养支持；对体液不足的患者（如大量引流液或额外体液丧失），应补充足够的水分，以维持体液平衡，防止水与电解质紊乱。

6. 维持排泄功能 协助患者大、小便，保持其大、小便通畅。必要时给予人工通便及在无菌操作下行导尿术。对留置导尿管者加强常规护理，保持引流通畅，防止泌尿系统感染。

7. 保持引流管通畅 危重患者身上置有多根引流管，如导尿管、胃肠减压管、伤口引流管等，应妥善固定，安全放置，防止扭曲、受压、堵塞、脱落等，确保导管通畅。

8. 确保安全 对意识丧失、烦躁不安、谵妄的患者，应合理使用保护具，防止意外发生。牙关紧闭、抽搐的患者，用缠有纱布的牙垫放在上、下臼齿之间，防止舌咬伤，室内光线宜暗，工作人员动作要轻，避免患者因外界刺激而引起抽搐。

（二）危重患者的心理护理

（1）减少不良刺激，稳定患者情绪。危重患者常因疾病的影响，情绪反应强烈，而情绪对疾病又有直接影响，因此稳定患者的情绪是不可忽视的。

①表现出对患者的照顾、关心、同情、尊敬和接受，使患者产生信赖感和安全感。

②主动向患者介绍病室环境，说明各种监护仪使用的目的，减少噪音。

③经常与患者密切接触，进行有效沟通，消除患者的孤独感。

④操作前应向患者做简单、清晰的解释，以取得配合。

⑤减少环境刺激。

（2）密切观察患者言行，适时提供心理支持。根据患者不同的心理特征，在不同的病程，提供适合患者的心理支持。

（3）提高患者的认知能力，帮助患者客观地看待自己的病情，建立健康的心理。

（4）加强非语言交流。对于因气管插管、气管切开等原因失去了语言表达能力的患者，要加强非语言交流，掌握一些特殊的非语言沟通技巧，提高非语言沟通能力。

（5）尽可能多地采用"治疗性触摸"。这种触摸可以引起患者注意，传递关心、支持、接受的信息。

（6）其他：可运用放松训练和音乐治疗方法减轻和缓解患者的焦虑、紧张的情绪。

【任务测试】

1. 姜爷爷，64 岁，脑出血后长期卧床，预防发生肌肉挛缩的护理措施是（　　）。

A. 定时更换体位　　B. 温水拭浴　　C. 肢体被动运动

D. 局部热敷　　E. 用支被架防止局部受压

2. 孙奶奶，62 岁，昏迷，有关患者的临床表现，下列哪项不正确？（　　）

A. 大小便潴留或失禁　　B. 全身肌肉松弛，被动体位

C. 两侧瞳孔常不等大　　D. 可出现血压和呼吸的变化

E. 对光反射消失

3. 李奶奶，62 岁，休克，护理该患者应特别注意观察的护理内容是（　　）。

A. 脉率　　B. 血压　　C. 呼吸　　D. 瞳孔　　E. 体温

4. 钱爷爷，71 岁，处于熟睡状态中，很难被唤醒，强刺激被唤醒，醒后答非所问，很快再次入睡，该患者的意识障碍属于哪一程度？（　　）

A. 嗜睡　　B. 意识模糊　　C. 昏睡　　D. 浅昏迷　　E. 深昏迷

5. 马爷爷，65 岁，意识不清，护理该患者时，下列哪项不妥？（　　）

A. 室内光线宜暗，动作要轻，以免抽搐

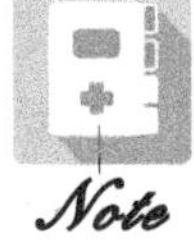

B. 将压舌板放于上下门齿间，以防咬伤舌

C. 眼部可覆盖凡士林纱布，以保护角膜

D. 适当使用床栏或保护具，确保安全

E. 给予鼻饲或静脉高营养支持

答案：1. C　2. C　3. B　4. C　5. B

（肖静琼　王秀琴）

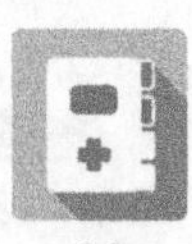

任务 2　危重患者的抢救护理技术

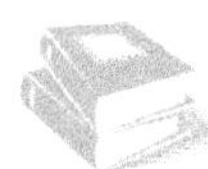

导入语

危重患者(critically ill patients)是指病情危急严重,变化快,随时可能发生生命危险的患者。抢救护理技术(rescue nursing technology)是抢救危重患者的关键,是医疗护理工作中一项重要紧急的任务,是一场争分夺秒的战斗。护理人员必须从思想上、组织上、物质上、技术上做好充分的准备,常备不懈,遇有危重患者,要当机立断、全力以赴地积极进行抢救,以确保抢救工作及时、正确、有效。

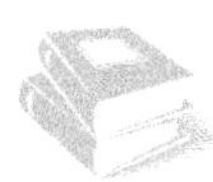

学习目标

知识目标	1. 了解简易呼吸器、人工呼吸机的使用 2. 熟悉抢救工作的组织管理,常用的急救物品和急救器械 3. 掌握吸氧法、吸痰法、洗胃法的目的、操作方法及注意事项
技能目标	能够规范熟练地完成吸氧法、吸痰法及洗胃法的操作
素质目标	具有严谨求实的工作作风和对待工作学习一丝不苟的态度

情景导入

冯奶奶,64 岁,因误食农药出现腹痛、恶心、呕吐,吐出物有大蒜味,告知家人后逐渐神志不清,大小便失禁,出汗多。急诊来院。患者既往体健,无肝、肾、糖尿病史,无药物过敏史。查体:T 36.2 ℃,P 62 次/分,R 24 次/分,BP 120/70 mmHg,平卧位,神志不清,呼之不应,口唇发绀,压眶上有反应,皮肤湿冷,肌肉颤动,巩膜不黄,瞳孔针尖样,对光反射弱,口腔流涎,鼾声呼吸,心界不大,心率 62 次/分,律齐,无杂音,腹平软,肝脾未触及,下肢不肿。医生诊断为急性有机磷农药中毒,立即为患者洗胃、吸氧、吸痰,你作为值班护士,应怎样做?

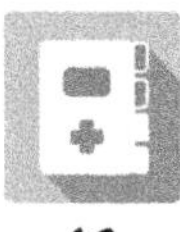

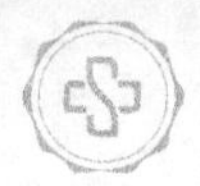

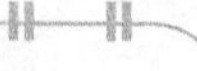

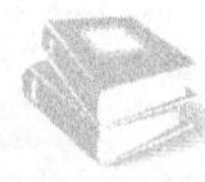

分析及实施

抢救工作的组织与设备管理

一、抢救工作的组织管理

1. 专人负责，组织抢救小组　抢救过程中的指挥者为在场工作人员中职务最高者，各级医务人员必须听从指挥，在抢救过程中态度要严肃、认真，动作迅速准确，既要分工明确，又要密切配合。护士可在医生未到之前，根据患者病情需要，予以适当、及时的紧急处理，如止血、吸氧、吸痰、人工呼吸、胸外心脏按压、建立静脉通道等。

2. 制定抢救方案和制定护理计划　医生、护士共同参与抢救方案的制定，使危重患者能及时、迅速得到抢救。护理人员应根据患者的情况和抢救方案制定抢救护理计划，明确护理诊断与预期目标，确定护理措施，解决患者现存的或潜在的健康问题。

3. 做好查对工作和抢救记录　各种急救药物须经两人核对，正确无误后方可使用。执行口头医嘱时，须向医生复述一遍，双方确认无误后方可执行，抢救完毕需及时由医生补写医嘱和处方。抢救中各种药物的空瓶应集中放置，以便统计和查对。抢救记录要求字迹清晰、及时准确、详细全面，且注明执行时间与执行者。

4. 参与查房、会诊、病例讨论　熟悉危重患者的病情、重点监测项目及抢救过程，做到心中有数，配合恰当。

5. 加强抢救器械和药品管理　严格执行“五定”制度，即定数量、定点安置、定人保管、定期消毒灭菌、定期检查维修，保证抢救时使用。护士还应熟悉抢救器械的性能和使用方法，并能排除一般故障，使急救物品完好率达100%。抢救用物使用后，要及时清理，归还原位和及时补充，并保持整齐清洁。

二、抢救物品与设备管理

1. 抢救室　有专职人员负责，急诊室和病区均应设抢救室。病区抢救室宜设在靠近护士办公室的单独房间内。要求宽敞、整洁、安静、光线充足。

2. 抢救床　以能升降的活动床为佳，必要时另备木板一块，作为胸外心脏按压时使用。

3. 抢救车

(1) 急救药品见表5-1。

表5-1　常用急救药品

类　别	药　物
呼吸兴奋药	尼可刹米(可拉明)、山梗茶碱(洛贝林)等
抗休克药	盐酸肾上腺素、异丙肾上腺素、间羟胺、多巴胺等
降压药	酚妥拉明、硝普钠、利血平、肼屈嗪、硫酸镁注射液、美托洛尔、硫氮唑酮等
强心药	去乙酰毛花苷丙(西地兰)、毒毛花K等
抗心律失常药	利多卡因、维拉帕米、乙氨碘肤酮等
血管扩张药	硝普钠、硝酸甘油等
平喘药	氨茶碱(舒张冠状动脉血管作用)等
止血药	酚磺乙胺(止血敏)、氨甲环酸、氨甲苯酸、维生素K_1、鱼精蛋白、垂体后叶素等

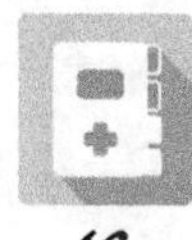

Note

续表

类别	药物
止痛、镇静药	吗啡、哌替啶(度冷丁)、地西泮(安定)、异戊巴比妥钠、硫喷妥钠、苯妥英钠、氯丙嗪、硫酸镁注射液等
抗过敏药	异丙嗪(非那根)、苯海拉明、扑尔敏、息斯敏等
激素类药	氢化可的松、地塞米松、可的松等
脱水利尿药	20%甘露醇、25%山梨醇、呋塞米、利尿酸钠等
解毒药	阿托品、碘解磷定、氯解磷定、亚甲蓝、二巯丙醇、依地酸钙钠、硫代硫酸钠、乙酰胺等
碱性药	5%碳酸氢钠、11.2%乳酸钠
其他	0.9%氯化钠、各种浓度的葡萄糖、低分子右旋糖酐、10%葡萄糖酸钙、代血浆等

(2) 各种无菌急救包　气管插管包、气管切开包、静脉切开包、开胸包、导尿包,各种穿刺包、吸痰包、缝合包等。

(3) 无菌用物　各种注射器及针头、输液器及输液针头、输血器及输血针头、开口器、压舌板、舌钳、牙垫、各种型号的医用手套、各种型号及用途的橡胶或硅胶导管、无菌治疗巾、无菌敷料、皮肤消毒用物等。

(4) 非无菌物　治疗盘、玻璃接头、夹板、宽胶布、火柴、酒精灯、应急灯、电源插板等。

4. 急救器械　氧气筒及给氧装置或中心供氧系统、加压给氧设备、电动吸引器或中心负压吸引装置、电除颤器、心脏起搏器、心电监护仪、简易呼吸器、呼吸机、电动洗胃机等。

常用抢救护理技术

危重患者的常用抢救护理技术主要包括氧气吸入疗法、吸痰法、洗胃法等。这些急救技术是危重患者抢救成功的关键,也直接关系到危重患者的生命和生存质量。

一、氧气吸入法

氧气是人体生命活动所必需的物质,如组织得不到足够的氧或不能充分利用氧,组织的代谢、功能甚至形态结构都可能发生异常改变。氧疗法(oxygenic therapy)是指通过给氧,提高动脉血氧分压(PaO_2)和动脉血氧饱和度(SaO_2),增加动脉血氧含量(CaO_2),纠正各种原因造成的缺氧状态,促进组织的新陈代谢,维持机体生命活动的一种治疗方法。

(一) 缺氧分类和氧疗的适应证

1. 低张性缺氧　由于吸入气体中氧分压过低、肺通气障碍、静脉血分流入动脉引起。主要特点为动脉血氧分压(PaO_2)降低,使动脉血氧含量(CaO_2)减少,组织供养不足。常见于慢性阻塞性肺疾病、先天性心脏病等。

2. 血液性缺氧　由于血红蛋白数量减少或性质改变,造成血氧含量降低或血红蛋白结合的氧不易释放所致。常见于贫血、一氧化碳中毒、高铁血红蛋白症等。

3. 循环性缺氧　由于组织血流量减少,组织供氧量减少所致。常见于休克、心力衰竭等。

4. 组织性缺氧　由于组织细胞利用氧异常所致。常见于氰化物中毒等。

以上四种缺氧中,低张性缺氧的氧疗效果最好。

(二) 缺氧程度

对缺氧程度的判断,除临床表现外,主要根据患者动脉血氧分压(PaO_2)和动脉血氧饱和度(SaO_2)确定。

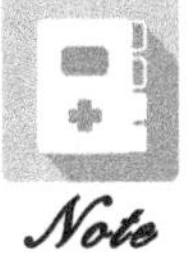

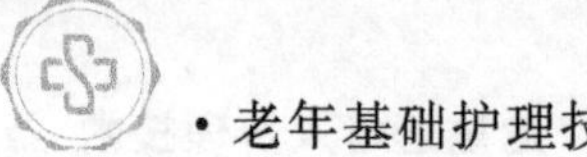

1. 轻度低氧血症 $PaO_2>6.67$ kPa(50 mmHg),$SaO_2>80\%$,无发绀,一般不需氧疗。如有呼吸困难,可给予低流量低浓度氧气治疗。

2. 中毒低氧血症 PaO_2 在 4～6.67 kPa(30～50 mmHg)之间,SaO_2 60%～80%,有发绀、呼吸困难,需要氧气治疗。

3. 重度低氧血症 $PaO_2<4$ kPa(30 mmHg),$SaO_2<60\%$,显著发绀、呼吸极度困难、三凹症,是氧气治疗的绝对适应证。

(三) 氧疗的种类

临床用氧时,常根据缺氧及是否伴有二氧化碳分压($PaCO_2$)升高来决定氧疗种类。

1. 低浓度氧疗 又称控制性氧疗,吸氧浓度<40%,适用于低氧血症伴二氧化碳潴留的患者,如慢性阻塞性肺疾病、慢性呼吸衰竭的患者。

2. 中等浓度氧疗 吸氧浓度在 40%～60%。适用于有明显通气与血流比例失调或显著弥散障碍的患者,如肺水肿、心肌梗死、休克等。

3. 高浓度氧疗 吸氧浓度大于 60%,适用于单纯缺氧而无二氧化碳潴留的患者,如成人呼吸窘迫综合征、心肺复苏后。

4. 高压氧疗 在高压氧舱内,以 0.2～0.3 MPa 的压力,给予 100%氧浓度的氧吸入,适用于一氧化碳中毒、气性坏疽等。

(四) 供氧装置

临床常用氧气筒及管道氧气装置。

1. 氧气筒、氧气表装置 临床最常用的一种装置。

(1) 氧气筒 一圆柱形无缝钢管,筒内可耐高压达 15 MPa(150 kg/cm²)的氧,容纳氧气 6000 L。氧气筒的顶端有一总开关,控制氧气的进出,打开时,逆时针转 1/4 周即可。氧气筒颈部的侧面,有一气门与氧气表相连,是氧气自筒中输出的途径。

(2) 氧气表 由压力表、减压器、流量表、湿化瓶、安全阀组成。①压力表:可知筒内氧气的压力,以 MPa(kg/cm²)表示,压力大,表明筒内氧气多。②减压器:一种自动减压装置,将来自筒内氧气压力减至 0.2～0.3 MPa(2～3 kg/cm²),使流量平稳,保证安全。③流量表:用来测量每分钟氧气的流出量,流量表内有浮标,从浮标上端平面所指的刻度,可知每分钟氧气的流出量。④湿化瓶:一般瓶内盛 1/3～1/2 蒸馏水,急性肺水肿患者吸氧时,湿化瓶内改盛 20%～30%酒精,通气管浸入水中,出气橡胶管和鼻导管相连。湿化瓶内的蒸馏水有湿化氧气的作用,减少呼吸道受干燥气体的刺激。⑤安全阀:当氧气流量过大、压力过高时,安全阀的内部活塞即自行上推,使过多氧气由四周小孔流出,保证安全。

(3) 氧浓度和氧流量的关系 吸氧浓度(%)=21+4×氧流量(L/min)。

2. 管道氧气装置(中心供氧装置) 医院氧气集中由供应站负责供给,设管道至病房、门诊、急诊等。供应站有总开关控制,各用氧单位配流量表,连接流量表即可使用。

★(五) 鼻导管(双侧)给氧技术(技术 5-1)

【目的】 纠正各种原因造成的缺氧状态,促进组织新陈代谢,维持机体生命活动。

1. 鼻导管吸氧法 有单侧鼻导管和双侧鼻导管,双侧鼻导管对鼻腔刺激性小,临床应用较多,下面以双侧鼻导管为例实施给氧技术。

【实施】 见表 5-2。

表 5-2 鼻导管(双侧)吸氧法操作步骤

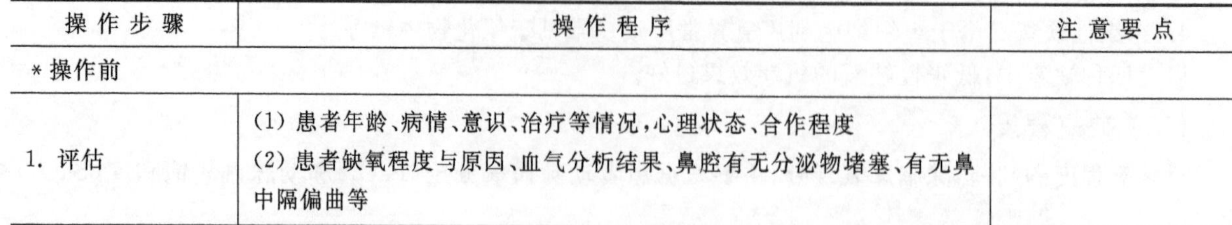

操作步骤	操作程序	注意要点
*操作前		
1. 评估	(1) 患者年龄、病情、意识、治疗等情况,心理状态、合作程度 (2) 患者缺氧程度与原因、血气分析结果、鼻腔有无分泌物堵塞、有无鼻中隔偏曲等	

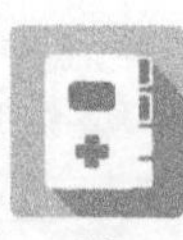
Note

续表

操作步骤	操作程序	注意要点
2. 准备		
(1) 护士准备	衣帽整洁,修剪指甲,洗手,戴口罩	
(2) 用物准备	①供氧装置:氧气筒及氧气表或流量表(中心供氧装置) ②治疗车上层:治疗盘内盛一次性鼻导管治疗碗,治疗碗内盛温开水、棉签、纱布;治疗盘外放扳手、弯盘、吸氧记录单、笔 ③治疗车下层:生活垃圾桶、医用垃圾桶	☆ 检查氧气筒、氧气表,氧气充足,无漏气 ☆ 其他供氧方法按需要准备
(3) 患者准备	了解操作目的,愿意合作,有安全感,体位舒适,情绪稳定	
(4) 环境准备	环境安静整洁,光线适中,远离明火、热源	
* 操作中		
◆ 吸氧		
1. 核对解释	备齐用物携至患者床旁,核对、解释	
2. 清洁鼻腔	湿润棉签,清洁双侧鼻孔	
3. 装氧气表		
(1) 氧气筒吸氧法	①吹尘:打开氧气筒的总开关,使少量气体从气门流出,随即迅速拧紧总开关 ②装表:将氧气表与气门处相接,拧上螺旋接头,并用扳手旋紧,氧气表须与地面垂直	☆ 口诀:先吹尘,后上表,湿化瓶要挂牢,检查通气是否正常,再把导管连接好 ☆ 吹尘前向患者解释,以免引起恐慌
(2) 中心供氧	将氧气表安装于治疗带上	
4. 连湿化瓶	连接湿化瓶,固定妥当,开总开关,检查氧气的流出是否通畅,连接处有无漏气	
5. 连接鼻导管	连接鼻导管,开流量开关,检查氧气流出是否通畅,根据医嘱,调节氧流量。将鼻导管前端放入装有温开水的治疗碗内,测试其是否通畅,湿润鼻导管	☆ 先调节好流量,再插鼻导管,以免一旦出错,大量氧气进入呼吸道,引起肺部组织损伤
6. 插管固定	将双侧鼻导管插入患者双侧鼻孔内,约 1 cm,将软管挂于患者两耳,并固定于颌下,松紧适宜	☆ 动作轻柔,放置妥当,患者无不适
7. 核对整理	核对患者,取舒适体位,整理床单位,整理用物	☆ 告知患者不要自行摘除鼻导管或调节氧流量
8. 洗手记录	洗手,记录用氧时间、氧流量	
◆ 调节氧流量		
1. 核对,解释	核对患者,并做好解释	
2. 调节氧流量	先从患者面部取下鼻导管,再根据医嘱调节氧流量,最后重新为患者戴上鼻导管	☆ 先取下导管再调节氧流量
3. 整理	整理床单位,协助患者取舒适卧位	
4. 洗手记录	洗手,记录氧流量和时间	

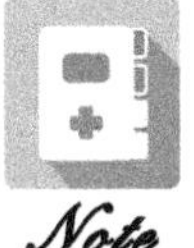

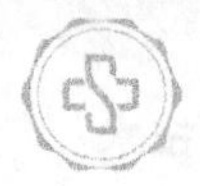

续表

操作步骤	操作程序	注意要点
◆ 停氧		
1. 核对解释	备齐用物携至患者床旁，核对、解释	
2. 取鼻导管	取下患者鼻氧管，用纱布擦净患者口鼻	
3. 停氧		
(1) 氧气筒供氧	关流量表，关氧气筒总开关，卸鼻导管，弃于医疗垃圾桶内。旋开流量表开关放出表内余气，关闭流量表	☆ 放尽氧气表内余气
(2) 中心供氧	关流量表，卸鼻导管，弃于医疗垃圾桶内	
4. 卸表	卸湿化瓶、氧气表，置于治疗车下层	
5. 核对整理	核对患者，取舒适体位，整理床单位，整理用物	
*操作后		
1. 洗手，记录	洗手，在医嘱单上签名，记录停氧时间及用氧后患者病情改善情况	
2. 整理	回处置室整理用物，按消毒隔离原则处理相应物品	
3. 评价	(1) 护患沟通有效，患者合作，充分体现人文关怀 (2) 护士操作规范，程序正确，动作熟练，注意安全，鼻氧管固定牢固、无脱落，患者氧疗效果好	

【注意事项】

(1) 严守操作规程，注意用氧安全，做好“四防”，即防火、防振、防油、防热。氧气筒应放在阴凉处，离暖气 1 m 以上，离火炉 5 m 以上；筒上应标有“严禁烟火”标志；搬运时，勿撞击；氧气表及螺旋口上勿涂油，也不用带油的手装卸，以免燃烧；有氧气筒的病室内严禁吸烟。

(2) 使用氧时，应先调节流量后应用，停用氧时先拔管再关闭氧气开关，中途改变流量时，先将氧气管与鼻导管(鼻塞)分离，调好流量后再接上，以免损伤肺组织。

(3) 对未用或已用空的氧气筒，应分别标“满”或“空”的标志，以免用时搬错。氧气筒内氧气不可用尽，压力表指针至 0.5 MPa 时，即不可再用，以防灰尘入内，再次充气时，引起爆炸。

(4) 用氧过程中密切观察缺氧症状有无改善，呼吸是否通畅。

(5) 鼻导管持续用氧者，每日更换 2 次以上，双侧鼻孔交替使用，并及时清除鼻腔分泌物，防止导管阻塞。用鼻塞者也需每日更换。使用面罩者 4～8 小时更换 1 次。

2. 鼻塞法 鼻塞是一种用塑料制成的球状物，有单侧和双侧鼻塞，将鼻塞塞入鼻前庭内给氧。此法刺激性小，患者感觉较舒适，且两侧鼻孔可交替使用，非常方便，适用于长期用氧患者。

3. 面罩法 将面罩置于患者的口鼻部供氧，用松紧带固定，氧气自下端输入，呼出的气体从面罩两侧孔排出。氧流量要求是成人 6～8 L/min，小儿 1～3 L/min。此法适用于躁动不安、病情较重或鼻塞给氧效果不佳的患者。

4. 头罩法 将患者头部置于氧气头罩内，罩面上有多个孔，可以保持罩内一定的氧浓度、温度和湿度。头罩与颈部之间要保持适当的空隙，防止二氧化碳潴留及重复吸入。此法安全、简单、有效、舒适，透明的头罩易于观察患者病情的变化，根据病情需要调节罩内氧气浓度，适用于新生儿、婴幼儿供氧。

5. 氧气枕法 氧气枕是一长方形橡胶枕，枕的一角有一橡胶管，上有调节器，可调节氧流量，氧气枕充入氧气，接上湿化瓶即可使用。此法可用于家庭氧疗、危重患者的抢救或转运途中，以氧气枕代替氧气装置。

6. 氧气帐法 用透明塑料薄膜制成帐膜，将患者的头部及胸部严密罩在其中，用特制的仪器控制氧流量，保持帐内氧气的浓度及温度、湿度。因为价格昂贵、耗氧量大，只适用于大面积烧伤患者及新生儿抢救。

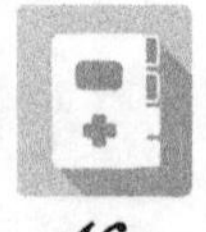

Note

（六）用氧监测

1. 缺氧症状 患者由烦躁不安转为安静、心率变慢、血压上升、呼吸平稳、皮肤红润温暖、发绀消失，说明缺氧症状改善。

2. 实验室检查指标 主要观察氧疗后 PaO_2、$PaCO_2$、$SaCO_2$，可作为氧疗监测的客观指标。

3. 氧疗的副作用 氧浓度高于 60%、持续时间超过 24 小时，可能出现氧疗副作用。常见的副作用如下。

(1) 氧中毒 其特点是肺实质的改变，主要表现为胸骨下不适、疼痛、灼烧感，继而出现呼吸增快、恶心、呕吐、烦躁、干咳。预防措施是避免长时间、高浓度氧疗，定期监测血气分析，动态观察氧疗的效果。

(2) 肺不张 吸入高浓度氧气后，肺泡内氮气被大量置换，一旦支气管阻塞时，其所属肺泡内氧气被肺循环血液迅速吸收，引起吸入性肺不张。主要表现为烦躁，呼吸、心率增快，血压上升，继而出现呼吸困难、发绀、昏迷。预防措施是鼓励患者做深呼吸，多咳嗽，经常改变卧位、姿势，防止分泌物阻塞。

(3) 呼吸道分泌物干燥 氧气为干燥气体，如持续吸入未经湿化且浓度较高的氧气，导致呼吸道黏膜干燥，分泌物黏稠，不易咳出，且有损纤毛运动。预防的关键是加强吸入氧气的湿化，定期做雾化吸入。

(4) 晶状体后纤维组织增生 仅见于新生儿，以早产儿多见。由于视网膜血管收缩、视网膜纤维化，最后出现不可逆的失明。因此，在氧疗时应控制氧浓度和吸氧时间。

(5) 呼吸抑制 见于Ⅱ型呼吸衰竭患者，由于 $PaCO_2$ 长期处于高水平，呼吸中枢失去了对二氧化碳的敏感性，呼吸的调节主要依靠缺氧对周围化学感受器的刺激来维持，吸入高浓度氧，解除了缺氧对呼吸的刺激作用，使呼吸中枢加重，甚至呼吸停止。因此，对Ⅱ型呼吸衰竭患者，应给予低浓度、低流量（1～2 L/min）给氧，维持 PaO_2 在 60 mmHg(80 kPa)。

二、吸痰法

吸痰法(aspiration of sputum)是指利用机械吸引的方法，经口、鼻腔、人工气道将呼吸道分泌物吸出，以保持呼吸道通畅，预防吸入性肺炎、肺不张、窒息等并发症发生的一种方法。临床上主要用于年老体弱、危重、昏迷、麻醉未清醒前等各种原因引起的不能有效咳嗽者。

临床上最常用的吸痰装置有中心负压吸引装置、电动吸引器两种。

中心负压吸引装置：将吸引器管道连接到各病床床单位，使用时只需接上吸痰瓶装置和吸痰导管，开启开关，即可吸取，十分方便。

电动吸引器由马达、偏心轮、气体过滤器、压力表、安全瓶、储液瓶组成。安全瓶和储液瓶可储液 1000 mL，瓶塞上有两个玻璃管，并有橡胶管相互连接。接通电源后，可使瓶内呈负压，将痰吸出。

在紧急状态下，可用注射器吸痰及口对口吸痰。

★（一）电动吸引器吸痰技术（技术 5-2）

【目的】 清除呼吸道分泌物，保持呼吸道通畅，预防并发症发生。

【实施】 见表 5-3。

表 5-3 电动吸引器吸痰法操作步骤

操作步骤	操作程序	注意要点
* 操作前		
1. 评估	(1) 患者年龄、病情、意识、治疗等情况，心理状态、合作程度 (2) 患者生命体征、SPO_2、痰量、口腔、鼻腔情况、痰液黏稠度	
2. 准备		
(1) 护士准备	衣帽整洁，修剪指甲，洗手，戴口罩	

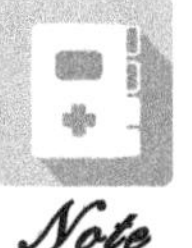

续表

操作步骤	操作程序	注意要点
(2) 用物准备	①电动吸引器，包括连接管、干燥无菌的空瓶（或盛放消毒液的瓶子），必要时备电插板 ②治疗车上层：吸痰护理盘（内含一次性吸痰管、无菌手套一只、无菌治疗碗、镊子、无菌纱布、治疗巾）、听诊器、0.9%氯化钠、弯盘、记录单、标签纸、速干手消毒剂 ③治疗车下层：生活垃圾桶、医用垃圾桶	☆检查电动吸引器的性能
(3) 患者准备	了解操作目的，愿意合作，有安全感，体位舒适，情绪稳定	
(4) 环境准备	环境安静整洁，光线适中，远离明火、热源	
*操作中		
1. 核对解释	将用物携至患者床边，核对患者并做好解释，给予患者高流量吸氧3～5分钟	
2. 检查性能	将吸引器放置妥当位置，接通电器，打开开关，检查吸引器各处连接是否正确、有无漏气	
3. 调节负压	反折连接管前端，调节负压，一般成人为40.0～53.3 kPa（300～400 mmHg），小儿为33.3～40.0 kPa（250～300 mmHg）	
4. 倒取生理盐水	洗手、戴口罩，打开无菌盘，倒生理盐水于无菌治疗碗内	
5. 患者准备	检查患者口腔、鼻腔，协助患者取舒适体位，头偏向操作者一侧，略向后仰，取下活动假牙，铺治疗巾于颌下	
6. 取管试吸	打开吸痰管包装，戴无菌手套，取出吸痰管，连接连接管与吸痰管，试吸生理盐水，检查吸痰管是否通畅	☆检查吸痰管型号、有效期
7. 吸痰		
(1) 经口或鼻抽吸	一手将导管末端折叠，另一手用无菌血管钳夹持导管前端插入患者口或鼻腔至咽喉部，放松吸痰管末端，先吸净口咽部分泌物，换管后，再吸深部气管分泌物。应从深部左右旋转，向上提拉	☆动作轻柔
(2) 经人工气道抽吸	阻断负压，将吸痰管经气管套管插入气管内，遇阻力后略上提，吸痰时左右旋转，自深部向上吸净痰液，每次吸痰不超过15秒	☆插管时不可有负压，以免损伤呼吸道黏膜 ☆以免造成缺氧
8. 观察	吸痰过程中密切观察患者痰液情况、生命体征、SPO_2，吸痰后给予患者高流量吸氧3～5分钟	☆吸痰前后吸入高浓度氧，预防缺氧
9. 冲洗	退出吸痰管，用生理盐水冲洗吸痰管，将吸痰管与连接管断开，将吸痰管连同手套弃于污染垃圾桶内	☆每次抽吸痰液后均应冲洗，以免痰液阻塞吸痰管
10. 整理	吸痰完毕，关闭吸引器，将连接管放置妥当。协助患者取舒适卧位，整理床单位	☆随时擦净患者面部分泌物
*操作后		
1. 洗手记录	洗手，在医嘱单上签名，记录吸痰时间、次数与效果；痰液性状、颜色、量；呼吸改善情况等	

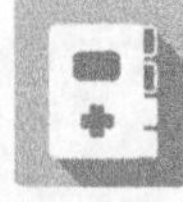

Note

续表

操作步骤	操作程序	注意要点
2. 整理	回处置室整理用物，按消毒隔离原则处理相应物品	☆ 吸痰用物每班更换，分类浸泡
3. 评价	(1) 护患沟通有效，患者合作，充分体现人文关怀 (2) 护士操作规范，程序正确，动作熟练，吸痰有效，患者呼吸道通畅，呼吸改善，无呼吸道黏膜损伤	

【注意事项】

(1) 严格执行无菌操作，吸痰用物每天更换 1～2 次，吸痰导管每次更换，做好口腔护理。

(2) 吸痰过程中密切观察患者病情，气道是否通畅、面色、呼吸、心率、血压，以及吸出痰液的色、质、量等并记录。

(3) 选择粗细适宜的吸痰导管，吸痰管不宜过粗，特别是小儿吸痰时。

(4) 插管时不可用负压，吸痰动作要轻柔，避免损伤呼吸道黏膜。

(5) 每次吸痰时间不超过 15 秒，吸痰前后可增加氧气的吸入，以免造成缺氧。

(6) 痰液黏稠时，可配合叩击、雾化吸入等方法稀释痰液。

(二) 中心负压吸引装置吸痰法

连接吸痰管，打开吸引开关，试吸生理盐水检查管道是否通畅，调节好负压后进行吸痰。

(三) 注射器吸痰法

用 50 mL 或 100 mL 注射器连接吸痰管抽吸痰液，此法适用于无吸引器设备，患者又急需吸痰时。

(四) 口对口吸痰法

操作者一手托起患者的下颌，并使头后仰，尽量拉直气道；另一手捏住患者鼻孔，双唇包绕患者口唇部，用力吸气，将痰液吸出。在患者的呼吸道被痰液堵塞，突然出现窒息症状，而又无任何急救设备的情况下采用此法。

★三、洗胃法(技术 5-3)

洗胃法(gastric lavage)是将胃管由口腔或鼻腔插入胃内，反复灌入洗胃溶液而达到冲洗并排出胃内容物目的的一种方法。

【目的】

1. 解毒 用于清除急性服毒或食物中毒患者的胃内毒物或刺激物，减少毒物的吸收。在服毒后 6 小时内洗胃效果最佳。

2. 减轻幽门梗阻患者的胃黏膜水肿 幽门梗阻患者因饭后食物潴留引起上腹胀满、恶心、呕吐等症状，通过洗胃可以减轻潴留物对胃黏膜的刺激，从而减轻胃黏膜的炎症和水肿。

3. 某些手术或检查前的准备 如胃、十二指肠部的手术和检查，通过洗胃，清除胃内容物，既便于检查，又可防止术后感染。

【适应证】 非腐蚀性毒物中毒，如有机磷、安眠药、重金属类与生物碱等食物或药物中毒的患者。

【禁忌证】 强腐蚀性毒物(如强酸、强碱)中毒、肝硬化伴食管胃底静脉曲张、胸主动脉瘤、近期内有上消化道大出血及胃穿孔患者禁忌洗胃；上消化道溃疡、癌症患者不宜洗胃。

【拮抗溶液】 各种药物中毒的灌洗解毒剂溶液和禁忌药物见表 5-4。

表 5-4 各种药物中毒的灌洗解毒剂溶液和禁忌药物

毒物种类	灌洗溶液	禁忌药物
酸性物	镁乳、蛋清水[①]、牛奶	强酸药物

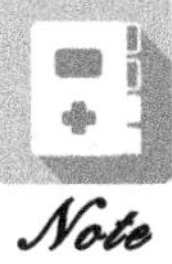

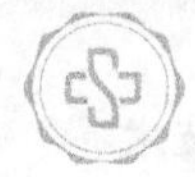

续表

毒物种类	灌洗溶液	禁忌药物
碱性物	5%醋酸、白醋、蛋清水、牛奶	强碱药物
敌敌畏	2%～4%碳酸氢钠、1%盐水、1：(15000～20000)高锰酸钾	
1605、1059、4049(乐果)	2%～4%碳酸氢钠	高锰酸钾[②]
敌百虫	1%盐水或清水、1：(15000～20000)高锰酸钾	碱性药物[③]
DDT、666	温开水或生理盐水洗胃，50%硫酸镁导泻	油性泻药
氰化物	1：(15000～20000)高锰酸钾[④]洗胃	
巴比妥类(安眠药)	1：(15000～20000)高锰酸钾洗胃、硫酸钠导泻[⑤]	硫酸镁
磷化锌	1：(15000～20000)高锰酸钾洗胃，5%硫酸铜洗胃；0.5%～1%硫酸铜溶液每次 10 mL，每 5～10 分钟口服一次，并用压舌板刺激舌根催吐	牛奶、鸡蛋、脂肪及其他油类食物[⑥]
异烟肼	1：(15000～20000)高锰酸钾洗胃、硫酸钠导泻	

说明：

①蛋清水(用生鸡蛋清调水至 200 mL)、牛奶等可黏附于黏膜或创面上，保护胃黏膜，减轻患者胃痛。

②1605、1059、4049(乐果)等，禁用高锰酸钾洗胃，否则可氧化成毒性更强的物质。

③敌百虫遇碱性药物可分解出毒性更强的敌敌畏。

④氧化剂能将化学性毒品氧化，改变其性能，从而减轻或去除其毒性。

⑤巴比妥类药物采用碱性硫酸钠导泻可以阻止肠道水分和残存的巴比妥类药物的吸收，促使其尽早排出体外。硫酸钠对心血管和神经系统没有抑制作用，不会加重巴比妥类药物的毒性。

⑥磷化锌中毒时，口服硫酸铜可使其成为无毒的磷化铜沉淀，阻止吸收，并促使其排出体外。磷化锌易溶于油类物质，故忌食脂肪性食物，以免加速磷的溶解吸收。

【实施】 见表 5-5。

表 5-5 洗胃技术操作步骤

操作步骤	操作程序	注意要点
*操作前		
1. 评估	(1) 患者中毒情况，如摄入毒物的种类、剂型、浓度、量、中毒时间及途径等，是否曾经呕吐、采取何种处理措施。心理状态及合作程度 (2) 患者的生命体征、意识状态、瞳孔、口腔、鼻腔情况等	
2. 准备		
(1) 护士准备	衣帽整洁，修剪指甲，洗手，戴口罩	
(2) 用物准备	①口服催吐法：治疗车、治疗盘、量杯、压舌板、水温计、弯盘、塑料围裙或橡胶单(防水布)，水桶 2 个(一个盛洗胃溶液，另一个盛污水)，必要时准备洗漱用物。 ②胃管洗胃法：治疗车、治疗盘、无菌洗胃包、棉签、量杯、橡胶单、治疗巾、胶布、润滑油、弯盘、水温计，必要时备无菌压舌板、开口器、牙垫、舌钳、检验标本容器、毛巾等	

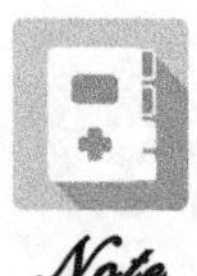

续表

操 作 步 骤	操 作 程 序	注 意 要 点
(2) 用物准备	③漏斗胃管洗胃法:另备漏斗胃管(图 5-1)、水桶 2 个 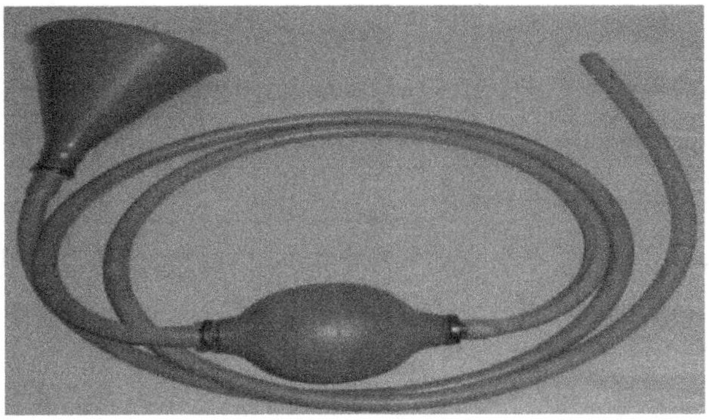 图 5-1 漏斗胃管 ④电动吸引器洗胃法:另备电动吸引器(图 5-2)、Y 形三通管、调节夹或止血钳、输液架、输液瓶、输液导管 ⑤全自动洗胃机洗胃法:另备全自动洗胃机(图 5-3) 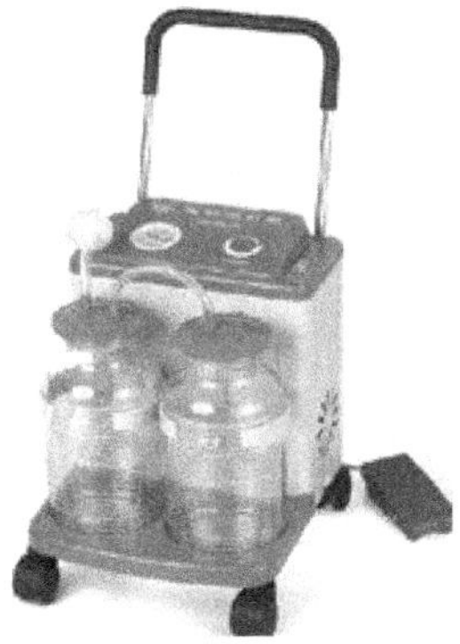 图 5-2 电动吸引器 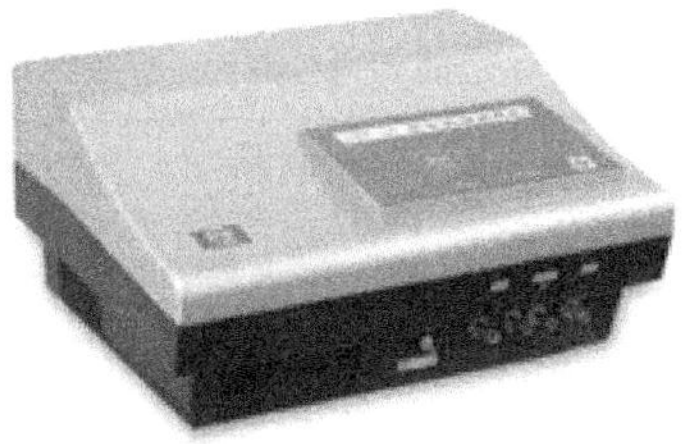 图 5-3 全自动洗胃机	☆ 根据毒物性质准备拮抗性溶液,毒物性质不明时,可备温开水或等渗盐水,量 10000～20000 mL,温度 25～38 ℃ ☆ 包括安全瓶及 5000 mL 容量的储液瓶
(3) 患者准备	了解洗胃的目的、方法、注意事项及配合要点,取舒适体位,若有活动的义齿,应先取出	
(4) 环境准备	环境整洁,光线适中,床单位周围宽敞,必要时屏风遮挡	
* 操作中		
1. 核对解释	将用物携至床边,认真核对患者并做好解释工作	
2. 安置体位	协助患者取合适体位,围好塑料围裙或橡胶单,检查义齿是否取下。弯盘放于口角旁,污物桶置于床旁	
3. 洗胃		
◆ 口服催吐法 常用于病情较轻,能主动配合的患者		
(1) 饮液	嘱患者自饮大量洗胃液,引起呕吐,必要时用压舌板压其舌根催吐	☆ 一次饮液量为 400～500 mL
(2) 灌洗	反复进行,直至吐出的液体澄清无味为止	☆ 表示胃基本洗净
◆ 漏斗胃管洗胃法 利用虹吸原理,引出内容物,使其流入污水桶		
(1) 插管	润滑胃管前段,由口腔插入 45～55 cm,证实胃管在胃内后,胶布固定	
(2) 吸取	置漏斗低于胃部水平位置,挤压橡皮球,抽尽胃内容物	

续表

操 作 步 骤	操 作 程 序	注 意 要 点
(3) 灌洗	举漏斗高过头部 30～50 cm，将洗胃液缓慢倒入漏斗内 300～500 mL，当漏斗内剩余适量溶液时，速降漏斗至胃部位置以下，倒置于污水桶内，如此反复灌洗直至洗出液澄清无味为止	☆ 引流不畅时可挤压橡胶球加压吸引
◆ 电动吸引器洗胃法　利用负压吸引原理，吸出胃内容物，其优点是能迅速有效地清除毒物，节省人力，并能准确计算洗胃的液体量		
(1) 检查	接通电源，检查负压吸引器功能	
(2) 连接	输液管与Y形管主管相连，洗胃管及储液瓶的引流管分别与Y形管两个分支相连接，夹紧输液管，检查各连接处有无漏气。将灌洗液倒入输液管内，挂于输液架上	
(3) 插管	同漏斗胃管洗胃法	
(4) 吸引	开动吸引器，负压保持在 13.3 kPa 左右，吸出胃内容物。中毒物质不明时，留取胃内容物送检，以确定毒物性质	☆ 负压不可过高，以免损伤胃黏膜
(5) 灌液	关闭吸引器，夹紧储液瓶上的引流管，开放输液管，使洗胃液流入胃内 300～500 mL	☆ 入量一次不超过 500 mL
(6) 抽吸	夹紧输液管，开放引流管，开动吸引器吸出灌洗液，反复灌洗直至洗出液澄清无味为止	
◆ 全自动洗胃机洗胃　利用电磁泵作为动力源，通过自控电路的控制，使电磁阀自动转换动作，分别完成向胃内冲洗药液和吸出胃内容物的过程。其优点是能自动、迅速、彻底清除胃内容物		
(1) 检查	接通电源，检查全自动洗胃机	
(2) 连接	将已配好的洗胃液倒入盛水桶，将 3 根橡胶管分别与机器的药管（进液管）、胃管、污水管（出液管）相连，药管的另一端放入洗胃液桶内，污水管的另一端放入空水桶内，胃管的另一端和患者胃管相连，调节药量流速	☆ 明确 3 根管的作用
(3) 插管	同漏斗胃管洗胃法	
(4) 冲洗	按"手吸"键，吸出胃内容物，再按"自动"键，机器对胃进行自动冲洗，直至洗出液澄清无味为止，按"停机"键	
4. 拔管	洗胃完毕，反折胃管，拔出，协助患者漱口、洗脸	☆ 防止液体误入气管
5. 整理	协助患者取舒适卧位，整理床单位	
*操作后		
1. 洗手，记录	洗手，记录灌洗液名称、量，洗出液性质、气味、颜色、量，以及患者的反应	
2. 整理	回处置室整理用物，按消毒隔离原则处理相应物品。清理全自动洗胃机管子时，将"三管"（药管、污水管、胃管）同时置于清水中，按"清洗"键，机器自动清洗	
3. 评价	(1) 护患沟通有效，患者合作，充分体现人文关怀 (2) 护士操作规范，程序正确，动作熟练，清洗彻底，未发生误吸、窒息等并发症	

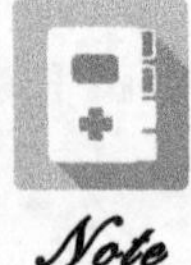

Note

【注意事项】

(1) 中毒物质不明时,先抽吸胃容物送检,以确定毒物性质,然后选用温开水或生理盐水洗胃,待毒物性质明确后,再用对抗剂洗胃。

(2) 中毒较轻者取坐位或半卧位,较重者取左侧卧位,昏迷患者取平卧位,头偏向一侧。

(3) 洗胃液温度控制在 25～38 ℃之间,因随着温度增高,毒物吸收也会增快。

(4) 每次灌入量以 300～500 mL 为宜,如灌入量过多,会引起急性胃扩张,胃内压增加,加速毒物吸收,也可引起液体反流导致呛咳、误吸。过少则延长洗胃时间,不利于抢救的进行。

(5) 使用自动洗胃机进行洗胃时,若食物堵塞管道,水流缓慢、不流或发生故障,可交替按"手冲"和"手吸"键重复冲洗数次,直到管道通畅,再按"手吸"键,吸出胃内残留液体后,再按"自动"键,否则,灌入量过多,易造成胃潴留。

(6) 洗胃过程中,应随时观察患者病情变化,注意有无洗胃并发症征象(患者有腹痛,洗出血性液体)和并发症(急性胃扩张、胃穿孔、水中毒、电解质紊乱、酸碱平衡失调、误吸等)。若发生上述现象,应立即停止洗胃,并采取相应急救措施。

★四、人工呼吸机使用技术(技术 5-4)

简易呼吸器是最简单的借助器械加压的人工呼吸装置,在未进行器官插管建立紧急人工气道的情况下或辅助呼吸机突然发生故障时使用,可以辅助患者的自主呼吸,是急救必备的设备之一。常用于各种原因导致的呼吸停止或呼吸衰竭的抢救。其结构简单,携带方便,也特别适宜现场急救。简易呼吸器由呼吸囊、呼吸活瓣、面罩和衔接管组成。

【目的】 维持和增加机体通气量;纠正威胁生命的低氧血症。

【实施】 见表 5-6。

表 5-6 人工呼吸器使用操作步骤

操作步骤	操作程序	注意要点
*操作前		
1. 评估	(1) 患者病情、意识、生命体征等情况 (2) 患者有无自主呼吸、呼吸形态、呼吸道是否通畅	
2. 准备		
(1) 护士准备	衣帽整洁,修剪指甲,洗手,戴口罩	
(2) 用物准备	①简易呼吸器:由呼吸囊、呼吸活瓣、面罩及衔接管构成 ②人工呼吸机:分为定容型、定压型、多功能型	
(3) 患者准备	帮助患者仰卧于床上,去枕,取下活动义齿	
(4) 环境准备	环境整洁、安静、安全,温湿度适宜	
*操作中		
1. 核对解释	携用物至床边,核对患者并解释	☆ 意识不清者,向家属解释
2. 检查性能	检查简易呼吸器或人工呼吸机性能	
3. 清理气道	清理呼吸道分泌物	☆ 保持呼吸道通畅
4. 辅助呼吸		
◆ 简易呼吸器 用于各种原因所致的呼吸骤停		
(1) 开放气道	解开衣领、腰带,使患者平卧,头向后仰,托起下颌,扣紧面罩	

Note

续表

操作步骤	操作程序	注意要点
(2) 挤压通气	挤压呼吸囊,使空气自气囊进入肺部;放松气囊,肺内气体经活瓣排出,反复有规律的挤压与放松。每次挤压时,可有 500～1000 mL 空气进入肺内,挤压频率以 16～20 次/分为宜	☆ 患者有自主呼吸时,挤压气囊应与患者的自主呼吸同步
◆ 人工呼吸机		
(1) 检查	通电开机,开氧气阀门,检查机器有无漏气和启动运转情况	☆ 观察呼吸机运转是否正常
(2) 调节参数	根据需要调节参数	
(3) 连接气道	呼吸机与患者气道紧密相连	☆ 可采用面罩法、气管插管法、气管切开法
(4) 观察	观察生命体征及神志等变化,定期进行血气分析,观察呼吸机运行情况,观察呼吸机有无漏气、脱落	☆ 要严密观察,防止病情突变
(5) 停机准备	自主呼吸恢复,准备停用呼吸机前,先要适当减少呼吸机通气量,并将呼气末正压降至最低水平,然后根据病情循序渐进延长脱机时间	☆ 使自主呼吸发挥作用,减少患者对呼吸机的依赖
(6) 撤离呼吸机	撤离呼吸机后,呼吸机和急救物品应暂留置床边,以备急用	
5. 核对整理	核对患者,取舒适体位,整理床单位,整理用物	
*操作后		
1. 洗手记录	洗手,记录呼吸机参数、时间、效果及患者反应	
2. 整理	回处置室整理用物,按消毒隔离原则处理相应物品	
3. 评价	(1) 护患沟通有效,患者合作,充分体现人文关怀 (2) 护士操作规范,程序正确,动作熟练,患者安全,通气量合适	

【注意事项】

1. 密切观察病情变化 检测患者生命体征和神志变化,定期进行血气分析和电解质测定。观察患者有无自主呼吸,并调整呼吸机与之保持同步。

2. 检测呼吸机工作情况 注意呼吸机运转情况,有无漏气,各接头连接有无脱落,各参数是否符合患者情况。

3. 观察通气量是否合适 若通气量合适,吸气时能看到胸廓起伏,双肺呼吸音清楚,生命体征恢复并稳定;若通气量不足,出现二氧化碳滞留时,患者烦躁不安、皮肤潮红、多汗、血压升高、脉搏加速;若通气量过度,患者可出现昏迷、抽搐等碱中毒症状。

4. 加强呼吸道湿化 鼓励患者咳嗽、深呼吸。协助危重患者定期翻身、拍背,必要时吸痰,以促进痰液排出;同时湿化吸入气体,在病情允许的情况下,注意补充水分,每日保证入水量在 1500 mL 以上,维持适宜的病室温度与湿度。

5. 预防感染 严格执行无菌吸痰技术,保持面部清洁,做好口腔护理;做好呼吸机接口螺纹管、面罩等的消毒工作;定期进行空气消毒,保持病室清洁。

【任务测试】

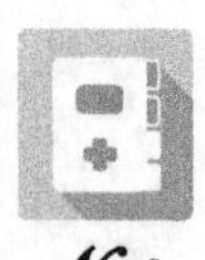

1. 马爷爷,64 岁,哮喘发作,给予吸氧,吸氧过程中根据患者的情况调节氧流量时,应采取的方法是(　　)。

A. 拔出导管调节流量　B. 直接调节流量　C. 分离导管调节流量
D. 更换粗导管并加大流量　E. 关闭总开关，调节流量后再开总开关

2. 李奶奶，72岁，身体极度虚弱，有痰咳不出，遵医嘱给予吸痰，吸痰导管使用后的更换时间为(　　)。

A. 每次用后　B. 4小时　C. 8小时　D. 12小时　E. 24小时

3. 张奶奶，63岁，幽门梗阻，为其洗胃时间应选择在(　　)。

A. 饭前半小时　B. 饭前1小时　C. 饭前2小时
D. 饭后1～3小时　E. 饭后4～6小时

4. 赵奶奶，68岁，误食毒物发生中毒，毒物不明情况下，护士首要的护理措施是(　　)。

A. 用生理盐水灌肠，减少毒物吸收　B. 抽出胃内容物，再用温水洗胃
C. 鼻饲牛奶或蛋清水，以保护胃黏膜　D. 禁忌洗胃，待家属查明毒物名称后再处理
E. 氧气吸入，待清醒后采用催吐法排出毒物

5. 余奶奶，69岁，不慎服农药乐果，护士在洗胃过程中发现有血性液体流出，应立即采取的护理措施是(　　)。

A. 停止操作并通知医生　B. 减小洗胃吸引压力　C. 更换洗胃液，重新灌洗
D. 灌入止血剂，以止血　E. 灌入蛋清水，保护胃黏膜

答案：1. C　2. A　3. E　4. B　5. A

（郭　强）

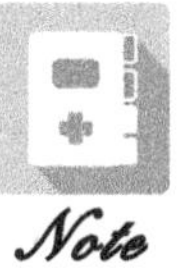
Note

模块6

老年人出院护理技术

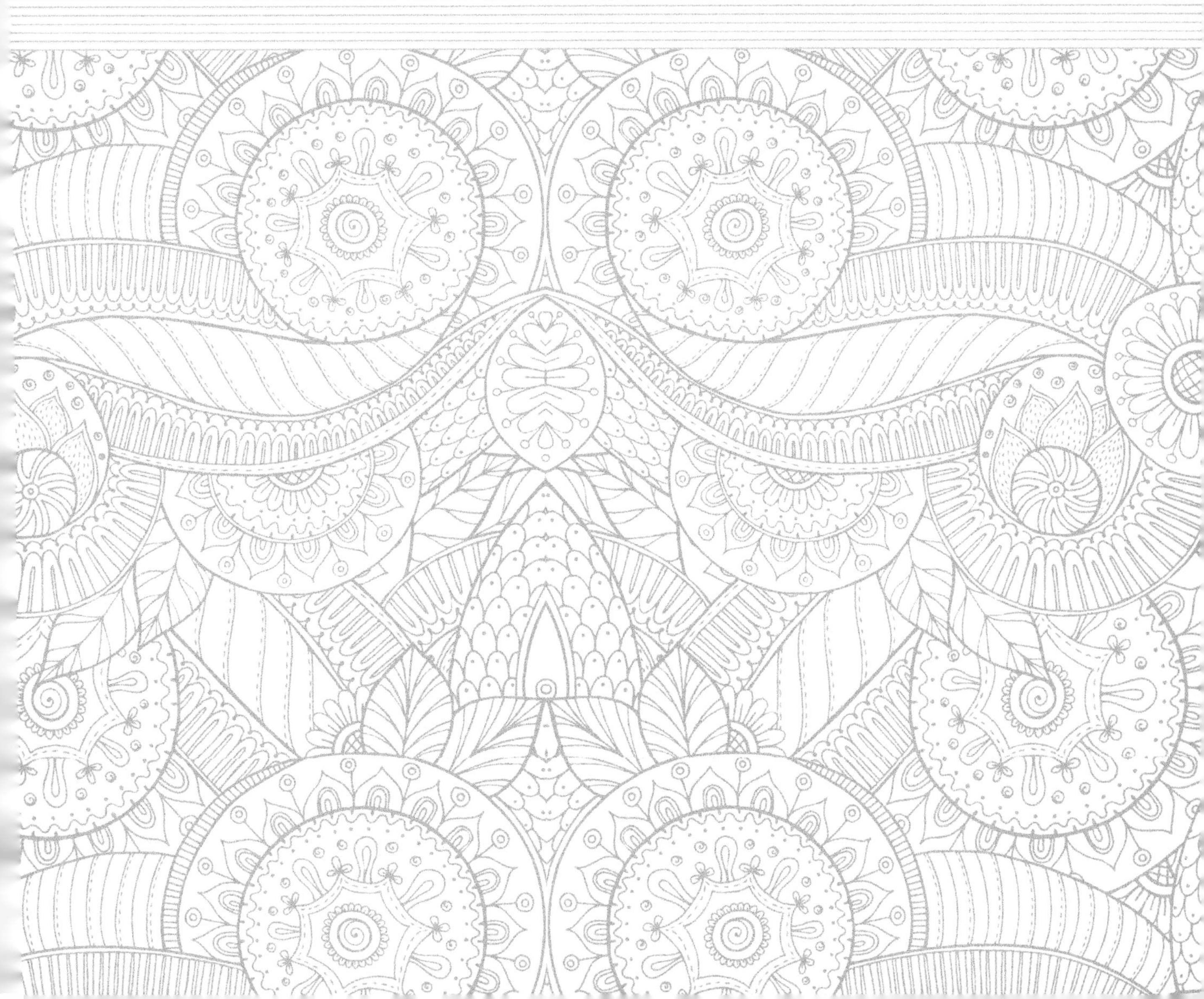

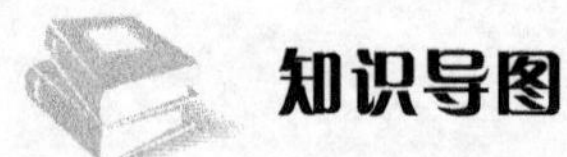

知识导图

★模块6 老年人出院护理技术
- 任务1 临终护理技术
  - 濒死和死亡
  - 死亡过程的分期
  - 临终患者和家属的护理
  - 尸体护理技术
- 任务2 出院护理技术
  - 出院护理的目的
  - 出院前的护理
  - 出院时的护理
  - 出院后的护理

任务1　临终护理技术

导入语

临终护理是向临终患者及其家属提供生理、心理、社会等方面的完整照顾，以控制患者的症状，缓解其痛苦，保护其自尊，提高生存质量，使临终患者平静、安宁、有尊严地度过人生的最后阶段。让家属在患者死亡后不留下遗憾和阴影，减轻家属的精神压力。医护人员作为具体实施者，应充分体现以提高生命价值和生命质量为服务宗旨的高尚医护职业道德。

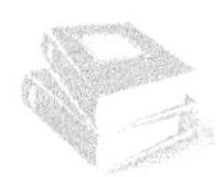

学习目标

知识目标	1. 了解脑死亡的判定标准、临终患者的生理、心理变化 2. 熟悉临终患者家属的心理反应及护理措施 3. 掌握临终患者的生理、心理的护理措施
技能目标	能够正确实施尸体护理
素质目标	具有高度的责任心、爱心、耐心、细心、同情心，尊重生命。

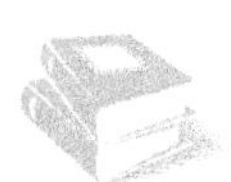

情景导入

郑爷爷，62岁，一年前出现胸闷、心悸、气短、呼吸费力、胸骨后灼烧感、间歇性固体食物吞咽困难等症状，入院检查，经临床CT、纤维支气管镜检查诊断为原发性中央型肺癌。遵医嘱予化学药物治疗，半年后，病情好转出院。1个月前因肝区疼痛，颈、腰椎等部位疼痛入院，经检查为肺癌转移，患者有腹水症状，再次入院化疗。入院后患者神志清楚，语言表达清楚，疼痛剧烈，难以忍受。2天前，患者病情加重，大小便失禁，意识不清。经全力抢救，终因病情过重，目前患者各种反射已消失，瞳孔散大至边缘，心跳、呼吸停止，脑电波平坦。

分析及实施

一、濒死和死亡

(一) 濒死

濒死即临终，是指患者已接受治疗性和姑息性的治疗，虽意识清楚，但病情加速恶化，各种迹象显示

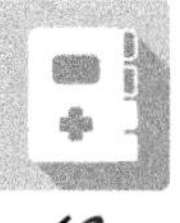

生命即将终结。濒死是生命活动的最后阶段，因为这一阶段有可逆性，故不属于死亡，但在死亡学中却占有重要地位。

（二）死亡

死亡是个体生命活动和新陈代谢的永久终止。呼吸、心跳停止，瞳孔散大而固定，所有反射均消失，心电波平直是传统判断死亡的标准。

随着医学科学的发展，传统判断死亡的标准受到了冲击。临床上心肺功能停止的患者，仍可以依靠药物或机器来支持，通过脏器移植“活过来”。现代医学表明：只要大脑功能保持完整性，生命活动就有可能再恢复。因此，目前医学界逐步开始主张将脑死亡作为判断死亡的标准，认为脑死亡后，生命活动将无法逆转。

20 世纪 90 年代末，中华医学会组织召开了我国脑死亡标准（草案）专家研讨会，提出了脑死亡的判断标准。

（1）自主呼吸停止。

（2）不可逆的深度昏迷。

（3）脑干反射消失：包括瞳孔对光反射、角膜反射、咳嗽反射、吞咽反射等均消失。

（4）脑电图呈平直线。

以上这种状态经过 12 小时的反复检查都相同，就可以诊断脑死亡。

1968 年，在世界第 22 次医学大会上，美国哈佛医学院特设委员会提出了“脑功能不可逆性丧失”作为死亡的概念，脑死亡即全脑死亡，包括大脑、中脑、小脑和脑干的不可逆死亡。不可逆的脑死亡是生命结束的象征。其判断标准如下。

（1）不可逆的深度昏迷，对各种刺激无感受性和反应性。

（2）自主呼吸停止。

（3）脑干反射消失。

（4）脑电波消失。

以上四条标准在 24 小时内反复检查无改变，并排除体温过低（低于 32 ℃）及中枢神经抑制剂的影响，结果才有意义，即可以作为脑死亡的诊断。

二、死亡过程的分期

大量科学资料表明，死亡不是骤然发生的，而是一个从量变到质变逐渐进展的过程，医学上一般将死亡分为三期：濒死期、临床死亡期及生物学死亡期。

（一）濒死期

濒死期（临终期）又称为临终状态，是生命活动的最后阶段。此期机体各系统的机能发生严重障碍，中枢神经系统脑干以上部位的功能处于深度抑制状态或丧失，而脑干功能依然存在。患者表现为意识模糊或丧失，肌张力减退或消失，大小便失禁，各种反射减弱或逐渐消失，心跳减弱，血压降低，呼吸变浅、弱，出现潮式或间歇呼吸。说话困难，听觉最后消失。各种迹象表明生命即将终结，是死亡过程的开始阶段。但有些猝死的患者，心跳、呼吸骤停，无明显的濒死期而直接进入临床死亡期。此期若得到及时、有效的治疗及抢救，生命仍可复苏。

（二）临床死亡期

临床死亡期又称躯体死亡，此期中枢神经系统的抑制过程由大脑皮质扩散到皮质下部位，延髓处于深度抑制状态。临床表现为心跳、呼吸完全停止，各种反射消失，瞳孔散大，但各种组织中仍有微弱代谢活动。此期持续时间一般为 5～6 分钟，若得到及时、有效的抢救治疗，患者生命有复苏的可能。但在低温条件下，尤其是头部降温脑耗氧降低时，临床死亡期可延长 1 小时或更久。超过这个时间，大脑将发生不可逆的变化。

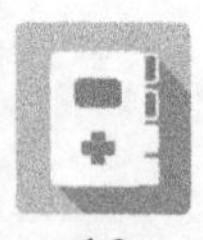

（三）生物学死亡期

Note

生物学死亡期又称为全脑死亡期、细胞死亡期或分子死亡期，是死亡过程的最后阶段。此期整个中枢神经系统和机体各器官的新陈代谢相继停止，并出现不可逆的变化。此期机体已不可能复活。继心跳、呼吸停止后，瞳孔散大，各种反射消失，心电波变为一条直线，并相继出现以下尸体现象。

1. 尸冷　死亡后因体内产热停止，散热持续，尸体温度逐渐下降。一般死亡后 10 小时内尸温下降速度为每小时 1 ℃，10 小时后为每小时 0.5 ℃，24 小时左右与环境温度相同。测量尸温常以直肠温度为标准。

2. 尸斑　死亡后血液循环停止，由于地心引力的作用，血液向身体的最低部位坠积，该处皮肤呈暗红色斑块或条纹。尸斑一般在死亡后 2～4 小时出现。若患者死亡时为侧卧，则应将其转为仰卧，以防脸部颜色改变。

3. 尸僵　尸体肌肉僵硬，并使关节固定称为尸僵，主要是死亡后肌肉中 ATP 不断分解而不能再合成，致使肌肉收缩、变硬。多从小块肌肉开始，表现为先从咬肌、颈肌开始，向下至躯干、上肢和下肢。一般在死后 1～3 小时开始出现，4～6 小时扩展到全身，12～16 小时发展至高峰，24 小时后尸僵开始减弱，肌肉逐渐变软，称尸僵缓解。

4. 尸体腐败　死亡后机体组织的蛋白质、脂肪和糖类因腐败细菌的作用而分解自溶。一般在死后 24 小时后出现。此外，尸体腐败与环境温度有关。

三、临终患者和家属的护理

在临终患者生命的最后阶段，护理的宗旨应体现出关怀和照顾，用护士的责任心、细心、爱心、耐心、同情心，尊重患者的尊严及权利，使临终患者及家属获得帮助和支持。

（一）临终患者的生理变化和护理

1. 临终患者的生理变化

（1）循环系统　临终患者多循环功能减退。常表现为体温降至正常范围以下，脉搏快而弱、不规则，血压降低甚至测不出，皮肤苍白，四肢冰冷或湿冷，四肢发绀且有斑点，心尖搏动消失。

（2）呼吸系统　临终患者呼吸功能减退，常表现为呼吸频率由快变慢，呼吸深度由深变浅，出现痰鸣音、鼾声呼吸、鼻翼扇动、潮式呼吸或张口呼吸，呼吸困难等，最后呼吸停止。

（3）消化系统　临终患者常表现为食欲不振或者厌食、恶心、呕吐、腹胀、便秘、腹泻、脱水、口干、体重减轻。

（4）运动系统　临终患者常表现为肌张力丧失（大小便失禁、尿潴留、吞咽困难、四肢软弱无力），无法进行自主躯体活动，无法维持良好舒适的功能体位，常处于被动体位，脸部外观改变呈希氏面容（面肌消瘦、面部呈铅灰色、眼眶凹陷、双眼半睁、目光呆滞、下颌下垂、嘴微张），对光反射迟钝。

（5）神经系统　临终患者感知觉变化表现为视觉逐渐减退，由视觉模糊发展到只有光感，最后视力消失。眼睑干燥，分泌物增多。语言逐渐困难，混乱，听力一般可保持到最后。意识改变可表现为嗜睡、意识模糊、昏睡、昏迷等。有的患者表现为谵妄及定向障碍。

（6）疼痛　大部分临终患者主诉全身不适或疼痛，表现为烦躁不安，不寻常的姿势，疼痛面容。

（7）临近死亡的体征　临终患者各种反射逐渐消失，肌张力减退、丧失，脉搏快而细弱，血压逐渐降低甚至测不到，呼吸急促、困难，出现潮式呼吸或间断呼吸、点头样呼吸等，皮肤湿冷，瞳孔散大。通常患者呼吸先停止，随后心跳停止。

2. 护理措施

（1）促进患者舒适　尽量让患者舒适，并给予安慰，如加强皮肤护理：保持病室整洁干净，通风良好，床单位清洁、干燥、平整、无碎屑，预防压疮产生。注意患者保暖，适当加减衣物。维持舒适的体位，定期翻身，促进血液循环，避免某一部位长期受压。大小便失禁者，注意会阴、肛门附近皮肤的清洁、干燥，必要时行留置导尿术。大量出汗时，应及时擦洗干净，勤换衣裤。重视口腔护理：协助患者漱口，保持口腔清洁卫生。口唇干裂者，可适量喂水，涂石蜡油或用湿纱布覆盖口唇，有溃疡或真菌感染者酌情涂药，必要时做好口腔护理，每日 2～3 次。帮助患者保持头发清洁、良好外观。适当照明，增加安全感。

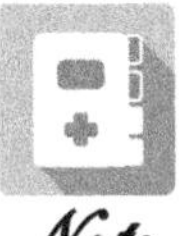

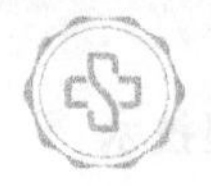
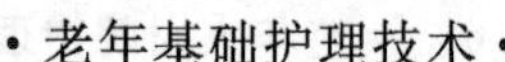

(2) 增进食欲，保证营养　依据患者的饮食习惯调整饮食，给予高蛋白质、高热量、易于消化、营养均衡的饮食。尽量创造条件增加患者的食欲，创造良好的进食环境，注意食物的色、香、味，少量多餐，并鼓励患者多吃新鲜的水果和蔬菜。进食困难时，给予流质或半流质饮食，便于患者吞咽。必要时采用鼻饲法或完全胃肠外营养，保证患者营养供给，加强监测，观察患者电解质指标及营养状况。

(3) 改善血液循环　严密观察体温、脉搏、呼吸、血压、皮肤颜色和温度等。患者四肢冰冷不适时，应加强保暖，提高室温，必要时使用热水袋等。

(4) 改善呼吸功能　保持室内空气新鲜，定时通风换气。病情允许时，采用半卧位或抬高头及肩部，扩大胸腔容量，减轻回心血量，改善呼吸困难。昏迷者，采用仰卧位头偏向一侧或侧卧位，防止呼吸道分泌物误入气管引起窒息或肺部并发症。并根据患者呼吸困难情况，给予吸氧，纠正缺氧状态，改善呼吸功能。必要时使用吸引器吸出痰液，保持呼吸道通畅。

(5) 减轻感、知觉改变的影响　提供舒适的环境，安静整洁、空气清新、通风良好、有一定的保暖设施、适当的照明，可增加患者的安全感。眼部分泌物可用温湿毛巾、棉球、纱布等浸生理盐水湿敷擦拭，如长时间眼睑不能闭合，容易造成结膜溃疡或发炎，可覆盖油纱布。除清洁眼睛外，还要保持眼睛湿润，可以用刺激性小的眼药膏敷在裸露的角膜上，如红霉素、金霉素眼膏或覆盖凡士林纱布，以保护角膜，防止角膜干燥发生溃疡或结膜炎。听力是患者最后消失的感觉。因此，护理时避免在患者耳边窃窃私语增加患者的焦虑，应用清晰的语言、柔和的语调与患者交流，也可采用触摸患者的非语言交谈方式，让临终患者感到即使在生命的最后时刻也并不孤独。

(6) 减轻疼痛　护理中应注意观察疼痛的性质、部位、程度及持续时间。选用药物止痛时，可用三步阶梯疗法。用药时注意药物的疗效和不良反应。某些非药物方法也能取得一定的镇痛效果，如音乐疗法、松弛疗法。

(7) 对意识障碍的患者应保障安全，必要时使用保护具。

(二) 临终患者的心理变化和护理

1. 临终患者的心理变化　1969 年，美国医学博士库布勒·罗斯在《On Death and Dying》一书中提出将身患绝症患者从获知病情到临终整个阶段的心理反应过程总结为五个阶段，即否认期、愤怒期、协议期、忧郁期及接受期。根据不同阶段的心理变化给予相应的心理护理是临终患者护理的重点。

(1) 否认期　此期是个体得知自己即将死亡后的第一个反应，当患者得知自己病重将面临死亡时，常常没有思想准备，其心理第一反应就是否认："不！不是我，不可能是我！他们一定是搞错了。"否认自己患了绝症或者病情恶化的事实，他们怀着侥幸的心情四处求医，希望是误诊，希望会出现奇迹。有的患者虽然不知道自己的病情，但是了解自己即将死亡的预后，或强颜欢笑或暗自哭泣，此类反应是患者所采取的一种心理防御机制，旨在有较多的时间调整自己去面对死亡。此期持续时间因人而异，大部分患者能很快度过，也有些患者会持续否认直至死亡。

(2) 愤怒期　当患者经过否认期而确定无望时，一种愤怒、妒忌、怨恨的情绪油然而起："为什么是我，这太不公平了！""我为何这么倒霉？"。于是无论对什么事情都不满意，内心的不平衡，常常迁怒于亲属及医护人员，向医护人员、家属、朋友等发泄愤怒。

(3) 协议期　患者开始接受自己患病的现实，承认死亡的来临，但是他们常常会对病情抱有希望，希望缓解症状，尽可能延长生命，甚至出现奇迹。此期患者态度变得和善，积极配合治疗。

(4) 忧郁期　患者身体更加虚弱，病情更加恶化，认识到尽管采取多方努力，但病情日益恶化，患者已充分认识到自己接近死亡。患者往往产生很强烈的失落感，心情极度伤感，郁郁寡欢，甚至有轻生的念头。此时患者希望与亲朋好友见面，希望亲人、家属的陪伴，并交代后事。

(5) 接受期　经历一段忧郁后，患者的心情得到了抒发，面临死亡已有准备，极度疲劳衰弱，对周围事物丧失兴趣，常处于嗜睡状态，表情淡漠，却很平静。

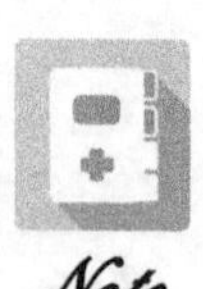
Note

2. 临终患者的心理护理

(1) 否认期护理　护理人员应真诚、忠实，不揭穿患者的防卫机制，坦诚温和地回答患者对病情的询问。注意医护人员对患者病情的言语一致性。经常陪伴在患者身旁，密切观察，使其安心并感受护士的关怀。

(2) 愤怒期护理　对临终患者的这种愤怒，应该看成是一种有益于健康的正常行为。护理人员应认真倾听患者的心理感受，要谅解、宽容、安抚、疏导患者，允许患者以发怒、抱怨、不合作行为来宣泄内心的忧虑和恐惧，但应制止过激行为，注意预防意外事件的发生，必要时辅以药物，稳定患者情绪。

(3) 协议期护理　护士应看到这种情绪对患者是有益的，应积极主动地给予指导和关心，加强护理，尽量满足患者的要求，指导患者更好地配合治疗，以减轻痛苦，控制症状。在交谈中，护理人员应鼓励患者说出内心的感受，尊重患者的信仰，积极引导患者，减轻其压力，使其充实地度过生命的最后历程，提高生命质量。

(4) 忧郁期护理　护士应多给予患者同情和照顾，经常陪伴患者，允许其用不同方式宣泄悲哀的情感，如忧伤、诉说、哭泣等。给予精神支持，尽量满足患者的合理要求，安排亲朋好友见面、相聚，并尽量让家属陪伴身旁。注意安全，协助和鼓励患者保持身体的清洁与舒适，保持自我形象和尊严。密切观察患者，注意心理疏导和死亡教育，预防患者的自杀倾向，防止意外发生。

(5) 接受期护理　护士应尊重患者，不要强迫与其交谈，给予临终患者一个安静、舒适的环境，减少外界干扰。积极主动地帮助患者了却未完成的心愿。加强基础护理，让患者在平和、安逸的心境中有尊严地走完人生之旅。

(三) 临终患者家属的护理

临终患者常给家庭带来生理、心理、社会压力。患者的临终过程也是其家属心理应激的过程，家属一般都很难接受亲人濒临死亡的事实，也有着非常复杂的心理反应。他们在感情上难以接受即将失去亲人的现实，在行动上四处求医，想延长亲人的生命。当看到亲人的死亡不可避免时，他们的心情十分沉重、苦恼、烦躁不安。既要压抑自我的悲伤，又要努力地照顾患者，因此，医护人员要与家属积极沟通，对家属多关心体贴，有针对性地提供支持。

(1) 满足家属照顾患者的需要　了解患者病情、照顾等相关问题的发展；了解临终关怀医疗小组中哪些人会照顾患者；参与患者的日常照顾；知道患者受到临终关怀医疗小组良好照顾，被关怀与支持；了解患者死亡后相关事宜；了解有关资源，如经济补助、社会资源、义工团体等。

(2) 鼓励家属表达感情　护理人员要与家属积极沟通，取得家属的信任，建立良好的关系。耐心倾听家属的倾诉，鼓励其说出内心的感受及遇到的困难，积极解释临终患者生理、心理变化的原因和治疗护理情况，减少家属疑虑。对家属过激的言行给予容忍和谅解。

(3) 指导家属对患者的生活照料　指导、解释、示范有关的护理技术，使家属在照料亲人的过程中获得心理慰藉。

(4) 协助维持家庭的完整性　协助家属在医院环境中，安排适当的家庭活动，以增进患者的心理调适，保持家庭完整性。如共进晚餐、看电视、下棋等。

(5) 满足家属本身的生理、心理和社会需求　对家属多关心体贴，帮助其安排陪伴期间的生活，尽量解决实际困难。

★四、尸体护理技术(技术 6-1)

患者经抢救无效，由医生检查证实确已死亡，方能进行尸体护理。尸体护理既是对死者的同情与尊重，又是对亲属的极大心理安慰，体现了人道主义精神。护理人员应严肃认真、尽心尽职地做好尸体护理，尊重患者的遗愿，满足家属的合理要求。

在确认患者死亡，医生开具死亡诊断书后尽快进行，这样既可减少对其他患者的影响，也可防止尸体僵硬，是对临终患者实施整体护理的最后步骤，也是临终关怀的重要内容之一。

【目的】

(1) 保持尸体清洁，维持良好的外观，易于辨认(表 6-1)。

(2) 安慰家属，减轻哀痛。

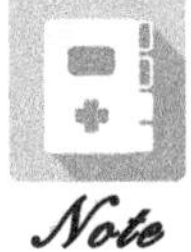

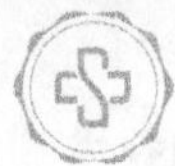

表 6-1 尸体识别卡

尸体识别卡
姓名________住院号________年龄________性别________
病室________床号________籍贯________诊断________
住址________________________________
死亡时间________年________月________日________时________分
护士签名________
________医院

【实施】 见表 6-2。

表 6-2 尸体护理操作步骤

操作步骤	操作程序	注意要点
＊操作前		
1. 评估	(1) 患者诊断、治疗及抢救过程，死亡原因及时间。死者家属的心理状态及合作程度 (2) 尸体清洁程度，有无伤口和引流管等	☆ 若家属不在，应尽快通知家属来院
2. 准备		
(1) 护士准备	衣帽整洁，修剪指甲，洗手，戴口罩	
(2) 用物准备	①治疗车上层：治疗盘、血管钳、剪刀、尸体识别卡 3 张(表 6-1)、别针、不脱脂棉球、梳子、绷带、松节油，有伤口者备换药敷料，尸单、衣裤，擦洗用具，必要时备隔离衣和手套 ②治疗车下层：生活垃圾桶、医用垃圾桶、锐器盒、剪刀 ③平车，必要时备屏风	
(3) 环境准备	环境安静、肃穆，必要时屏风遮挡	
＊操作中		
1. 核对	备齐用物携至患者床边，核对信息，填写尸体识别卡，用屏风遮挡	
2. 劝慰家属	请家属暂离病房或共同进行尸体护理	
3. 停止治疗	撤去一切治疗用品，如输液管、氧气管、导尿管、引流管等	☆ 便于尸体护理，防止受压，引起皮肤损伤
4. 安置体位	将床放平，使尸体仰卧，头下垫枕，双手放于身体两侧，撤去盖被，留一层大单遮盖尸体	☆ 仰卧、垫枕，防止血液滞留，导致面部淤血变色
5. 整理遗容	洗脸，闭合眼睑及口。若眼睑不能闭合，可用毛巾湿敷或于上眼睑下垫少许棉花，使上眼睑下垂闭合。嘴不能闭紧者，轻揉下颌或用四头带托起下颌固定，如有义齿者代为装上	☆ 装上义齿，可避免面部变形
6. 清洁全身	脱去衣裤，擦净全身。用血管钳将棉球塞于口、鼻、耳、肛门、阴道等孔道，防止体液外流。有引流管者，应拔出后缝合伤口或用蝶形胶布封闭并包扎，用松节油或酒精擦净胶布痕迹，有伤口者更换敷料	☆ 保持尸体清洁，无渗液，维持良好的尸体外观 ☆ 注意棉花勿外露

Note

续表

操作步骤	操作程序	注意要点
7. 穿衣系卡	穿好衣裤，梳理头发，将第一张尸体识别卡系在尸体右手腕部	☆ 便于尸体运送及识别
8. 包裹	将尸单斜放在平车上，移尸体于平车上，按照先上、下两角遮盖头部和脚，后左右两角将尸体包严，用绷带在胸部、腰部、踝部固定牢固，将第二张尸体识别卡别在尸体胸前的尸单上	☆ 先头、脚，后左、右
9. 运送	将尸体盖上大单，送太平间，置于停尸屉内，将第三张尸体识别卡挂在停尸屉外面	☆ 避免认错尸体
10. 整理遗物	整理患者遗物交给家属，若家属不在，应由两人清点，列出清单交给护士长保管	
11. 处理	按终末消毒处理原则处理床单位及病室用物	☆ 传染病患者按传染病患者终末消毒处理
* 操作后		
1. 整理	回处置室整理用物，按消毒隔离原则处理相应物品	
2. 洗手，记录	洗手，填写各项记录，注销各种执行单，整理病历、归档，按出院手续办理结账	
3. 评价	(1) 尸体整洁，外观良好，易于辨认 (2) 操作者严肃认真，操作规范	

【注意事项】

(1) 尸体护理应在医生开出死亡通知书、确认死亡、得到家属许可后，护士方可进行。

(2) 尸体护理过程中，护士态度要严肃认真，尊重死者，维护尸体隐私权，不可过多暴露尸体，满足家属的合理要求。

(3) 对于传染病患者的尸体应用消毒液擦洗，并用消毒液浸泡的棉球塞各孔道，尸体用尸单包裹后装入不透水的袋子中，并注明传染标记。

【任务测试】

1. 李奶奶，76 岁，乳腺癌晚期，病灶广泛转移，病情日趋恶化，患者常常独自一人坐在床上哭泣，不愿与医护人员、家属交谈。你认为该患者的心理反应处于哪一期？(　　)

A. 否认期　B. 愤怒期　C. 协议期　D. 忧郁期　E. 接受期

2. 王奶奶，78 岁，肺癌晚期，呼吸困难，疼痛剧烈，患者深感痛苦，有自杀念头，错误的护理是(　　)。

A. 加强安全保护　B. 允许家属陪伴　C. 多给患者同情及照顾

D. 尽可能满足患者的需要　E. 尽量不让其流露出悲哀的情绪

3. 赵爷爷，68 岁，肝癌晚期，处于临终状态，感到恐惧和绝望，当其发怒时，护士应(　　)。

A. 帮助患者，树立信心　B. 指导用药，减轻患者痛苦

C. 理解忍让，陪伴保护患者　D. 同情照顾，满足患者的要求

E. 说服教育，使患者理智地面对病情

4. 刘爷爷，82 岁，膀胱癌晚期，目前出现深昏迷，各种反射消失，脑干反射消失，脑电波消失，无自主呼吸，属于(　　)。

A. 疾病晚期　B. 脑死亡期　C. 濒死期　D. 临床死亡期　E. 生物学死亡期

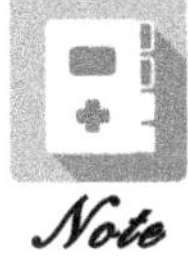

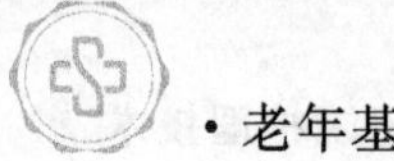

5. 廖爷爷，85 岁，肾癌晚期，患者近来神志不清，今晨患者无自主呼吸，各种反射均消失，在什么情况下，护士方可进行尸体护理？（　　）

A. 患者的心跳呼吸停止后　　B. 患者的意识丧失之后

C. 抢救工作效果不显著之后　　D. 在家属的请求之后

E. 医生开出死亡通知书后

答案：1. D　2. E　3. C　4. B　5. E

（王秀琴）

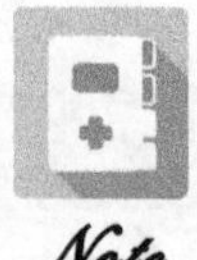

任务 2　出院护理技术

导入语

患者经过诊疗、护理，病情好转、痊愈需出院，或患者不接受医生建议而坚持离开医院时，护士遵照主管医生的出院医嘱，对患者进行的一系列护理活动，包括出院前的护理、出院时的护理和出院后的护理。

学习目标

知识目标	1. 熟悉患者出院护理的目的 2. 掌握患者出院护理的内容
技能目标	能够规范熟练地完成患者出院护理
素质目标	具有严谨求实的工作作风和对待工作学习一丝不苟的态度

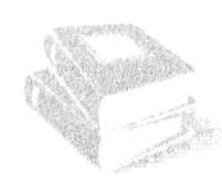

情景导入

吴奶奶，65 岁，1 天前进食油炸花生米后出现上腹隐痛，逐渐加重，呈持续性，向腰背部放射，仰卧、咳嗽或活动时加重，伴低热、恶心、频繁呕吐，吐出食物、胃液和胆汁，吐后腹痛无减轻，自服止痛药无效，遂来院就诊，经医生诊断为急性胰腺炎。经过住院治疗后，吴奶奶病情稳定，惦记家中卧病在床的老伴，要求回家休养，经医生同意出院。

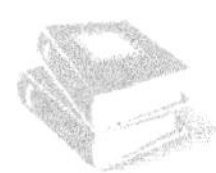

分析及实施

一、出院护理的目的

(1) 对患者进行出院指导，满足其身心需要，协助其尽快适应社会生活。

(2) 指导患者办理出院手续。

(3) 处理床单位，准备迎接新患者。

二、出院前的护理

(1) 通知患者及家属　医生根据患者情况决定出院日期，开写出院医嘱。护士根据出院医嘱，将出

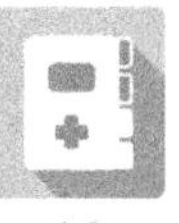

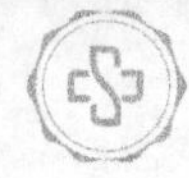

院日期提前通知患者及家属，协助其做好出院准备。

(2) 进行健康教育　护士根据患者的康复现状，进行有关的健康教育，告知患者出院后在饮食、服药、休息、功能锻炼和定期复查等方面的注意事项，必要时可为患者或家属提供有关书面资料。

(3) 注意患者的情绪变化　护士应特别注意无明显好转、转院、自动出院的患者，应对其进行有针对性的安慰与鼓励，增强其康复信心，以减轻离院所产生的恐惧与焦虑。自动出院的患者应在出院医嘱上注明"自动出院"，并要求患者或家属签名。

(4) 征求意见　征求患者对医院工作的意见和建议，以便不断提高医疗护理工作质量。

三、出院时的护理

(1) 填写患者出院护理评估单。

(2) 执行出院医嘱。

①停止一切医嘱，注销所有的治疗及护理执行单，如服药单、注射单、治疗单、饮食单等；撤去诊断卡、床头卡。

②填写出院登记本。

③患者出院后如需继续服药治疗时，护士可凭医嘱处方到药房领取药物，交患者或家属带回，并指导用药的方法及注意事项。

④填写出院通知单，并通知患者或家属到住院处办理出院手续。

⑤用红钢笔将出院时间填写在当日体温单的 40～42 ℃横线之间。

(3) 协助患者整理用物，归还寄存的物品，收回患者在住院期间所借的物品，必要时消毒处理。

(4) 护送患者　患者或家属办完出院手续，护士可根据患者病情用平车、轮椅或步行护送患者出院。

四、出院后的护理

(1) 处理床单位。

①撤去病床上的污被服，放入污衣袋中，送洗衣房处理。

②床垫、床褥、棉胎放在日光下暴晒、紫外线照射消毒或使用臭氧机消毒。

③用消毒液擦拭病床及床旁桌椅，非一次性脸盆、痰杯等要用消毒液浸泡。

④病室开窗通风。

⑤传染性疾病患者出院后，要严格按传染病终末消毒法处理。

(2) 将床铺成备用床，准备迎接新患者。

(3) 按要求整理病历，交病案室保存。出院病历排列顺序：住院病案首页、出院或死亡记录、入院记录、病史及体格检查、病程记录、各项检验检查报告单、护理病案、医嘱单、体温单。

【任务测试】

1. 余奶奶，64 岁，股骨颈骨折入院，经手术治疗康复后出院，出院时间应填写在体温单的(　　)。

A. 35 ℃横线下　　B. 35～38 ℃横线之间　　C. 35～40 ℃横线之间

D. 35～42 ℃横线之间　　E. 40～42 ℃横线之间

2. 张奶奶，65 岁，胰腺炎，痊愈出院，关于患者床单位处理，错误的是(　　)。

A. 污被服撤下，送洗　　B. 被褥暴晒 6 小时

C. 床、床旁桌椅用洗涤剂擦洗　　D. 脸盆、痰杯用消毒液浸泡

E. 铺备用床

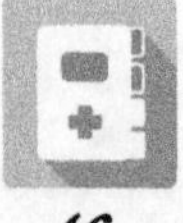

3. 李奶奶，72 岁，胆囊炎入院，经治疗后情况好转，准备出院，下列不属于出院当日患者护理的内容是(　　)。

A. 填写患者出院护理评估单　　B. 在体温单上填写出院时间

C. 协助患者整理用物　　D. 填写出院通知单

E. 护送患者出院

4. 赵爷爷，72 岁，心绞痛，经治疗后病情稳定，准备出院，下列哪项不属于出院前护理的内容？（　　）

A. 进行健康教育　　B. 在体温单上填写出院时间　　C. 征求患者意见

D. 协助患者整理用物　　E. 注意患者的情绪变化

5. 钱奶奶，75 岁，肺气肿，今日出院，下列哪项内容有误？（　　）

A. 停止一切医嘱，注销所有的治疗及护理执行单

B. 如需出院带药，应将药物交给患者或家属，并指导用药的方法

C. 填写出院通知单，通知患者办理出院手续

D. 填写出院登记本

E. 用蓝钢笔将出院时间填写在当日体温单的 40～42 ℃横线之间

答案：1. E　2. C　3. A　4. B　5. E

（苏　晗）

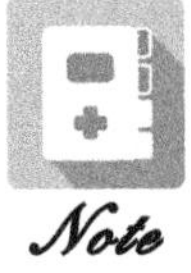

参考文献

CANKAOWENXIAN

[1] 李小寒.基础护理学[M].5版.北京:人民卫生出版社,2012.

[2] 金莉.基础护理技术[M].北京:人民卫生出版社.2018.

[3] 杜利,季诚.基础护理学[M].北京:北京出版社.2014.

[4] 王芳,马锦萍,王秀琴[M].基础护理技术.2版.武汉:华中科技大学出版社,2016.

[5] 方仕婷.护理学基础[M].北京:科学技术文献出版社.2015.

[6] 张少羽.基础护理技术[M].北京:人民卫生出版社,2010.

[7] 吕淑琴,尚少梅.护理学基础[M].2版.北京:中国中医药出版社,2008.

[8] 李小萍,王克芳,段功香.基础护理学[M].2版.北京:人民卫生出版社,2010.

[9] 杨梅.基础护理实训教程[M].北京:化学工业出版社.2014.

[10] 李和平.李梅.病历书写规范[M].太原:山西科学技术出版社,2010.

[11] 付能荣,吴蛟鱼.护理学基础[M].4版.北京:科学出版社,2017.

[12] 陶丽云.护理基本技术[M].北京:高等教育出版社,2009.

[13] 朱春梅,周庆华,常用护理技术[M].上海:第二军医大学出版社,2010.

[14] 钱晓路,余剑针.护理学基础考题解[M].上海:复旦大学出版社,2009.

[15] 徐筱萍.临床护士职业防护[M].上海:上海科学技术出版社,2010.

[16] 古海荣.护士职业防护[M].郑州:郑州大学出版社,2011.

[17] 姜安丽.新编护理学基础[M].北京:人民卫生出版社,2006.

[18] 殷磊.护理学基础[M].北京:人民卫生出版社,2005.

[19] 龚敏.杨敏英.郝静.护理学基础[M].西安:第四军医大学出版社,2010.

[20] 崔焱.护理学基础[M].2版.北京:人民卫生出版社,2005.